全国高等职业院校食品类专业第二轮规划教材

（供食品营养与健康、食品检验检测技术、食品质量与安全、医学营养专业用）

食品营养与健康

第2版

主　编　张　谦　王　丹　吕　艳

副主编　王冰冰　聂奇华

编　者　（以姓氏笔画为序）

王　丹（长春医学高等专科学校）

王冰冰（吉林省经济管理干部学院）

吕　艳（山东药品食品职业学院）

李　丹（湖南食品药品职业学院）

沈倩倩（重庆市渝中区疾病预防控制中心）

张　谦（重庆医药高等专科学校）

陈　强（周口职业技术学院）

陈香郡（重庆医药高等专科学校）

聂奇华（楚雄医药高等专科学校）

常　亮（长春医学高等专科学校）

薛　芳（山东药品食品职业学院）

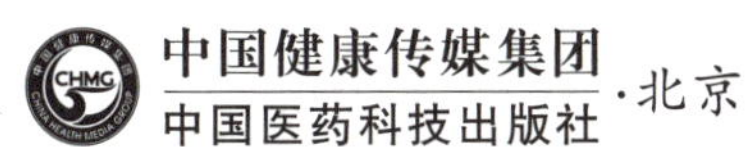

中国健康传媒集团
中国医药科技出版社·北京

内 容 提 要

本教材为“全国高等职业院校食品类专业第二轮规划教材”之一，系根据本套教材的编写指导思想和原则要求，结合专业培养目标和本课程的教学目标、内容与任务要求编写而成。本教材具有专业针对性强、紧密结合新时代行业要求和社会用人需求、与职业技能鉴定相对接等特点。全书内容主要包括绪论、食物的消化与吸收、能量、宏量营养素、维生素、矿物质、各类食物的营养价值、合理营养、特殊生理人群的营养与膳食、常见营养相关性疾病的营养预防、营养调查与评价等。本教材为书网融合教材，即纸质教材有机融合电子教材、教学配套资源（PPT、微课、视频、图片等）、题库系统、数字化教学服务（在线教学、在线作业、在线考试），使教学内容更加立体化、生动化。

本教材主要供全国高等职业院校食品营养与健康、食品检验检测技术、食品质量与安全、医学营养专业师生使用，也可作为临床医学护理及其他医学相关专业的教材。

图书在版编目（CIP）数据

食品营养与健康/张谦，王丹，吕艳主编．—2版．—北京：中国医药科技出版社，2024.6（2025. 7重印）.

全国高等职业院校食品类专业第二轮规划教材

ISBN 978－7－5214－4305－9

Ⅰ.①食…　Ⅱ.①张…　②王…　③吕…　Ⅲ.①食品营养－关系－健康－高等职业教育－教材　Ⅳ.①R151.4

中国国家版本馆CIP数据核字（2023）第236946号

美术编辑　陈君杞

版式设计　友全图文

出版　**中国健康传媒集团**｜中国医药科技出版社

地址　北京市海淀区文慧园北路甲22号

邮编　100082

电话　发行：010－62227427　邮购：010－62236938

网址　www. cmstp. com

规格　889mm×1194mm 1/16

印张　12

字数　355千字

初版　2019年1月第1版

版次　2024年6月第2版

印次　2025年7月第2次印刷

印刷　天津市银博印刷集团有限公司

经销　全国各地新华书店

书号　ISBN 978－7－5214－4305－9

定价　45.00元

nounsaturated fatty acid，MUFA）和多不饱和脂肪酸（polyunsaturated fatty acid，PUFT）。饱和脂肪酸碳链中不含双键，如软脂酸（C16：0）、硬脂酸（C18：0）。单不饱和脂肪酸碳链中只含一个双键，如油酸（C18：1）、棕榈油酸（C16：1）。多不饱和脂肪酸碳链中含两个以上的双键，如亚油酸（C18：2）、亚麻酸（C18：3）、花生四烯酸（C20：4）。不饱和脂肪酸含量高的脂肪多呈液态，如大部分植物油；饱和脂肪酸含量高的脂肪多呈固态，如大部分动物脂肪。

其中不饱和脂肪酸按双键的位置可分为 $\omega-3$（或 $n-3$）、$\omega-6$（或 $n-6$）等脂肪酸。如 α-亚麻酸就属于 $\omega-3$ 脂肪酸，亚油酸就属于 $\omega-6$ 脂肪酸。

按不饱和脂肪酸空间结构可分为顺式脂肪酸（其连接到双键两端碳原子上的两个氢原子都在碳链的同侧）和反式脂肪酸（其连接到双键两端碳原子上的两个氢原子在碳链的不同侧）。自然界中天然存在的脂肪酸大多是顺式脂肪酸。大部分反式脂肪酸是对植物油进行氢化处理时产生的。氢化植物油口感好，价格便宜，易于保存，在食品加工中被广泛应用。反式脂肪酸摄入过多会对机体健康产生不利影响，能明显增加心血管疾病的风险，还可诱发肿瘤、2 型糖尿病等。

（二）必需脂肪酸

必需脂肪酸（essential fatty acid，EFA）是指人体不能合成，必须由膳食供给的多不饱和脂肪酸，现在认为人类的必需脂肪酸有亚油酸和 α-亚麻酸两种。必需脂肪酸是人体不可缺少的营养素，主要有以下生理功能。

1. 构成磷脂的重要组成成分 磷脂是细胞膜的主要结构成分，因此必需脂肪酸与细胞膜的结构和功能直接相关。必需脂肪酸缺乏可导致线粒体肿胀、细胞膜结构和功能改变及膜透性和脆性增加。

2. 合成前列腺素的前体 前列腺素有多种生理功能，如使血管扩张和收缩、神经刺激的传导、作用肾影响水的排泄，母乳中的前列腺素还可防止婴儿消化系统损伤等。

3. 促进胆固醇的转运和代谢 在高密度脂蛋白（high-density lipoprotein，HDL）中，胆固醇与亚油酸形成亚油酸胆固醇酯，然后被转运至肝脏而被代谢分解。

4. 参与动物精子的形成 膳食如长期缺乏必需脂肪酸，动物可出现不孕症，授乳过程也发生障碍。动物实验证明必需脂肪酸缺乏还会使动物生长发育受阻。

5. 预防辐射损害 必需脂肪酸对 X 线引起的皮肤损害有保护作用。

6. 保护视力 机体内由 α-亚麻酸衍生的 DHA 是视网膜受体中最丰富的多不饱和脂肪酸，为维持视紫红质正常功能所必需，对增强视力有良好作用。

三、脂类的生理功能

（一）供给机体能量

脂肪是机体内产生能量最高的营养素，1g 脂肪在体内完全氧化能产生 37.7kJ（9kcal）能量。全天总能量的 20%～30% 应该由脂肪来提供。

（二）构成机体组织的重要物质

脂肪广泛存在于人体内，主要分布于皮下、腹腔、脏器周围及肌间隙等处；脂类也是构成人体细胞的重要成分，是细胞维持正常结构和功能必不可少的重要成分；磷脂是所有生物膜的重要组成成分，固醇也是构成细胞的主要原料，脑髓和神经组织中含有丰富的磷脂和糖脂。所有生物膜的结构和功能与所含脂类成分有密切关系，膜上许多酶蛋白需要与脂类结合而存在并发挥作用。胆固醇则是机体合成胆汁酸和类固醇激素的必需物质。

（三）促进脂溶性维生素的吸收

食物脂肪含有脂溶性维生素，如鱼肝油中含丰富的维生素 A 和维生素 D；植物油富含维生素 E 和维生素 K 等。脂肪不仅是这类脂溶性维生素的重要食物来源，同时还可以促进脂溶性维生素在肠内吸收。长期脂肪摄入不足或消化吸收障碍，可造成脂溶性维生素缺乏。

（四）供给必需脂肪酸

人体必需脂肪酸，主要靠食物脂肪提供。

（五）改善食物感官性状、促进食欲及增加饱腹感

油脂烹调食物可以改善食物的色、香、味、形等感官性状和口感，促进食欲；同时，脂肪由胃进入十二指肠，刺激产生肠抑胃素，使肠蠕动受抑，延迟胃的排空，增加饱腹感。

（六）其他生理功能

脂肪除了具有上述功能外，还能维持体温，支持和保护脏器、关节，并具有隔热保温作用。

知识链接

EPA 和 DHA

ω-3 脂肪酸是指第一个双键位于从甲基端开始的第 3，4 位碳之间的多不饱和脂肪酸，包括 α-亚麻酸（α-linolneic acid，ALA，C18：3）、二十碳五烯酸（eicosapentaenoic acid，EPA，C20：5）、二十二碳五烯酸（docosapenteonoic acid，DPA，C22：5）和二十二碳六烯酸（docosahexaenoic acid，DHA，C22：6）。

EPA 和 DHA 的主要作用有：①降低炎症反应；②降压作用；③DHA 是大脑及视网膜的组成成分，可以促进胎儿大脑及视网膜的发育；④EPA、DHA 可以抑制血小板凝集、防止血栓形成，降低血脂，防治冠心病。其主要食物来源有深海鱼油（深海鱼类体内的不饱和脂肪），如三文鱼、沙丁鱼等。

四、膳食脂肪营养价值评价

（一）脂肪的消化率

脂肪的消化率与其熔点密切相关，熔点越低，越容易消化。脂肪酸的饱和程度越高、碳链越长，脂肪的熔点越高。动物脂肪主要由饱和脂肪酸组成，植物脂肪则含不饱和脂肪酸较多，故植物油的消化率一般高于动物脂肪。

（二）必需脂肪酸的含量

一般植物油中亚油酸含量高于动物脂肪，其营养价值优于动物脂肪，但有例外，如椰子油、棕榈油，其亚油酸含量很低，饱和脂肪酸含量高。

（三）脂溶性维生素含量

一般脂溶性维生素含量高的脂肪，营养价值也高。动物的肝脏脂肪含丰富的维生素 A 和维生素 D，以鲨鱼肝油的含量为最多，奶油次之，猪油内不含维生素 A 和维生素 D，所以营养价值较低。植物油特别是麦胚芽油，富含维生素 E。

（四）脂类的稳定性

稳定性的大小与不饱和脂肪酸和维生素 E 的含量有关。不饱和脂肪酸不稳定，容易氧化、酸败。维

生素 E 有抗氧化作用，可防止脂类酸败。

五、脂类的食物来源及脂肪参考摄入量

（一）脂类的食物来源

脂肪主要来源于动物的脂肪组织、肉类和植物种子；亚油酸在植物油中、α-亚麻酸在豆油和紫苏子油中含量多，n-3 长链多不饱和脂肪酸主要来自海产品、深海鱼油；含磷脂丰富的食物为蛋黄、肝脏、大豆、麦胚和花生等；胆固醇含量高的食物有动物脑、肝、肾等内脏，蛋类、肉类和奶类也含有一定量的胆固醇。

（二）脂肪及脂肪酸的参考摄入量

儿童、青少年及成年人脂肪摄入量占膳食总能量的20%～30%，亚油酸的摄入量应不低于总能量的4%，亚麻酸的摄入量应不低于总能量的0.6%（表4-6）。

表4-6　中国居民膳食脂肪及脂肪酸参考摄入量

年龄/阶段	总脂肪 AMDR/%E	饱和脂肪酸 AMDR/%E	n-6 多不饱和脂肪酸 AMDR/%E	n-3 多不饱和脂肪酸 AMDR/%E	亚油酸 AI/%E	亚麻酸 AI/%E	EPA+DHA AMDR/AI/（g·d⁻¹）
0～	48（AI）	—	—	—	8.0（0.15g[a]）	0.9	0.1[b]
0.5～	40（AI）	—	—	—	6.0	0.67	0.1[b]
1～	35（AI）	—	—	—	4.0	0.60	0.1[b]
3～	35（AI）	—	—	—	4.0	0.60	0.2
4～	20～30	<8	—	—	4.0	0.60	0.2
12～	20～30	<8	—	—	4.0	0.60	0.25
18～	20～30	<10	2.5～9.0	0.5～2.0	4.0	0.60	0.25～2.00（AMDR）
孕早期	20～30	<10	2.5～9.0	0.5～2.0	+0	+0	0.25（0.2[b]）
孕中期	20～30	<10	2.5～9.0	0.5～2.0	+0	+0	0.25（0.2[b]）
孕晚期	20～30	<10	2.5～9.0	0.5～2.0	+0	+0	0.25（0.2[b]）
乳母	20～30	<10	2.5～9.0	0.5～2.0	+0	+0	0.25（0.2[b]）

注：[a]花生四烯酸；[b]DHA。"—"表示未制定；"+"表示在相同年龄阶段的成年女性需要量基础上增加的需要量。

六、脂类缺乏与过量

摄入脂肪过多易引起肥胖及与肥胖相关的疾病，如高脂血症、高血压、冠心病、胆石症及癌症等，甚至影响寿命。脂肪摄入过少，有可能引起必需脂肪酸、脂溶性维生素和能量等不足，也会影响人体健康。

第三节　碳水化合物

一、概述

碳水化合物又称糖类，是由碳、氢、氧 3 种元素组成的一大类有机化合物。碳水化合物是人类最廉价而安全的能量来源，也是食物中的主要成分之一。根据聚合度，碳水化合物可分为糖、寡糖和多糖三类（表4-7）。

表 4-7 碳水化合物的分类

分类（含单糖分子数）	亚组	组成
糖（1~2）	单糖	葡萄糖、半乳糖、果糖
	双糖	蔗糖、乳糖、麦芽糖、海藻糖
	糖醇	山梨醇、甘露醇、木糖醇
寡糖（3~9）	麦芽低聚寡糖	麦芽糊精
	其他杂寡糖	棉子糖、木苏糖、低聚果糖
多糖（≥10）	淀粉	直链淀粉、支链淀粉、变形淀粉
	非淀粉多糖	纤维素、半纤维素、果胶、亲水胶质物

单糖是不能水解成更简单糖的糖类，双糖可以水解成2个单糖分子，糖醇是一类多羟基醇，热量比较低，可以作为糖尿病患者食品的甜味剂。寡糖又称低聚糖，某些寡糖如低聚果糖，可以刺激肠道中有益菌群的生长繁殖，对人体健康有益，被称为益生元。多糖一般不溶于水，无甜味，按功能可分为储存多糖和结构多糖。植物细胞的储存多糖主要是淀粉，又可以分为直链淀粉和支链淀粉。淀粉可以在胰淀粉酶的作用下降解为单糖。糖原是动物体内多糖的储存形式，其结构与支链淀粉类似，也是葡萄糖的聚合物，在维持血糖的过程中发挥重要作用。结构多糖是构成植物细胞壁的主要成分，包括纤维素、半纤维素、果胶、亲水胶质物等非淀粉多糖。

二、碳水化合物的生理功能

（一）贮存和供给能量

碳水化合物是人体最重要、最经济的能量来源，每克碳水化合物在体内氧化可提供16.7kJ（4kcal）的能量。人体每天所需能量的50%~65%应该由碳水化合物提供。碳水化合物消化吸收后转变成的葡萄糖除了被机体直接利用外，还可以糖原的形式储存在肝脏和肌肉中，当机体需要时，肝脏中的糖原即可被分解成葡萄糖以提供能量。碳水化合物在体内氧化迅速，供能快，是神经系统和心肌的主要能源，也是肌肉活动时的主要燃料。中枢神经系统只能利用葡萄糖提供能量。

（二）构成机体的重要成分

碳水化合物是构成机体组织细胞的重要物质，并参与多种生理活动。如结缔组织中的黏蛋白、神经组织中的糖脂、细胞膜表面具有信息传递功能的糖蛋白，都是寡糖复合物。此外，核糖是遗传物质DNA和RNA的重要组成成分。

（三）节约蛋白质作用

当碳水化合物摄入不足，能量供给不能满足机体需要时，膳食蛋白质中的一部分就会通过糖原异生分解成葡萄糖以满足机体对能量的需求。当体内碳水化合物供给充足时，就可以节约这一部分蛋白质，使其发挥蛋白质特有的生理功能而避免被作为能量消耗，可以增加体内氮的储留。某些人群在减重时，因过度节食致碳水化合物摄入不足，此时，机体就要动用体内蛋白质，甚至是组织器官（如肌肉、肝、肾、心脏等）的蛋白质，久而久之就会对人体造成损害。过度节食减肥的危害性即与此有关。

（四）抗生酮作用

脂肪在体内彻底被代谢需要葡萄糖的协同作用。若碳水化合物不足，脂肪酸不能被彻底氧化而产生酮体，过多的酮体会引起酮血症，影响酸碱平衡。体内有充足的碳水化合物，可起到抗生酮作用。人体至少需50~100g/d碳水化合物才能防止酮血症的产生。

（五）解毒作用

碳水化合物经糖醛酸途径代谢生成的葡萄糖醛酸，是体内重要的结合解毒剂，在肝脏中能与许多有害物质如细菌毒素、乙醇、砷等结合，从而起到解毒作用。不能消化的碳水化合物在肠道细菌的作用下发酵产生的短链脂肪酸也有一定的解毒作用。

（六）提供膳食纤维

膳食纤维是指食物中不能被人体消化吸收利用的多糖类物质，主要来自植物性食物。根据膳食纤维的水溶性可分为可溶性纤维和不可溶性纤维。前者包括果胶、树胶和黏胶等，后者包括纤维素、半纤维素和木质素等。因膳食纤维具有重要营养价值，故又称为“第七营养素”。膳食纤维的生理功能如下。

1. 改善肠道功能　膳食纤维能促进肠蠕动，并具有较强的吸水性，使粪便保持柔软并增加粪便体积，有利于排便。此外，膳食纤维及发酵产物可促进肠道有益菌生长繁殖，有益于维持肠道正常菌群平衡。因此膳食纤维对预防肠道疾病和结肠癌等肿瘤具有重要意义。

2. 降低血糖和血浆胆固醇　可溶性纤维如果胶、树胶等可吸附胆酸，减少胆酸的重吸收，从而促进胆固醇转化为胆酸排出，降低血浆胆固醇，尤其是可降低低密度脂蛋白胆固醇。可溶性纤维可减少小肠对糖的吸收，使血糖不至于因进食而快速升高，从而减少胰岛素的释放。而胰岛素可刺激肝脏合成胆固醇，所以胰岛素释放减少也有助于降低血浆胆固醇水平。因此膳食纤维对防治心脑血管疾病、糖尿病和胆石症有良好作用。

3. 控制体重和减肥　膳食纤维，特别是可溶性纤维，可减缓食物由胃进入肠道的速度和吸水作用，从而产生饱腹感而减少能量摄入，达到控制体重和减肥作用。

4. 吸附作用　膳食纤维能吸附某些食品添加剂、残留农药、洗涤剂等有害物质，减少对人体的伤害。

膳食纤维的 RNI 为 25 ~ 35g/d。过多摄入膳食纤维会造成腹部不适，增加肠蠕动和产气量，造成大便次数增多，影响人体对蛋白质、脂肪、某些脂溶性维生素和钙、镁、锌、铁等矿物质的吸收。

三、血糖的调节与血糖生成指数

（一）血糖的调节

血糖是指血液中的葡萄糖，主要来源于食物中消化吸收的葡萄糖，以及来自肝糖原酵解和糖异生作用。正常情况下人体的血糖水平保持相对稳定，空腹时为 4.4 ~ 6.1mmol/L，餐后血糖可轻微升高。血糖水平保持稳定具有非常重要的生理意义，是维持细胞正常生理功能的重要条件之一。血糖水平受神经和激素的调节，胰岛素是调节血糖水平的主要激素。当体内胰岛素分泌不足时，会出现高血糖症，发生糖尿病。

（二）血糖生成指数

食物血糖生成指数（glycemic index，GI）简称生糖指数，是反映食物引起人体血糖升高程度的指标，是人体进食后机体血糖生成的应答状态。

$$GI=\frac{\text{某食物在餐后 2 小时血糖曲线下面积}}{\text{相当含量葡萄糖在餐后 2 小时血糖曲线下面积}\times 100\%}$$

GI 可以衡量某种食物或某种膳食组成对血糖浓度的影响。GI 高的食物或膳食，表示进入胃肠道后消化快、吸收完全，葡萄糖迅速进入血液，血糖浓度波动大；反之则表示在胃肠道内停留时间长，吸收率低，葡萄糖释放缓慢，葡萄糖进入血液后的峰值低、下降速度也慢，血糖浓度波动小。血糖生成指数低于 55 的为低 GI 食物，在 55 ~ 70 之间的为中等 GI 食物，在 70 以上的为高 GI 食物。

无论对健康人还是糖尿病患者而言，都需要保持一个稳定的血糖浓度，要达到这个状态就需要利用低GI的食物。食物的GI可以作为糖尿病患者选择食物的参考标准，也可广泛用于高血压患者和肥胖者的饮食管理、居民营养教育等多个领域。常见食物的GI见表4－8。

表4－8 常见食物的GI

食物名称	GI（100%）	食物名称	GI（100%）	食物名称	GI（100%）
馒头	88.1	南瓜	75.0	香蕉	52.0
面包	87.9	西瓜	72.0	藕粉	32.6
大米饭	83.2	小米	71.0	牛奶	27.6
面条	81.6	熟土豆	66.4	绿豆	27.2
熟红薯	76.7	荞麦	54.0	大豆	18.0

四、碳水化合物的食物来源与参考摄入量

（一）食物来源

碳水化合物主要来源于植物性食物，如粮谷类中碳水化合物含量为60%～80%，薯类中含量为20%～30%，豆类中含量为40%～60%；奶和奶制品中的乳糖，是婴儿主要的能量来源；蔬菜、水果含有少量单糖和大量纤维素、果胶，是膳食纤维的主要来源。

（二）参考摄入量

人体对碳水化合物的需要量，常以可提供能量的百分比来表示。膳食碳水化合物的摄入量占总能量的50%～65%，这些碳水化合物应有不同的来源，包括复合碳水化合物、不消化的抗性淀粉、非淀粉多糖和低聚糖等。因为蔗糖等精制糖吸收迅速，易于转化成脂肪储存下来，故精制糖不宜摄入过多，应占总能量的10%以下。充足的不同来源的碳水化合物既可以保障人体能量及营养素的需要，又可以改善肠道微环境和预防龋齿的发生（表4－9）。

表4－9 中国居民膳食碳水化合物参考摄入量

年龄/阶段	总碳水化合物		膳食纤维	添加糖[a]
	EAR/（$g\cdot d^{-1}$）	AMDR/%E	AI/（$g\cdot d^{-1}$）	AMDR/%E
0～	60（AI）	—	—	—
0.5～	80（AI）	—	—	—
1～	120	50～65	5～10	—
4～	120	50～65	10～15	＜10
7～	120	50～65	15～20	＜10
9～	120	50～65	15～20	＜10
12～	150	50～65	20～25	＜10
15～	150	50～65	25～30	＜10
18～	120	50～65	25～30	＜10
孕早期	＋10	50～65	＋0	＜10
孕中期	＋20	50～65	＋4	＜10
孕晚期	＋35	50～65	＋4	＜10
乳母	＋50	50～65	＋4	＜10

注：[a] 添加糖每天不超过50g，最好低于25g。“—”表示未制定；“＋”表示在相同年龄阶段的成年女性需要量基础上增加的需要量。

五、碳水化合物缺乏与过量

碳水化合物摄入量过多可致肥胖和高甘油三酯血症；摄入量过少可致生长发育迟缓，体重减轻。

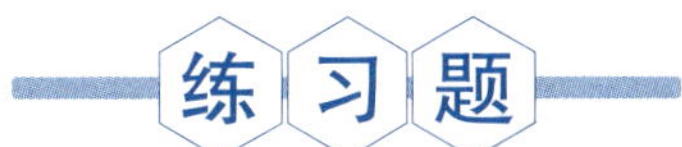

答案解析

1. 我国居民热能和蛋白质的主要来源是（ ）。
   A. 肉类　B. 奶蛋类　C. 大豆及其制品
   D. 粮谷类　E. 蔬菜水果类
2. 谷类的第一限制氨基酸是（ ）。
   A. 赖氨酸　B. 色氨酸　C. 组氨酸
   D. 蛋氨酸　E. 苏氨酸
3. 为安全可靠，摄入氮需大于排出氮（ ）。
   A. 30%　B. 10%　C. 8%
   D. 5%　E. 3%
4. EPA 主要存在于（ ）。
   A. 海水鱼　B. 花生油　C. 牛肉
   D. 杏仁等硬果类　E. 豆油
5. 素食者优质蛋白的良好食物来源是（ ）。
   A. 杂粮　B. 鲜菌类　C. 藻类
   D. 大豆及其制品　E. 坚果类
6. 肉类食物中多不饱和脂肪酸含量较高的是（ ）。
   A. 鸡肉　B. 猪肉　C. 牛肉
   D. 羊肉　E. 鱼肉
7. 储留氮/吸收氮 ×100% 是（ ）。
   A. 蛋白质表观消化率　B. 蛋白质真消化率
   C. 蛋白质生物学价值　D. 蛋白质净利用率
   E. 蛋白质功效比
8. 天然食物中蛋白质生物学价值最高的是（ ）。
   A. 瘦猪肉　B. 鸡蛋　C. 牛奶
   D. 鱼　E. 黄豆制品
9. 脂肪的适宜的供能比例是（ ）。
   A. 10% ~15%　B. 60% ~70%　C. 20% ~30%
   D. 30% ~40%　E. 40% ~50%
10. 某成年男性，身高 172cm，体重 83.5kg，体检时发现空腹血糖水平为 10.6mmol/L，此时他应特别注意控制摄入的食物是（ ）。

A. 低 GI 食物　　B. 高 GI 食物　　C. 粗粮
D. 水果　　E. 薯类

（张　谦）

书网融合……

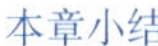
本章小结

题库

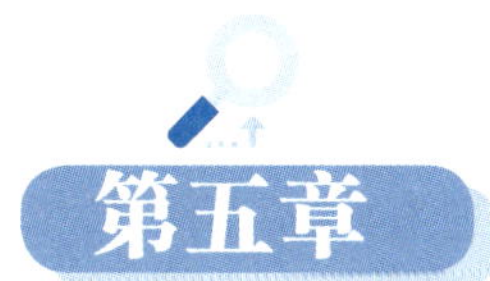

PPT

维生素

学习目标

知识目标

1. **掌握** 各种维生素的生理功能、食物来源及由于维生素缺乏和过量对机体带来的影响。
2. **熟悉** 维生素的概念、分类及特点。
3. **了解** 食品加工中维生素损失的一般情况。

能力目标

能够对膳食中各种维生素的摄入量进行合理指导，具备对维生素缺乏症进行预防和干预的能力。

素质目标

通过本章的学习，树立科学饮食、合理营养的理念；具有社会责任感和遵纪守法、爱岗敬业的职业精神。

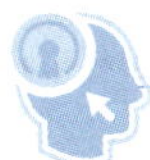

情境导入

情境 在15世纪大航海时代，航海家们为了探索新世界，动辄要在茫茫大海上行驶几个月时间，缺乏新鲜食物的船员备受坏血病的困扰。1497年葡萄牙航海家达·伽马率领一支177人的舰队成功绕过非洲最南端好望角驶入印度洋，但返航后仅剩下了55名船员，超过一半的船员死于坏血病，包括达·伽马的弟弟。后经科学家研究发现，患坏血病是因为这些水手体内缺乏某种维生素的缘故。

思考 1. 什么是维生素？

2. 维生素缺乏有哪些危害？

第一节 概 述

维生素是维持机体生命活动过程所必需的一类微量的低分子有机化合物。在生理上既不是构成各种组织的主要原料，同时也不会向机体提供能量。人体内不能合成或合成量不足，同时也不能大量存储于机体组织中，时常不能充分满足机体需要，每天必须由食物供给。但也有少部分维生素如尼克酸和维生素D机体可以合成，但合成的量并不能完全满足机体的需要，因而也不能替代从食物中获得。

一、维生素的特点

维生素的种类很多，化学结构各不相同，但都具有某些共同特点。

（1）维生素一般以本体或前体的形式存在于天然食物中，但是没有一种天然食物含有人体所需的全部维生素。

（2）维生素不是构成机体组织和细胞的组成成分，也不会产生能量，它的作用主要是参与机体代谢的调节。

（3）大多数的维生素不能由机体合成或合成量不足，不能满足机体的需要，必须由食物供给。

（4）人体对维生素的需要量很小，通常以毫克（mg）甚至微克（μg）计，但不可缺少，一旦缺乏会引发相应的维生素缺乏症，对人体健康造成损害。

二、维生素的分类

维生素的种类很多，化学性质不同，生理功能各异，根据其溶解性可分为两大类，即脂溶性维生素和水溶性维生素。

1. 脂溶性维生素 是指不溶于水而溶于脂肪及有机溶剂的维生素，包括维生素 A、维生素 D、维生素 E、维生素 K。脂类吸收障碍时，脂溶性维生素的吸收将大为减少，甚至会引起继发性缺乏。过量摄取易在体内蓄积而引起中毒，如摄入不足可缓慢出现缺乏症状。

2. 水溶性维生素 是指可溶于水的维生素，包括 B 族维生素（维生素 B_1、维生素 B_2、烟酸、维生素 B_6、维生素 B_{12}、叶酸、泛酸、生物素等）和维生素 C。水溶性维生素在体内仅有少量储存，摄取过多时，多余的维生素可从尿中排出；一般不会因摄取过多而中毒，但常会干扰其他营养素的代谢。若摄入过少，可较快地出现缺乏症状。

三、维生素缺乏与过量

（一）维生素缺乏

在营养素缺乏中以维生素缺乏比较常见。某种维生素长期缺乏或不足可引起机体代谢紊乱和出现病理状态，形成维生素缺乏症。体内缺乏水溶性维生素的可能性较大。

维生素缺乏的常见原因如下。

1. 维生素摄入量不足 各种原因使食物中维生素的供应严重不足，如自然灾害、贫困、由于营养知识缺乏选择食物不当或由于运输、加工、烹调、储藏不当使维生素遭受破坏和丢失。

2. 人体吸收利用率降低 维生素在人体的吸收利用受到很多因素的影响，如肝、胆疾病患者由于胆汁分泌减少会影响脂溶性维生素的吸收；老年人胃肠道功能降低，对营养素（包括维生素）的吸收利用降低。

3. 维生素需要量相对增高 由于对维生素需要量的增多或丢失增加，使体内维生素需要量相对增高，如妊娠、哺乳期妇女、生长发育期儿童、疾病恢复期的患者等，他们对维生素的需要量都相对增高。

（二）维生素过量

脂溶性维生素只能够溶解储存在脂肪组织中，故排泄率不高，可在体内长期储存，长期摄入过多可在体内蓄积以至引起中毒。水溶性维生素可以轻易地溶于体内水溶液中，产生毒害作用的可能性很小，摄入过量一般不会引起中毒，但常会干扰其他营养素的代谢。补充维生素必须遵循合理的原则，不宜盲目加大剂量。

第二节 脂溶性维生素

一、维生素 A

（一）结构与理化性质

维生素 A 类是指含有视黄醇结构并具有其生物活性的一大类物质，它包括已形成的维生素 A 和维生素 A 原及其代谢产物。机体内的维生素 A 活性形式有三种，包括视黄醇、视黄醛和视黄酸。

在植物中不含已形成的维生素 A。某些有色（黄、橙和红色）植物中含有类胡萝卜素，其中一小部分可在小肠和肝细胞内转变成视黄醇和视黄醛的类胡萝卜素称为维生素 A 原，如 α－胡萝卜素、β－胡萝卜素、γ－胡萝卜素等，其中最重要的为 β－胡萝卜素。相当一部分的类胡萝卜素，例如玉米黄素、辣椒红素、叶黄素和番茄红素，目前认为它们不能分解形成维生素 A，不具有维生素 A 的活性。

维生素 A 与胡萝卜素在高温和碱性的环境中比较稳定，在一般的烹调和加工过程中不易被破坏。油脂在酸败过程中，其所含的维生素 A 会受到严重的破坏，但食物中含有的磷脂、维生素 E 和其他抗氧化物质，有提高维生素 A 稳定性的作用。维生素 A 易被空气中的氧所氧化破坏，尤其在高温条件下，紫外线对维生素 A 的氧化有促进作用。因此，维生素 A 或富含维生素 A 的食物应在避光及低温环境下保存。

（二）生理功能

1. 维持正常视觉 维生素 A 能促进视网膜上的感光物质视紫红质的合成与再生，视紫红质由维生素 A 与视蛋白结合而成，为暗视觉的必需物质。若缺乏维生素 A，就会影响视紫红质的合成，使暗适应时间延长，严重时导致夜盲症。

2. 维护上皮细胞的正常生长与分化 维生素 A 充足时，皮肤和机体保护层（如肺、肠道、阴道、泌尿道、膀胱上皮层）才能维持正常的抗感染和抵御外来侵袭的屏障作用。当维生素 A 不足或缺乏时，可导致糖蛋白合成异常，上皮基底层增生变厚，表层角化、干燥等，导致机体屏障作用被削弱，易发生呼吸道感染和腹泻。有的肾结石也与泌尿道角质化有关。

3. 促进生长发育和维护生殖功能 维生素 A 参与调节机体多种组织细胞的生长和分化，包括神经系统、心血管系统、眼睛、四肢和上皮组织等。维生素 A 还参与软骨内成骨，缺乏时长骨的形成和牙齿的发育均会受到影响。维生素 A 缺乏时还会导致男性睾丸萎缩，精子数量减少、活力下降，也可影响胎盘发育。缺乏维生素 A 的儿童生长停滞、发育迟缓、骨骼发育不良，缺乏维生素 A 的孕妇所生的新生儿体重减轻。

4. 维持和促进免疫功能 维生素 A 通过调节细胞免疫和体液免疫来提高免疫功能，该作用可能与增强巨噬细胞和自然杀伤细胞的活力以及改变淋巴细胞的生长和分化有关。

此外，类胡萝卜素也是人体内不可缺少的营养物质。β－胡萝卜素不仅是食物中维生素 A 的良好来源，研究发现它在防癌方面和预防心血管疾病方面也有明显作用。β－胡萝卜素是极好的抗氧化剂，在人体内能捕捉自由基，提高机体抗氧化防御能力，有助于提高机体的免疫功能。

（三）缺乏与过量

1. 缺乏 维生素 A 缺乏的最早症状是暗适应能力下降，严重时可导致夜盲症。缺乏维生素 A 可使细胞过度角质化，对所有器官均有影响，使其机能发生障碍。最早受影响的是眼睛的结膜和角膜，表现为结膜或角膜干燥、软化甚至穿孔，以及泪腺分泌减少。消化道表现为舌味蕾上皮角化、肠道黏膜分泌减少、食欲减退等。呼吸道黏膜上皮萎缩、干燥，纤毛减少，抗病能力减退。消化道和呼吸道感染疾病的危险性提高，而且感染后不易痊愈，特别是儿童、老人容易引起呼吸道炎症，严重时可引起死亡。泌尿和生殖系统的上皮细胞同样也会发生改变，从而影响其功能。

婴幼儿和儿童维生素 A 缺乏的发生率远高于成人，这是由于孕妇血中的维生素 A 不易通过胎盘屏障进入胎儿体内，故初生儿体内维生素 A 储存量低。儿童维生素 A 缺乏最主要的症状是眼结膜出现比托斑，其为脱落细胞的白色泡沫状聚积物，使正常结膜上皮细胞和杯状细胞被角化细胞取代的结果。另外，维生素 A 缺乏时，会造成血红蛋白合成代谢障碍，免疫功能低下，儿童生长发育迟缓。

2. 过量 由于维生素 A 为脂溶性维生素，其在体内的排泄率不高，食入过量可在体内蓄积而导致中毒。主要表现为厌食、恶心、呕吐、肝脾肿大、长骨变粗及骨关节疼痛、过度兴奋、肌肉僵硬、皮肤干燥、瘙痒、鳞皮、脱发等。通过食物摄入大量胡萝卜素，除在皮肤脂肪积累使其呈黄色外，尚未发现有其他的毒性。

（四）参考摄入量及食物来源

膳食或食物中维生素 A 的生物活性常用视黄醇当量（RE）和视黄醇活性当量（RAE）来表示。它们常用的换算关系是：

$$1\mu gRE = 1\mu g\text{ 视黄醇} = 6\mu g\ \beta-\text{胡萝卜素} = 12\mu g\text{ 其他类胡萝卜素}$$

$$1\mu gRAE = 1\mu g\text{ 视黄醇} = 12\mu g\ \beta-\text{胡萝卜素} = 24\mu g\text{ 其他类胡萝卜素}$$

我国推荐的每日膳食中维生素 A 的推荐摄入量（RNI）为：男性 770μgRAE，女性 660μgRAE，孕妇从孕中期开始每天增加 70μgRAE，乳母每天增加 60μgRAE。

维生素 A 在动物性食物如动物的肝、肾、蛋及乳中含量丰富，尤其以肝脏中最为丰富。在绿色蔬菜及红、黄色蔬菜和水果中含有类胡萝卜素，如西兰花、胡萝卜、豌豆苗、红心甜薯、菠菜、苋菜、油菜、橘子、枇杷等中含量比较丰富。一般认为，人体每日所需维生素 A 1/3 由动物性食物提供，2/3 由植物性食物提供较好。

二、维生素 D

（一）结构与理化性质

维生素 D 为一组存在于动植物组织中的类固醇衍生物，因其有抗佝偻病作用，又称抗佝偻病维生素。目前已知的维生素 D 至少有 10 种，但最重要的是维生素 D_2（麦角钙化醇）和维生素 D_3（胆钙化醇）。麦角固醇和 7－脱氢胆固醇分别是维生素 D_2和维生素 D_3的前体。麦角固醇主要存在于植物油、酵母菌和麦角中，在人体中不存在，消化道中也不能吸收，但经紫外光照射后可转变为维生素 D_2，并能为人体吸收。但麦角固醇在自然界中的存量很少。7－脱氢胆固醇存在于人体的皮肤和皮下脂肪中，经紫外线照射可转变为维生素 D_3。维生素 D_2和维生素 D_3的生理功能和作用机制是完全相同的，二者都具有维生素 D 的生理活性，常被统称为维生素 D。$1,25-(OH)_2-D_3$是维生素 D 的活性形式，具有类固醇激素的作用。

维生素 D 为白色晶体，溶于脂肪及脂溶剂，对热、碱较稳定，故通常的烹调加工不会造成维生素 D 的损失。维生素 D 油溶液中加入抗氧化剂后更稳定。维生素 D 在酸性环境中易分解，故脂肪酸败可引起其中维生素 D 的破坏。过量辐射线照射可形成少量具有毒性的化合物。

（二）生理功能

维生素 D 最主要的生理功能就是促进钙、磷在人体肠道中的吸收，维持血清中钙、磷浓度的稳定，促进骨骼和牙齿的钙化，保证正常的生长发育。

$1,25-(OH)_2-D_3$作用于小肠、骨骼、肾脏等器官中，在甲状旁腺素的共同作用下，维持血钙水平。血钙浓度低时，可促进肠道主动吸收钙、肾脏对钙的重吸收以及从骨骼中动员钙；而当血钙浓度过高时，促使甲状旁腺产生降钙素，阻止钙从骨中动员出来，增强骨骼钙化，并增加钙、磷从尿液中的排出量。维生素 D 也能激发肠道对磷的转运过程，且这种转运是独立的，与钙的转运相互并不影响。

（三）缺乏与过量

1. 缺乏 膳食供应不足或人体日照不足是维生素 D 缺乏的主要原因。若日照充足、户外活动正常，一般情况下不易发生维生素 D 的缺乏。

婴幼儿缺乏维生素 D 可引起佝偻病，以钙、磷代谢障碍为特征，严重者出现骨骼畸形，如方颅、鸡胸、漏斗胸、肋骨串珠，“O”形腿和“X”形腿等。成人维生素 D 缺乏会使已成熟的骨骼脱钙，表现为骨质软化症，特别是孕妇和乳母及老年人容易发生，常见的症状是骨痛、肌无力，易变形，活动加剧时，严重时骨骼脱钙而引起骨质疏松症和骨质软化病，发生自发性或多发性骨折。

2. 过量 一般认为通过膳食来源的维生素 D 不会引起中毒，但摄入过量的维生素 D 补充剂或强化维生素 D 的乳制品，有发生维生素 D 过量和中毒的可能。

维生素 D 中毒表现主要有厌食、恶心、多尿、烦躁、皮肤瘙痒、血钙、血磷增高，尿中钙、磷也增高，钙可大量沉积在一些软组织，如心、肾、肝、血管中，引起功能障碍，甚至引起肾、心脏及大动脉钙化。严重的维生素 D 中毒可导致死亡。

（四）参考摄入量及食物来源

我国成人膳食中维生素 D 的推荐摄入量（RNI）为 10μg/d，65 岁以上为 15μg/d。

经常晒太阳是人体廉价获得充足有效的维生素 D 的最好来源，在阳光不足或空气污染严重的地区，也可采用紫外线灯作预防性照射。成年人只要经常接触阳光，一般不会发生维生素 D 缺乏症。婴儿若仅暴露面部和前手臂，每天户外活动 2 小时即可预防维生素 D 缺乏病的发生。儿童和年轻人应每周保证 2～3 次的短时户外活动以满足对维生素 D 的需要。老年人皮肤产生维生素 D 的能力较低，衣服往往又穿得较多，接触阳光照射较少，使维生素 D 产生较少，加上老年人易有乳糖不耐症，乳制品摄入少，维生素 D 的来源往往较少。因此，对老年人应鼓励在春、夏、秋季的早晨或下午多接触阳光，使维生素 D 满足身体的需要。

维生素 D 主要存在于海水鱼（如鲱鱼、鲑鱼和沙丁鱼）、动物的肝脏、蛋黄、牛肉、黄油等动物性食品及鱼肝油制剂中，以鱼肝和鱼油中的含量最为丰富。人乳和牛乳中的维生素 D 含量较低，蔬菜、谷类及其制品和水果只含有少量的维生素 D 或几乎没有维生素 D 的活性。

由于食物中维生素 D 来源不足，许多国家均在常用的食物中进行维生素 D 强化，如焙烤食品、乳及乳制品和婴儿食品等，以预防维生素 D 缺乏症。我国不少地区使用维生素 A、维生素 D 对牛乳进行强化，使维生素 D 缺乏症得到了有效的控制。

三、维生素 E

（一）结构与理化性质

维生素 E 又名生育酚，是所有具有生育酚生物活性化合物的总称。它包括 4 种生育酚和 4 种生育三烯酚共 8 种化合物。即 α、β、γ、δ 生育酚和 α、β、γ、δ 生育三烯酚。其中 α－生育酚的生物活性最高，所以通常以 α－生育酚作为维生素 E 的代表。

维生素 E 为黄色油状液体，溶于乙醇、脂肪和有机溶剂，不溶于水。在酸性环境中比在碱性环境中稳定。对氧敏感，脂肪酸败可加速维生素 E 的破坏。食物中维生素 E 在一般烹调过程中损失不大，但油炸时可使其活性明显降低。

（二）生理功能

1. 抗氧化作用 维生素 E 是极为重要的抗氧化剂，与其他抗氧化物质以及抗氧化酶包括超氧化物歧化酶、谷胱甘肽过氧化物酶等一起构成了体内抗氧化系统，能清除体内的自由基，防止生物膜和其他蛋白质受自由基和氧化剂的攻击。维生素 E 还可与过氧化物反应，预防过氧化脂质的产生，从而维持细胞膜的完整性和机体的正常功能。

2. 保持红细胞的完整性 膳食中长期维生素 E 摄入不足，可导致人体中的红细胞数量减少，并使其脆性增加，寿命缩短。维生素 E 还可抑制血小板凝聚，降低心肌梗死和脑卒中的危险性。

3. 预防衰老 血及组织中脂类过氧化物（内脂褐质）水平随着人们年龄的增长而不断增加。脂褐质俗称老年斑，是细胞内某些成分被氧化分解后的沉积物，补充维生素 E 可减少细胞中的脂褐质的形成。维生素 E 还可改善皮肤的弹性，延迟性腺萎缩，提高免疫力，在预防和延缓衰老方面具有一定的作用。

4. 与生殖机能有关 维生素 E 缺乏时可使雄性动物精子的形成被严重抑制，雌性动物孕育异常。在临床上常用维生素 E 治疗先兆性流产和习惯性流产。

此外，维生素 E 还可抑制体内胆固醇合成限速酶，从而降低血浆胆固醇水平；抑制肿瘤细胞的生长和繁殖；维持正常的免疫功能；对神经系统和骨骼具有保护作用等。

（三）缺乏与过量

1. 缺乏 维生素 E 缺乏在人类中较为少见，但可出现在低体重的早产儿、血 β－脂蛋白缺乏症和脂肪吸收障碍的患者中。缺乏维生素 E 时可出现视网膜蜕变、蜡样质色素积聚、溶血性贫血、肌无力、神经退行性病变、小脑共济失调和振动感觉丧失等。

2. 过量 在脂溶性维生素中，维生素 E 的毒性相对较小，人体使用大剂量维生素 E 有可能出现中毒症状，如肌无力、视物模糊、复视、恶心、腹泻以及维生素 K 的吸收和利用障碍等现象。人体每天摄入量以不超过 400mg 为宜。

（四）参考摄入量及食物来源

维生素 E 的活性可用 α－生育酚当量（TE）来表示。我国成人维生素 E 适宜摄入量（AI）为 14mg α－TE/d，乳母为 17 mg α－TE/d。

维生素 E 在自然界中分布广泛，一般情况下不会缺乏。维生素 E 含量丰富的食品有植物油、麦胚、坚果、植物种子、豆类及其他谷类胚芽；蛋类、肉类、鱼类、水果及蔬菜中含量较少；食物加工、储存和制备过程可损失部分维生素 E。

第三节 水溶性维生素

一、维生素 B_1

（一）结构与理化性质

维生素 B_1 因其分子中含有硫和胺，又称硫胺素。因还发现其与预防和治疗脚气病有关，还称为抗脚气病因子、抗神经炎因子。

维生素 B_1 常以其磷酸盐的形式出现，硫胺素磷酸盐为白色结晶，极易溶于水，微溶于乙醇，不溶于其他有机溶剂。气味似酵母，不易被氧化，比较耐热。在酸性环境中比较稳定，加热不易溶解，在 $pH<5$ 时，加热至 120℃ 仍可保持其生物活性，在 $pH=3$ 时，即使高压蒸煮至 140℃，1 小时破坏也很少。但在中性或碱性环境中很易破坏。加工过程的高压灭菌、紫外线照射、亚硫酸盐的存在可破坏食物中的硫胺素，如亚硫酸盐在中性或碱性媒质中能加速硫胺素的分解破坏，所以在保存硫胺素含量较高的食物时，不宜用亚硫酸盐作为防腐剂或以二氧化硫作为熏蒸剂。另外，软体动物、鱼类的肝脏中含硫胺素酶，它能分解破坏硫胺素，可通过加热使之破坏。含有多羟基酚（如单宁、咖啡酸、绿原酸）的食物可使硫胺素失活。在一般的烹调过程中硫胺素的损失不多。

（二）生理功能

1. 参与细胞中的糖代谢 维生素 B_1 是糖代谢中辅酶的重要成分。焦磷酸硫胺素（TPP）是维生素

B_1的活性形式，是糖类代谢中氧化脱羧酶的辅酶，参与糖代谢中 α－酮酸的氧化脱羧作用。维生素 B_1若缺乏时，糖代谢至丙酮酸阶段就不能进一步氧化，造成丙酮酸在体内堆积，降低能量供应，影响人体正常的生理功能，并对机体造成广泛损伤。因此，硫胺素是体内物质代谢和热能代谢的关键物质。

2. 对于神经细胞膜对兴奋的传导作用起着重要作用 维生素 B_1对神经生理活动有调节作用。神经组织能量不足时，出现相应的神经肌肉症状，如多发性神经炎、肌肉萎缩及水肿，甚至会影响心肌和脑组织功能。

此外，维生素 B_1还与心脏活动、维持食欲、胃肠道的正常蠕动及消化液的分泌有关。

（三）维生素 B_1缺乏

人体中维生素 B_1的缺乏主要是由于摄入不足、需要量增加或机体的吸收利用发生障碍。如长期大量食用精白米面，同时膳食中又缺乏其他维生素 B_1含量高的食物，就容易造成维生素 B_1的缺乏；在煮粥、煮豆、蒸馒头时若加入过量的碱也会大量破坏维生素 B_1；如果高能量膳食中的绝大部分能量来自糖类也易造成维生素 B_1缺乏；高温环境下、神经高度紧张时及孕妇和乳母对维生素 B_1的需要量也会相应增加；肝损害、饮酒会影响体内维生素 B_1的合成等。

维生素 B_1缺乏引起的病称为脚气病。长期透析的肾病者、完全胃肠外营养的患者以及长期慢性发热患者都可发生。初期症状有疲乏、淡漠、食欲差、恶心、忧郁、急躁、沮丧、腿麻木和心电图异常。

脚气病一般分成以下 4 类。

1. 干性脚气病 以多发性神经炎症状为主，出现上行性周围神经炎，表现为指趾麻木、肌肉酸痛、压痛，尤以腓肠肌为甚。

2. 湿性脚气病 以水肿和心脏症状为主。

3. 婴儿脚气病 多发生于 2～5 月龄的婴儿，且多是维生素 B_1缺乏的母乳所喂养的婴儿，其发病突然，病情急。初期食欲不振、呕吐、兴奋、心跳快，呼吸急促和困难。

4. 急性暴发性脚气病 以心肌衰竭为主，伴有膈神经和喉神经瘫痪症状。

（四）参考摄入量及食物来源

维生素 B_1是人体能量代谢，特别是糖代谢所必需的，故人体对其需要量通常与摄取的热量有关。膳食中维生素 B_1的供给量与机体能量总摄入量成正比。当人体的能量主要来源于糖类时，维生素 B_1的需要量最大。一般供给量标准按 0.5mg/4184kJ（1000kcal）计。

我国推荐的每日膳食中维生素 B_1的参考摄入量为：成年男性 1.4mg，成年女性 1.2mg，孕中期 1.4mg，孕后期和乳母 1.5mg。

维生素 B_1广泛存在于天然食物中，但其含量随食物的种类及储存、加工、烹调等条件的影响而有很大的差异。谷物是维生素 B_1的主要来源，多存在于种子的外皮及胚芽中。此外，黄豆、干酵母、花生、动物内脏、蛋类、瘦猪肉、新鲜蔬菜等中也含有较多的维生素 B_1。粮谷类的精加工可使维生素 B_1有不同程度的损失。有些食物如淡水鱼、贝类含有硫胺素酶，能分解破坏硫胺素，不宜生吃，应使之破坏后再食用。

二、维生素 B_2

（一）结构与理化性质

维生素 B_2又称核黄素，在自然界中主要以磷酸酯的形式存在于黄素单核苷酸（FMN）和黄素腺嘌呤二核苷酸（FAD）两种辅酶中。

纯净的核黄素为橘黄色晶体，味苦，微溶于水，可溶于氯化钠溶液，易溶于稀的氢氧化钠溶液。核黄素水溶性较低，但在碱性溶液中容易溶解，在强酸溶液中稳定，光照及紫外照射引起不可逆的分解。食物中的核黄素一般为与磷酸和蛋白质结合的复合化合物，对光比较稳定。

（二）生理功能

维生素 B_2 在体内是以磷酸酯的形式存在于 FMN 和 FAD 两种形式参与氧化还原反应，同时也参与维生素 B_6 和烟酸的代谢。

1. 参与体内生物氧化与能量代谢 维生素 B_2 以 FMN 和 FAD 两种形式与特定的蛋白质结合生成黄素酶。黄素酶在物质代谢中起传递氢的作用，参与组织的呼吸过程。

2. 参与维生素 B_6 和烟酸的代谢 FMN 和 FAD 分别作为辅酶参与维生素 B_6 转变为磷酸吡哆醛、色氨酸转变为烟酸的过程。

3. 参与体内的抗氧化防御系统 由维生素 B_2 形成的 FAD 作为谷胱甘肽还原酶的辅酶，被谷胱甘肽还原酶及其辅酶利用，参与体内的抗氧化防御系统。

4. 与体内铁的吸收、储存和动员有关 维生素 B_2 缺乏时铁的吸收、储存和动员常会受到干扰，严重时可导致缺铁性贫血。

（三）维生素 B_2 缺乏

维生素 B_2 是维持人体正常生长所必需的因素。人体缺乏维生素 B_2 的主要原因为膳食供应不足、食物的供应限制、储存和加工不当而导致的维生素 B_2 的破坏和损失。酗酒、胃肠道功能紊乱，如腹泻、感染性肠炎、过敏性肠综合征等也可引起人体中维生素 B_2 的缺乏。

维生素 B_2 缺乏主要表现在眼、口腔、皮肤的非特异性炎症反应。如角膜血管增生、眼对光敏感并易于疲劳、视物模糊、夜间视力降低、眼睑炎、眼部发红、发痒和流泪；口角干裂、口角糜烂、舌炎、舌肿胀并呈青紫色；脂溢性皮炎、轻度红斑、鼻周皮炎、男性阴囊皮炎等。长期缺乏维生素 B_2 还可导致儿童生长迟缓，轻中度缺乏性贫血，妊娠期缺乏可导致胎儿骨骼畸形。

（四）参考摄入量及食物来源

因为维生素 B_2 参与体内的能量代谢，因此其需要量与热能的需要量、蛋白质的需要量以及机体代谢状况有关。生长迅速、创伤恢复、怀孕与哺乳期人群蛋白质的需要量增加，维生素 B_2 的需要量也应随之增加。

膳食模式对维生素 B_2 的需要量有一定影响，低脂肪、高糖类膳食可使机体对维生素 B_2 需要量减少，高蛋白、低糖类膳食或高蛋白、高脂肪、低糖类膳食可使机体对维生素 B_2 需要增加。

我国推荐的每日膳食中维生素 B_2 的参考摄入量为：成年男性 1.4mg，成年女性 1.2mg，孕中期 1.3mg，孕后期 1.4mg，乳母 1.7mg。

肠中细菌可以合成一定量的维生素 B_2，但数量不多，主要还须依赖于食物中的供给。维生素 B_2 广泛存在于动植物食物中，但由于来源和收获、加工储存方法的不同，不同食物中维生素 B_2 的含量差异较大。乳类、蛋类、各种肉类、动物内脏中维生素 B_2 的含量丰富，主要以 FMN 和 FAD 的形式与食物中蛋白质结合。绿色蔬菜、豆类中也有。粮谷类的维生素 B_2 主要分布在谷皮和胚芽中，碾磨加工可丢失一部分维生素 B_2，植物性食物中维生素 B_2 的量都不高。我国以植物性食品为主，摄取量偏低，维生素 B_2 的摄入尚不能满足人们身体的需要，较易发生维生素 B_2 的缺乏。

三、烟酸

（一）结构与理化性质

烟酸又名尼克酸、维生素 B_3、维生素 PP、抗癞皮病因子，是具有烟酸生物活性的吡啶 -3 - 羧酸衍生物的总称，主要包括烟酸和烟酰胺（也叫尼克酰胺），它们具有同样的生物活性。

烟酸为无色针状晶体，味苦，溶解于水及乙醇，不溶于乙醚。烟酰胺晶体呈白色粉末状，烟酰胺的溶解性要明显增强于烟酸。烟酸在酸、碱、光、氧或加热条件下都较稳定，在高压下120℃加热20分钟也不被破坏，是维生素中最稳定的一种。所以在一般加工烹调时损失极小，但会随水流失。

（二）生理功能

1. 构成脱氢酶辅酶Ⅰ及辅酶Ⅱ的组成成分，参与生物氧化还原反应 烟酸的主要生理功能是作为脱氢酶辅酶Ⅰ及辅酶Ⅱ的组成成分，在生物氧化还原反应中作为氢的受体和电子的供体。辅酶Ⅰ为烟酰胺腺嘌呤二核苷酸（NAD^+或DPN^+），辅酶Ⅱ为烟酰胺腺嘌呤二核苷酸磷酸（$NADP^+$或TPN^+）它们都是脱氢酶的辅酶。需要辅酶Ⅰ、Ⅱ的脱氢酶有数百种，它们在糖类、脂肪及蛋白质的能量释放上起重要作用。

以NAD为辅酶的脱氢酶主要参与呼吸作用，即参与从底物到氧的电子传递作用的中间环节。而以NADP为辅酶的脱氢酶类则主要将分解代谢中间物上的电子转移到生物合成反应中所需要电子的中间物上。

NAD参与蛋白质核糖基化过程，与DNA复制、修复和细胞分化有关。NADP在维生素B_6、泛酸和生物素存在下参与脂肪酸、胆固醇以及类固醇激素等的生物化合。

2. 葡萄糖耐量因子的重要组分，具有增强胰岛素效能的作用 葡萄糖耐量因子（GTF）是由三价铬、烟酸、谷胱甘肽组成的一种复合体，具有增强胰岛素效能的作用，可能是胰岛素的辅助因子，有增加葡萄糖的利用及促使葡萄糖转化为脂肪的作用。游离的烟酸无此作用。

3. 保护心血管 大剂量的烟酸还能降低血液中甘油三酯、总胆固醇、β－脂蛋白的浓度，以及扩张血管，有利于改善心血管功能。大剂量烟酸对复发性非致命的心肌梗死有一定程度的保护作用，但是烟酰胺无此作用，其原因不清。

（三）烟酸缺乏

烟酸缺乏可引起癞皮病。癞皮病最早报道于18世纪的西班牙，主要发生在以玉米或高粱为主食的人群中，主要损害皮肤、口、舌、胃肠道黏膜以及神经系统。癞皮病起病缓慢，常有前期症状，如体重减轻、疲劳乏力、记忆力差、失眠等。如不及时治疗，则可出现皮肤、消化系统、神经系统症状，表现为皮炎、腹泻和痴呆。由于此三系统症状英文名词的开头字母均为“D”字，故又称癞皮病为“3D”症状。其中以皮肤症状最具特征性，主要表现为裸露皮肤及易摩擦部位对称性出现似暴晒过度引起的灼伤、红肿、水疱及溃疡等，皮炎处皮肤会变厚、脱屑并发生色素沉着，也有因感染而糜烂。口、舌部症状表现为杨梅舌及口腔黏膜溃疡，常伴有疼痛和灼烧感。胃肠道症状可有食欲不振、恶心、呕吐、腹痛、腹泻等。神经症状可表现为失眠、衰弱、乏力、抑郁、淡漠、记忆力丧失，严重时甚至可出现幻觉、神志不清或痴呆症。烟酸缺乏常与维生素B_1、维生素B_2的缺乏同时存在。

（四）参考摄入量及食物来源

烟酸或烟酰胺的来源除食物含有外，尚可在体内由色氨酸转变为烟酸。一般说来，60mg色氨酸相当于1mg烟酸。食物中烟酸的当量为烟酸及色氨酸转换而得的烟酸之和。但转换能力因人而异，晚期孕妇转换能力是正常妇女的3倍。雌激素可刺激色氨酸氧化酶，它是色氨酸转为烟酸过程中的速率限制酶，故孕妇及口服药者转换能力较强。蛋白质摄入增加时烟酸的摄入可相应减少。另外，由于烟酸与能量的代谢有着密切的关系，能量增加时烟酸的需要量也增加，所以，在估计人体对烟酸的需要量时应考虑能量的消耗情况及蛋白质的摄入情况。

膳食中烟酸供给量采用烟酸当量（NE）表示：

烟酸当量（mgNE）＝烟酸（mg）＋1/60色氨酸（mg）

我国推荐的每日膳食中烟酸的参考摄入量为：成年男性 15mgNE，成年女性 12mgNE，乳母 16mgNE。

烟酸及烟酰胺广泛存在于食物中。植物性食物中存在的主要是烟酸，动物性食物中以酰胺酸为主。其良好的食物来源主要为动物性食物，在肝、肾、瘦畜肉、鱼以及坚果类中含量丰富。乳、蛋中的含量虽然不高，但其所含色氨酸较多，在体内可转化为烟酸。谷类中的80% ~90% 烟酸存在于它们的种子皮中，故加工精度的影响较大。

玉米中的烟酸含量并不低，甚至高于小麦粉，但玉米中的烟酸主要为结合型而不能被人体吸收利用，所以以玉米为主食的人群容易发生癞皮病。这种结合型烟酸在碱性环境中能发生降解而将游离烟酸释放出来，如果用碱处理玉米，可将结合型的烟酸水解成为游离型的烟酸，易被机体利用。有些地区的居民长期大量食用玉米，用碳酸氢钠（小苏打）处理玉米以预防癞皮病，有良好的预防效果。

四、维生素 B_6

（一）结构与理化性质

维生素 B_6 又称吡哆醇，它是一组含氮的化合物，属于水溶性维生素，实际包括吡哆醇（PN）、吡哆醛（PL）、吡哆胺（PM）三种衍生物，均具有维生素 B_6 的生物活性，这三种形式间通过酶可相互转换。它们以磷酸盐的形式广泛分布于动植物体内。

维生素 B_6 为白色结晶物质，易溶于水及乙醇，在空气中稳定，在酸性介质中稳定，但在碱性介质中对热不稳定，易被碱破坏。在溶液中，各种形式的维生素 B_6 对光均较敏感，但是降解程度不同，主要与 pH 有关，在中性、碱性环境中易被光破坏。

（二）生理功能

1. 作为许多酶的辅酶参与物质代谢 维生素 B_6 是参与体内代谢最多的一种维生素。现已知有上百种酶需要维生素 B_6 作为辅酶而参与物质代谢，与蛋白质、脂肪、糖类的代谢有密切关系、维生素 B_6 作为磷脂化酶的一个基本成分，参与肌糖原和肝糖原的磷酸化反应，维生素 B_6 还参与由亚油酸合成花生四烯酸和胆固醇的过程。神经鞘磷脂的合成、神经递质、肾上腺素、胃促分泌素以及血红素卟啉前体的合成都需要维生素 B_6 的参与。维生素 B_6 除参与神经递质、糖原、神经鞘磷脂、血红素、类固醇和核酸的代谢外，还参与所有氨基酸代谢，为氨基酸代谢中需要的 100 多种酶的辅酶。维生素 B_6 对许多种氨基酸的转氨酶、脱羧酶、脱水酶、消旋酶和异构酶是必需的。

在机体组织细胞利用色氨酸自身合成烟酸的过程中，其转化过程受维生素 B_6 的影响，肝脏中维生素 B_6 水平降低时会影响烟酸的合成。

2. 提高机体免疫功能 维生素 B_6 参与抗体的形成，另外，细胞的增长、DNA 的分裂、RNA 遗传物质的形成都需要维生素 B_6 的参与，它可以帮助脑及免疫系统发挥正常的作用。这个过程对维持适宜的免疫功能也是非常重要的。

（三）维生素 B_6 缺乏

维生素 B_6 在动植物性食物中分布较广泛，人体肠道中也可合成一部分，在一般情况下人体不易发生缺乏。而且单纯的维生素 B_6 缺乏较少见，一般还同时伴有其他 B 族维生素的缺乏。维生素 B_6 缺乏的典型临床症状是脂溢性皮炎，可导致眼、鼻与口腔周围皮肤脂溢性皮炎，并可扩展至面部、前额、耳后、阴囊及会阴处。临床可见有口炎、舌炎、唇干裂，个别出现神经精神症状，易急躁、抑郁及人格改变。此外，维生素 B_6 的缺乏还可以导致生长不良、肌肉萎缩、脂肪肝、惊厥、贫血、生殖系统功能破坏、水肿及肾上腺增大。受维生素 B_6 缺乏影响的孕妇，还会影响胎儿脑细胞的发育。

儿童缺乏维生素 B_6的影响较成人大，可出现烦躁、抽搐、癫痫样惊厥以及脑电图异常等临床症状。肌内注射补充后症状可消失，但其体内色氨酸转化为烟酸的能力恢复很慢。

（四）参考摄入量及食物来源

人体对维生素 B_6的需要量主要受膳食中的蛋白质含量、肠道细菌合成维生素 B_6的量、机体生理状况及药物使用状况等因素的影响。我国推荐的每日膳食中维生素 B_6的参考摄入量为：成人 1.4mg，50岁后增加到 1.6mg，孕妇 2.2mg，乳母为 1.7mg。

维生素 B_6的食物来源很广泛，动植物性食物中均含有，其中含量最高的食物为白色肉类，如鸡肉和鱼肉，另外在肝脏、谷类、豆类和坚果类中含量也很高，水果和蔬菜中含量较高，尤其是香蕉中的含量非常丰富。大多数维生素 B_6 的生物利用率相对较低，动物性来源的食物中维生素 B_6的生物利用率要优于植物性来源的食物，且较易吸收。

五、叶酸

（一）结构与理化性质

叶酸又称蝶酰谷氨酸，是含有蝶酰谷氨酸结构的一类化合物的统称，因最初是从菠菜叶中分离提取的，故称为叶酸。

叶酸为淡黄色结晶粉末，微溶于水，不溶于乙醇、乙醚及其他有机溶剂。叶酸的钠盐易溶于水。叶酸对热、光线、酸性介质均不稳定，在水溶液中易被光解破坏，在酸性溶液中对热不稳定，在 pH 4 以下分解为其组成物：蝶啶、氨基苯甲酸及谷氨酸。而在中性和碱性溶液中却十分稳定。食物中的叶酸经烹调加工后其损失率可为 50% ~90% 。

（二）生理功能

叶酸是人体重要的辅酶，在体内的活性形式为四氢叶酸（THFA），四氢叶酸是体内一碳单位转运酶系的辅酶，起着一碳单位传递体的作用。所谓一碳单位，是指在代谢过程中某些化合物分解代谢生成的含一个碳原子的基团，如甲基（$—CH_3$）、亚甲基（$—CH_2$）、次甲基或称甲烯基（—CH）、甲酰基（—CHO）、亚胺甲基（—CH = NH）等。四氢叶酸携带这些一碳单位，与血浆蛋白相结合，主要转运到肝脏储存。

叶酸携带一碳单位的代谢与许多重要的生化过程密切相关。它参与核酸等重要化合物的合成及氨基酸的代谢，而核酸及蛋白质的合成正是细胞增殖、组织生长和机体发育的物质基础，因此，叶酸对于细胞分裂和组织生长具有极其重要的作用。叶酸不仅可以影响 DNA 和 RNA 的合成，还可以通过蛋氨酸代谢影响磷脂、肌酸、神经介质以及血红蛋白的合成，在脂代谢过程也有一定作用。

（三）叶酸缺乏

正常情况下，人体所需叶酸除从食物摄取外，人体中的肠道细菌也能合成部分叶酸，一般不会导致叶酸的缺乏。但在一些情况下，如膳食供应不足、吸收障碍、生理需要量增加、酗酒等时也会造成体内叶酸的缺乏。

叶酸缺乏首先影响细胞增殖速度较快的组织，尤其是更新速度较快的造血系统。叶酸缺乏时红细胞中核酸合成障碍，从而影响红细胞的发育和成熟，表现为红细胞成熟延缓、细胞体积增大、不成熟的红细胞增多，同时引起血红蛋白的合成减少、脆性增加，称为巨幼细胞贫血。另外，还可出现皮炎、腹泻、精神衰弱、萎靡不振等症状，还可诱发动脉粥样硬化及心血管疾病。儿童叶酸缺乏可使生长发育不良。叶酸缺乏还可使同型半胱氨酸向蛋氨酸转化出现障碍，进而导致同型半胱氨酸血症。

孕妇在孕早期缺乏叶酸是引起胎儿神经管畸形的主要原因。神经管闭合是在胚胎发育的第 3 ~4 周，叶酸的缺乏可引起神经管未能闭合而导致以脊柱裂和无脑畸形为主的神经管畸形。所以孕妇应在孕前 1

个月至孕后3个月内注意补充叶酸摄入，可通过叶酸补充剂进行补充。但也不宜大剂量服用，叶酸过量会影响锌的吸收而导致锌缺乏，使胎儿发育迟缓、低出生体重儿增加，还可诱发惊厥。

（四）参考摄入量及食物来源

叶酸摄入量以膳食叶酸当量（DFE）表示。我国推荐的每日膳食中叶酸的参考摄入量为：成人400μgDFE，孕妇600μgDFE，乳母550μgDFE。

叶酸盐在自然界中广泛存在动物性食物和植物性食物中。肝、肾、绿叶蔬菜、土豆、麦麸等含量丰富，但在自然界中为多谷氨结合型者。在烹调中暴露于空气及光中易被破坏。在长时间烹调或加工过程中，可破坏50%~95%。植物的绿叶能合成叶酸，但易被光和热分解，食物经烹调、腌制及热处理后都能使叶酸破坏损失。

六、维生素 B_{12}

（一）结构与理化性质

维生素 B_{12} 又称钴胺素、抗恶性贫血维生素，为钴胺素类化合物。维生素 B_{12} 为红色针状结晶，可溶于水和乙醇，不溶于有机溶剂，在pH 4.5~5.0的弱酸条件下最稳定，在强酸（pH<2）或碱性溶液中或有氧化剂、还原剂、二价铁离子存在时则易分解破坏。遇热可有一定程度的破坏，但快速高温消毒损失较小。遇强光或紫外线易被破坏。

（二）生理功能

1. 作为蛋氨酸合成酶的辅酶参与蛋氨酸的合成 维生素 B_{12} 在体内以两种辅酶形式即辅酶 B_{12}（即5-脱氧腺苷钴胺素）及甲基 B_{12}（甲基钴胺素）发挥生理作用，参与体内生化反应。辅酶 B_{12} 及甲基 B_{12} 为人类组织中最主要的辅酶形式。前者在线粒体内，后者在胞浆内，为合成蛋氨酸所必需。它们对光不稳定，光解后形成水钴胺素。在氰存在的条件下变成氰钴胺素。

2. 促进叶酸变为有活性的四氢叶酸 维生素 B_{12} 能促进叶酸变为有活性的四氢叶酸，并进入细胞以促使核酸和蛋白质的合成，有利于红细胞的发育和成熟。所以机体内若缺乏维生素 B_{12} 同样可引起巨幼细胞贫血。

3. 对维持神经系统的功能有重要作用 辅酶 B_{12} 参与神经组织中髓鞘脂的合成，同时它又能保持还原型谷胱甘肽的浓度而有利于糖代谢。缺乏维生素 B_{12} 可引起神经障碍，对幼儿可出现智力减退。

（三）维生素 B_{12} 缺乏

膳食维生素 B_{12} 的缺乏较少见，维生素 B_{12} 缺乏的主要原因为膳食中缺乏、“内因子”缺乏以及其他慢性腹泻引起的吸收障碍。素食者由于长期不吃肉食而较常发生维生素 B_{12} 的缺乏。老年人和胃切除患者由于胃酸过少，不能分解食物中蛋白-维生素 B_{12} 复合体，也可引起维生素 B_{12} 的吸收不良。

维生素 B_{12} 的缺乏可影响体内所有细胞，尤其对细胞分裂快的组织影响最为严重。主要表现为巨幼细胞贫血及神经系统的疾病。巨幼细胞贫血主要表现为血液中出现巨大的有核红细胞、红细胞成熟延缓、细胞体积增大、不成熟的红细胞增多、凝血时间延长、厌食等。神经系统的症状起初为隐性的，先由周围神经开始，手指有刺痛感，后发展至脊柱后侧及大脑，导致记忆力减退、易激动、嗅味觉不正常、运动也不正常等。严重缺乏维生素 B_{12} 时可导致死亡。

（四）参考摄入量及食物来源

我国推荐的每日膳食中维生素 B_{12} 的参考摄入量为：成人2.4μg，孕妇2.9μg，乳母3.2μg。

由于维生素 B_{12} 只能依靠微生物合成，膳食中的维生素 B_{12} 主要来源于动物性食品，主要食物来源为肉类、动物内脏、鱼、禽、贝壳类及蛋类，尤其是肝脏，含量可达 10μg/100g。乳及乳制品中含量较少。植物性食品基本不含维生素 B_{12}。

七、维生素 C

（一）结构与理化性质

维生素 C 又名抗坏血酸、抗坏血病维生素，为水溶性的维生素，是一种含有 6 个碳原子的酸性多羟基化合物。维生素 C 的结构中虽然不含有羧基，仍具有有机酸的性质。天然存在的维生素 C 有 L 型与 D 型两种异构体，自然界存在的具有生物活性的是 L 型，D 型维生素无生物活性。

维生素 C 为无色或白色结晶，无臭，有酸味，极易溶于水，微溶于丙酮和低级醇类，不溶于乙醇，不溶于脂肪和其他脂溶剂。维生素 C 溶液的性质极不稳定，很容易以各种形式进行分解，是最不稳定的一种维生素。维生素 C 极易氧化，特别是有铜离子存在时可加速维生素 C 的氧化，为强抗氧化剂。加热、暴露于空气中，碱性溶液及金属离子 Cu^{2+}、Fe^{3+} 等都能加速其氧化。在酸性或冷藏条件下稳定。

维生素 C 在组织中有两种形式存在，即还原型抗坏血酸型与脱氢型（氧化型）抗坏血酸。这两种形式都具有生理活性，并可以通过氧化还原相互转变，维生素 C 可脱氢转化为脱氢抗坏血酸（DHVC），这一反应为可逆的，因此在体内形成氧化还原系统。人体血浆中的抗坏血酸，还原型：氧化型约为 15：1，因此测定还原型抗坏血酸的含量即可了解体内维生素 C 的水平。

（二）生理功能

1. 参加体内的多种氧化还原反应，促进生物氧化过程 维生素 C 以氧化型或还原型存在于体内，所以既可作为供氢体，又可作为受氢体，能可逆地参与体内的氧化还原反应。体内具有氧化型谷胱甘肽，可使还原型抗坏血酸氧化成脱氢抗坏血酸，而脱氢抗坏血酸又可被还原型谷胱甘肽还原成还原型抗坏血酸，以使维生素 C 在体内氧化还原反应过程中发挥重要作用。

维生素 C 是机体内一种很强的抗氧化剂，可使细胞色素 C、细胞色素氧化酶及分子氧还原，并与一些金属离子螯合，虽然不是辅酶，但是可以增加某些金属酶的活性。维生素 C 可以直接与氧化剂作用，以保护其他物质免受氧化破坏。它也可还原超氧化物、羟基、次氯酸以及其他活性氧化剂，这类氧化剂可能影响到 DNA 的转录或损伤 DNA、蛋白质或膜的结构。维生素 C 在体内是一个重要的自由基清除剂，能分解皮肤中的色素，防止发生黄褐斑等，发挥抗衰老作用，并能阻止某些致癌物的形成。有些化学物质对机体的损害都涉及自由基的作用，如氧、臭氧、二氧化氮、乙醇、四氯化碳及抗癌药中的阿拉霉素对心脏的损伤。维生素 C 作为体内水溶性的抗氧化剂，可与脂溶性抗氧化剂有协同作用，在防止过氧化作用上起一定的作用。人眼中的晶体在光的作用下，也可产生氧的自由基，为白内障产生的原因之一。这些自由基在正常情况下为体内维生素 C 等抗氧化剂清除，所以大量的维生素 C 可以阻止这种过氧化作用的破坏。

2. 促进组织中胶原的形成，保持细胞间质的完整 胶原主要存在于骨、牙齿、血管、皮肤等中，使这些组织保持完整性，并促进创伤与骨折愈合。胶原还能使人体组织富有弹性，同时又可对细胞形成保护，避免病毒侵入。在胶原的生物合成过程中，α-肽链上的脯氨酸和赖氨酸要经过羟化形成羟脯氨酸和羟赖氨酸羟基后才能进一步形成胶原的正常结构。维生素 C 能活化脯氨酸羟化酶和赖氨酸羟化酶，促进脯氨酸和赖氨酸向羟脯氨酸和羟赖氨酸转化。毛细血管壁膜及连接细胞的纤维组织也由胶原构成，也需要有维生素 C 的促进作用。因此，维生素 C 对促进创伤的愈合、促进骨质钙化、保护细胞的活性并阻止有毒物质对细胞的伤害、保持细胞间质的完整、增加微血管的致密性及降低血管的脆性等方面有着重要的作用。

3. 提高机体的抵抗力，并具有解毒作用 维生素C作为抗氧化剂可促进机体中抗体的形成，提高白细胞的吞噬功能，增强机体对疾病的抵抗力。维生素C还与肝内、肝外的毒物及药物的代谢有关，维生素C使氧化型谷胱甘肽还原为还原型谷胱甘肽，还原型谷胱甘肽可解除重金属或有毒药物的毒性，并促使其排出体外。

4. 与贫血有关 维生素C能利用其还原作用，促进肠道中的三价铁还原为二价铁，有利于非血红素铁的吸收，因而对缺铁性贫血有一定作用，缺乏则引起贫血，严重时会引起造血功能障碍。

另外，叶酸在体内必须转变成有生物活性的四氢叶酸才能发挥其生理作用，维生素C能促进叶酸形成四氢叶酸，有效降低婴儿巨幼细胞贫血的可能性。

5. 防止动脉粥样硬化 维生素C可促进胆固醇的排泄，防止胆固醇在动脉内沉积，并可溶解已有的沉积，有效防治动脉粥样硬化。

6. 防癌 维生素C可阻断致癌物亚硝胺在体内的合成，可维持细胞间质的正常结构，防止恶性肿瘤的生长蔓延。

（三）维生素C缺乏

当膳食摄入量减少或机体需要增加而又得不到及时补充时，可使体内维生素C储存减少，出现缺乏症状。维生素C缺乏时，主要引起坏血病。

坏血病起病较为缓慢，一般历时4～7个月。其早期症状是体重减轻、四肢无力、衰弱、急躁、肌肉和关节疼痛等，继而出现牙龈红肿，牙龈疼痛出血、皮下渗血、易骨折等。典型症状可表现出牙龈红肿，受压迫时出血，严重时萎缩、牙齿松动、骨骼变脆、骨质疏松、毛细血管脆性增强，皮下、黏膜、肌肉、关节均可出血，如有创伤则伤口愈合缓慢。婴儿常有激动、软弱、倦怠、食欲减退、四肢疼痛、肋软骨接头处扩大、四肢掌骨端肿胀以及有出血倾向等。全身任何部位可出现大小不等和程度不同的出血、血肿或瘀斑。

维生素C虽然较易缺乏，但也不能过量补充。过量的维生素C对人体有副作用，如恶心、腹部不适、腹泻、破坏红细胞。维生素C在体内分解代谢的最终产物是草酸，长期服用过量维生素C可出现草酸尿以至pH下降导致尿路结石。

（四）参考摄入量及食物来源

人体维生素C的供给量可受多种因素的影响，如年龄、环境、体力消耗情况、疾病以及加工方法等。我国每日膳食中维生素C的推荐摄入量（RNI）为：成人为100mg，孕中期和后期为115mg，乳母为150mg。

人体内不能合成维生素C，所需要的维生素C必须由食物提供。维生素C的主要食物来源是新鲜蔬菜与水果。如青菜、菠菜、豌豆苗、韭菜、辣椒、油菜苔、苋菜、花菜、苦瓜等深色蔬菜中含有丰富的维生素C；水果中枣（特别是酸枣）、柚、橙、龙眼、无花果、山楂、草莓、柑橘、柠檬等中含量最多，而苹果、梨中的含量较少；在动物性食物中仅肝、肾含有少量的维生素C。

新鲜植物中维生素C的含量较多，是由于植物中的有机酸及其他抗氧化剂可以保护它免于破坏，在猕猴桃、刺梨、酸枣等水果中，不仅维生素C的含量丰富，还含有保护维生素C的生物类黄酮，是一类值得开发的天然维生素C补充剂。但维生素C在烹调与储存过程中容易损失，菠菜储存2日后损失可达2/3。按中国的烹饪方法加工后的食物，维生素C的保存率为50%～70%。

八、泛酸、胆碱、生物素

（一）泛酸

泛酸也称遍多酸，人体内的泛酸在半胱氨酸和ATP参与下转变成辅酶A，是体内辅酶A的组成部分，参与机体中蛋白质、脂类和糖类的代谢。它可促进细胞的代谢功能，参与类固醇激素、脂肪及氨基酸的合成，制造及更新身体组织，帮助伤口愈合，防止疲劳，帮助抗压，舒缓恶心症状。泛酸还具有制造抗体的功能，能增强人体的抵抗力，缓和多种抗生素的副作用及毒性，并有助于减轻过敏症状，它在维护头发、皮肤及血液健康方面也扮演着重要角色。

泛酸广泛分布于自然界中，在全部已知的食物中都有足够量的泛酸，人体肠道内的细菌也可合成供人利用，所以很少发现人类出现泛酸缺乏症。缺乏泛酸可引起生长不良、血液及皮肤异常，发生皮炎、肾脏损伤、低血糖症、贫血等症状。

泛酸在中性溶液中耐热，对氧化剂和还原剂都很稳定，但对酸和碱很敏感。机体内的泛酸分布于全身组织中，约有70%经尿液排出体外，30%由粪便排出。

我国推荐的每日膳食中泛酸的参考摄入量为：成人5mg，孕妇6mg，乳母8mg。动物性食物中以动物肝脏、肾脏、肉类、鱼、龙虾、蛋中尤为丰富，植物性食物中的绿色蔬菜、小麦、胚芽米、糙米、面皮、米糠、玉米、豌豆、全麦食物、花生、核果类、啤酒酵母、酵母菌、坚果类中的含量很高。

（二）胆碱

胆碱是一种含氮的有机碱性化合物，为强有机碱，在1849年首次从猪胆汁中分离出来，故命名为“胆碱”。胆碱是卵磷脂的组成成分，也存在于神经鞘磷脂之中，两者是构成细胞膜的必要物质，同时又是细胞间多种信号的前体物质。胆碱是机体可变甲基（活性甲基）的重要组成部分，参与蛋氨酸和肌氨酸的合成。同时它又是乙酰胆碱的前体，加速合成及释放乙酰胆碱这一重要的神经传导递质，能促进脑发育和记忆能力，并能调节肌肉组织的运动等。胆碱还能促进脂肪的代谢，并降低血清胆固醇。

胆碱从食物中吸收入血，随血液循环被大脑吸收利用，是大脑发育的必需物质，具有重要的营养意义。

胆碱广泛存在于动植物体内，特别是在肝脏、花生、莴苣、花菜等中含量较高，人体也能合成胆碱。另外，胆碱耐热，在加工烹调过程中的损失很少，干燥环境下，即使长时间储存，食物中的胆碱含量也几乎没有变化，所以不易造成胆碱的缺乏病。若膳食长期缺乏胆碱可表现出肝、肾、胰腺的病变，记忆紊乱和生长障碍等症状。不育症、生长迟缓、骨质异常、造血障碍和高血压也与胆碱的缺乏有关。

我国推荐的每日膳食中胆碱的参考摄入量为：成人男性450mg，成年女性380mg。孕妇460mg，乳母500mg。

（三）生物素

生物素又称维生素H、辅酶R。生物素已知的8种异构体中只有α-生物素具有生物活性。生物素溶于热水，而不溶于乙醇、乙醚及三氯甲烷。一般情况下，生物素是相当稳定的，只有在强酸、强碱、甲醛及紫外线处理后才会被破坏。

生物素的主要生理功能是作为机体羧化、脱羧和脱氢反应酶系的辅助因子，参与机体三大营养物质的代谢，在糖类、脂类、蛋白质和核酸的代谢过程中发挥重要作用，是机体不可缺少的重要营养物质。

天然的生物素以游离态或结合蛋白的形式存在，结合态的生物素需经肠道中生物素降解酶分解为游离态才能被机体利用。生物素主要在小肠上段被吸收，结肠也可吸收一部分。肠道中生物素浓度低时，被载体转运主动吸收；浓度高时，则以简单扩散形式吸收。生物素吸收后分布于全身组织细胞，其中肝脏和肾脏的含量最高。生物素主要经尿液排出体外，乳汁中也有生物素排出，但量很少。

生物素广泛存在于各种动植物食物中，人体的肠道细菌也能合成。生物素对光、热、空气及中等程度的酸碱都较为稳定，在一般的烹调和加工过程中损失很少，所以很少会发生生物素的缺乏。生物素的缺乏主要见于长期生食鸡蛋者。在生蛋清中存在一种糖蛋白——“抗生物素蛋白”，可与生物素结合而使其失活，抑制生物素在肠道中的吸收，但经加热处理可破坏抗生物素蛋白，重新利用生物素。生物素的缺乏主要表现为以皮肤为主的症状，可见毛发变细、失去光泽、皮肤干燥、鳞片状皮炎、红色皮疹，严重者的皮疹可延伸到眼睛、鼻子和嘴周围。此外，伴有食欲减退、恶心、呕吐、舌乳头萎缩、黏膜变灰、麻木、精神沮丧、疲乏、肌痛、高胆固醇血症及脑电图异常等。这些症状多发生在生物素缺乏10周后。6个月以下婴儿可出现脂溢性皮炎。

我国推荐的每日膳食中生物素的参考摄入量为：成人40μg，孕妇和乳母50μg。

生物素广泛存在于天然食物中，干酪、肝脏、大豆粉中含量最为丰富，其次为蛋类，在精加工的谷类及多数水果中含量较少。

答案解析

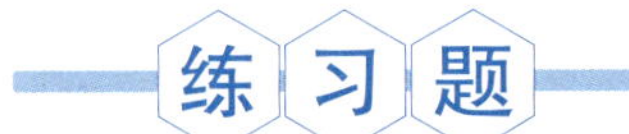

1. 无脑儿、脑膨出、脑脊髓膜膨出、脊柱裂等新生儿畸形多因缺乏（ ）。
A. 维生素A　B. 烟酸　C. 维生素C
D. 维生素E　E. 叶酸

2. 谷类中富含的维生素是（ ）。
A. B族维生素　B. 维生素A　C. 叶酸
D. 维生素E　E. 维生素C

3. 能阻断 *N* - 亚硝基化合物合成的维生素是（ ）。
A. 维生素 B_1　B. 维生素C　C. 维生素D
D. 维生素A　E. 维生素 B_2

4. 维生素A缺乏可引起（ ）。
A. 克山病　B. 癞皮病　C. 脚气病
D. 佝偻病　E. 眼干燥症

5. 米面加工精度过高会导致严重损失的营养素是（ ）。
A. 维生素C　B. 维生素A　C. 维生素E
D. B族维生素　E. 维生素D

6. 维生素 B_1 以辅酶形式参与（ ）。
A. 蛋白质代谢　B. 脂肪代谢　C. 核酸代谢
D. 碳水化合物代谢　E. 钙代谢

7. 下列食物中维生素A含量丰富的是（ ）。
A. 鸡肝　B. 猪肉　C. 玉米
D. 山药　E. 牛肉

8. 孕妇，妊娠反应强烈，不愿吃动物性食品，只吃水果和谷类食物，至妊娠中期，该孕妇感到手脚麻木、关节痛，并有“抽筋”现象，该孕妇需要特别注意补充的维生素是（ ）。
A. 维生素A　B. 维生素E　C. 维生素C
D. 叶酸　E. 维生素D

9. 某男青年近2个月出现结膜充血、畏光、异物感、睑缘炎等症状，其最有可能缺乏的营养素是（ ）。
A. 维生素A　B. 维生素 B_{12}　C. 叶酸
D. 烟酸　E. 维生素C

10. 某贫困地区居民长期以玉米为主食，结果部分居民出现暴露部位如前臂、面部、颈胸部等对称性鲜红色斑片样晒斑，颜色逐渐加深，伴有烧灼、微痒感。导致这一现象的原因很可能是（　）。

A. 玉米中维生素 B_1 缺乏　　B. 玉米中维生素 B_2 缺乏

C. 玉米中维生素 C 缺乏　　D. 玉米中烟酸缺乏

E. 玉米中烟酸为结合型，难以利用

（王冰冰）

书网融合……

本章小结

微课

题库

第六章 矿物质

PPT

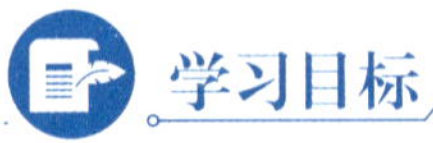

学习目标

知识目标

1. **掌握** 各种矿物质的生理功能以及缺乏或过量引起的疾病。
2. **熟悉** 矿物质的食物来源以及参考摄入量。
3. **了解** 各种矿物质的理化特性，影响吸收的因素，食品加工生产对矿物质吸收的影响。

能力目标

能运用本章知识合理地选择食物，满足身体对矿物质的需求；具备评价个人营养过量与不足的评估能力。

素质目标

通过本章的学习，充分认识到合理营养的重要性；具备开展健康教育、普及健康知识的社会责任感、使命感；具有良好的职业精神和工匠精神。

人体组织中含有的各种元素，除了组成有机化合物的碳、氢、氧、氮外，其余元素统称为矿物质，也称为无机盐或灰分。

情境导入

情境 患者，女，35 岁。因头晕、心悸、乏力半年多入院。该患者神情倦怠，皮肤、黏膜苍白，发毛稀疏无光泽，指端苍白，指甲脆裂呈匙状。实验室检查：Hb 50g/L，RBC 2.5×10^{12}/L，WBC 9.8×10^{9}/L，BPC 130×10^{9}L，血清铁 6.5μmol/L。诊断为缺铁性贫血。

思考 1. 导致该患者发生贫血的原因是什么？

2. 铁有哪些生理功能？推荐摄入量是多少？对该女性的饮食有何建议？

第一节 概 述

一、矿物质的分类

根据矿物质在人体内的含量多少，通常将矿物质分为常量元素和微量元素。

1. 常量元素 又称宏量元素，是指体内含量大于体重 0.01% 的矿物质，包括钙（Ca）、镁（Mg）、钾（K）、钠（Na）、硫（S）、磷（P）、氯（Cl）七种。

2. 微量元素 又称痕量元素，是指体内含量小于体重 0.01% 的矿物质，包括铁（Fe）、碘（I）、锌（Zn）、硒（Se）、铜（Cu）、钼（Mo）、铬（Cr）、钴（Co）等。

1990年，FAO/IAEA/WHO根据对人体微量元素的研究结果和认识，将微量元素分为三类：第一类为人体必需的微量元素，有铁（Fe）、碘（I）、锌（Zn）、硒（Se）、铜（Cu）、钼（Mo）、铬（Cr）、钴（Co）等八种；第二类为人体可能必需的微量元素，为锰（Mn）、硅（Si）、镍（Ni）、硼（B）、钒（V）等五种；第三类为具有潜在毒性，但在低剂量时，对人体可能具有必需功能的微量元素，包括氟（F）、铅（Pb）、镉（Cd）、汞（Hg）、砷（As）、铝（Al）、锂（Li）、锡（Sn）。

二、矿物质的特点

1. 矿物质必须不断地从食物和水中摄取 矿物质在体内无法合成，且会通过大小便、汗液、毛发、指甲、皮肤脱落等途径排出人体，所以，矿物质必须不断地从食物和水中摄取。

2. 矿物质在体内的分布极不均匀 钙和磷主要分布在骨骼和牙齿，铁主要分布在红细胞，碘主要分布在甲状腺，锌主要分布在肌肉组织，钴主要分布在造血系统。

3. 矿物质之间存在协同或拮抗作用 钙和磷的吸收既有协同作用，又有拮抗作用；过量的铁会影响锌的吸收等。

4. 某些微量元素在体内虽需要量很少，其生理剂量与中毒剂量差值不大，摄入过多易产生毒性作用。如氟的适宜摄入量为1.5mg/d，而其可耐受的最高摄入量仅为3.5mg/d。

三、矿物质的生理功能

1. 是构成人体组织的重要成分 无机盐对组织和细胞的结构很重要，硬组织如骨骼和牙齿，大部分是由钙、磷和镁组成的，而软组织中含钾较多，铁为血红蛋白的组成成分。

2. 调节细胞膜的通透性 体液中的无机盐离子可调节细胞膜的通透性，以保持细胞内、外液中酸性和碱性无机离子的浓度，控制水分，维持正常渗透压和酸碱平衡，帮助运输普通元素到全身，参与神经活动和肌肉收缩等。

3. 维持神经和肌肉的兴奋性 如钙为正常神经系统对兴奋传导的必需元素，钙、镁、钾对肌肉的收缩和舒张具有重要的调节作用。

4. 组成激素、维生素、蛋白质和多种酶类的成分 有些矿物质是构成酶的辅基、激素、维生素、蛋白质和核酸的成分，或作为多种酶系统的激活剂，参与许多重要的生理功能。例如保持心脏和大脑的活动、帮助抗体形成等，对人体发挥有益的作用。

四、酸性食品与碱性食品

人体吸收的矿物质，因性质不同，在生理上有酸性和碱性之别。含有带阴离子非金属元素较多的食品被称为酸性食品。大部分的肉、鱼、禽、蛋等动物性食品中含有丰富的硫蛋白，主食中的米、面及其制品则含磷较多，所以它们均属于酸性食品，可降低血液等的pH。

带阳离子金属元素较多的食品被称为碱性食品。大部分蔬菜、水果、豆类都属于碱性食品，它们代谢后生成碱性物质，能阻止血液等向酸性变化。虽然某些水果具有酸味，但这些有机酸代谢后生成二氧化碳与水排出体外。所以在生理上并不显酸性，留下的仍是碱性元素。

通常，人们在饮食中必须注意酸性和碱性食品的适宜搭配，以便于维持机体正常的酸碱平衡，也有利于食品中各种营养成分的充分利用。

五、食品中矿物质的生物有效性

矿物质的生物有效性是指食品中矿物质实际被机体吸收和利用的程度。食品中矿物质的总含量还不足以准确评价该食品中矿物质的营养价值，因为这些矿物元素在人体的吸收利用率取决于矿物质的总量、元素的化学形式、颗粒大小、食物分解成分、pH、食品加工及人体的机能状态等因素。

一般来说，微量元素的有机化合物因是脂溶性的，易于吸收；酸性食物可增加金属盐的吸收，类脂化合物、磷酸盐可限制微量元素的利用率。以蔬菜为主的膳食中，微量元素生物利用率低于以动物蛋白为主的膳食，但蔬菜经发酵可提高其中微量元素的利用率。素食中加入动物蛋白，可提高其中铁、锌的利用程度；用高粱和玉米配制啤酒，铁的生物利用率可提高12倍。

六、食品加工对矿物质含量的影响

1. 烫漂 烫漂和沥滤对矿物质影响很大，这主要与它们的溶解度有关。如菠菜在烫漂时矿物质的损失率：钾为56%、钠为43%、镁和磷为36%、硝酸盐为70%。

2. 烹调 烹调时食品中的矿物质的损失程度和烹饪方法有关。

3. 碾磨 矿物质的损失率与食品种类、矿物质碾磨次数有关，碾磨次数越多，损失率越高。

第二节 常量元素

一、钙

钙是人体内含量最多的矿物质元素，构成人体体重的1.5%～2.0%。正常人体内含有1000～1200g的钙，其中大约99%的钙以羟磷灰石结晶形式集中在骨骼和牙齿内，其余1%以游离或结合状态存在于细胞外液、血液和软组织中，这部分的钙统称为混溶钙池。混溶钙池中的钙与骨骼钙维持着动态平衡，为维持体内所有细胞正常生理状态所必需。

（一）生理功能

1. 构成骨骼和牙齿的成分 人体骨骼和牙齿中无机物的主要成分是钙的磷酸盐，多以羟磷灰石或磷酸钙的形式存在。

2. 维持神经和肌肉的活动 Ca^{2+}具有调节细胞受体结合、离子通透性及参与神经信号传递物质释放等作用，以维持神经肌肉的正常生理功能，包括神经肌肉的兴奋性、神经冲动的传导、心脏的搏动等。当血浆Ca^{2+}浓度明显下降时可引起手足抽搐和惊厥；而血浆Ca^{2+}浓度过高则可引起心力衰竭和呼吸衰竭。

3. 促进细胞信息传递 Ca^{2+}作为细胞内最重要的“第二信使”之一，在细胞受到刺激后，胞浆内的Ca^{2+}浓度升高，引起细胞内的系列反应。如腺体的分泌，细胞的增殖、分化和骨架的形成，神经末梢递质的释放等。

4. 血液凝固 Ca^{2+}能够促使活化的凝血因子在磷脂表面形成复合物而促进血液凝固。

5. 调节机体酶的活性 Ca^{2+}对许多参与细胞代谢的酶具有重要的调节作用，如腺苷酸环化酶、鸟苷酸环化酶、磷酸二酯酶、酪氨酸羟化酶等。

6. 维持细胞膜的稳定性 细胞外介质中的Ca^{2+}可与细胞膜的某些蛋白质和磷脂的阴离子基团结合，使细胞膜的疏水性增强，以维持和发挥细胞膜正常的生理功能。

7. 其他功能 钙还参与激素的分泌，维持体液酸碱平衡及调节细胞的正常生理功能。

（二）吸收

1. 吸收方式 钙的吸收因摄入量多少与需要量的高低而有主动吸收和被动吸收两种途径。

（1）主动吸收　当机体对钙的需要量高或摄入量较低时，肠道对钙的主动吸收机制最活跃，是一个需要能量的主动吸收过程。这一过程需要钙结合蛋白的参与以及维生素 D 的调节。

（2）被动吸收　当机体钙摄入量较高时，则大部分以被动的离子扩散方式吸收。这一过程也需要维生素 D 的作用。

2. 影响钙吸收的因素　主要包括机体与膳食两个方面。

（1）机体因素　钙的吸收率与年龄有关，随年龄增加而渐减，如婴儿时期吸收率可高达 60%，儿童期约为 40%，成年人约为 20%，老年人仅约 15%。在特殊生理期，钙的吸收率会增加，如在孕期和哺乳期时钙的吸收率可达到 30% ~60%。

（2）膳食因素　膳食中对钙吸收的影响因素很多，有的在肠道中对钙的吸收有促进作用，而有的则会抑制人体对钙的吸收。

1）促进钙吸收的主要因素　维生素 D 可促进钙的吸收；蛋白质消化过程中产生的某些氨基酸可促进钙的吸收；乳糖经肠道菌发酵产酸，可降低肠内 pH，与钙形成乳酸钙复合物，促进钙的吸收；酸性环境可促进钙的溶解和吸收。

2）对钙吸收不利的主要因素　粮食、蔬菜等植物性食物中含有的植酸、草酸、磷酸等与钙结合形成难溶的盐类，使钙难于被吸收；脂肪消化吸收不良时，未被消化吸收的脂肪酸与钙结合，可形成难溶的钙皂，对钙的吸收不利；过多的膳食纤维，膳食纤维中的糖醛酸残基与钙螯合形成不溶性的物质，会干扰钙的吸收。

（三）代谢

人体营养状况良好时，每天进出的钙大致相等，处于平衡状态。钙的储存量与膳食钙的摄入量呈正相关。正常情况下机体根据需要来调节体内钙的吸收、排泄与储存，维持体内钙的内稳态。体内钙的潴留随供给量增多而增加，另外，机体对钙的需要量增多时，潴留的量也较多。

钙的代谢是一个动态平衡的过程，受到多种因素的调控。当体内钙水平降低时，甲状旁腺会分泌甲状旁腺激素（PTH），促进钙的吸收和转运。PTH 作用于肾脏，促进肾小管对钙的重吸收，同时抑制肾小管对磷的重吸收而增加血钙浓度。

另外，钙调素 $1,25-(OH)_2-D_3$ 是由甲状腺 C 细胞分泌的激素，它起到降低血钙浓度的作用。当血钙水平升高时，钙调素被释放，促进骨骼中钙的沉积，抑制骨骼中钙的溶解和肾脏对钙的重吸收。

机体通过肠道吸收、肾脏排泄和骨骼转移等途径来维持血液钙浓度的稳定。甲状旁腺激素和钙调素是主要的调节因子，通过调整钙的吸收、转运和排泄来维持体内钙的平衡。

（四）缺乏与过量

1. 缺乏　钙缺乏症是较常见的营养性疾病。婴幼儿和儿童长期缺钙会导致骨骼、牙齿发育不良，骨软化、骨骼变形，严重缺乏者可导致佝偻病。中老年人因骨骼中钙流失加剧，易引起骨质疏松。缺钙还可引起血凝不正常、甲状腺功能减退等。

2. 过量　过量的钙摄入可能会增加肾结石的危险性，持续大量地摄入钙还可导致骨硬化。另外，高钙摄入能影响铁、锌、镁、磷的生物利用率。

（五）参考摄入量及食物来源

我国成年人钙的推荐摄入量（RNI）为 800mg/d（含 18 岁）；儿童和青少年的推荐摄入量（RNI）为 1000mg/d。

乳及乳制品是钙的丰富来源，如牛奶、酸奶、奶酪等；其他食物来源包括豆类及其制品（如豆腐、豆浆）、海产品（如鱼、虾、贝类）、蔬菜（如菠菜、芥蓝）、坚果（如花生、杏仁）等。

二、磷

磷是人体中含量第二多的矿物质，仅次于钙。成人体内含磷600～700g，约占体重的1%，占矿物质总量的1/4，其中85%～90%的磷与钙一起以羟磷灰石结晶的形式储存在骨骼和牙齿中，10%与蛋白质、脂肪、糖及其他有机物结合构成软组织，其余则分布于骨骼肌、皮肤、神经组织和其他组织及膜的成分中。

细胞中普遍存在磷，因而在动物性食物和植物性食物中均含有丰富的磷，结构合理的膳食中磷的含量往往可以满足人体的正常需要，不易引起缺乏。

（一）生理功能

1. 构成骨骼和牙齿的重要成分 在骨的形成过程中2g钙需要1g磷，形成无机磷酸盐，主要成分为羟磷灰石。

2. 参与能量代谢 如葡萄糖是以磷酰化化合物的形式被小肠黏膜吸收；葡萄糖-6-磷酸酯和丙糖磷酸酯是葡萄糖能量代谢的重要中间产物；磷酸化合物如腺苷三磷酸（ATP）等是代谢过程中储存、转移、释放能量的物质。

3. 构成细胞成分 磷酸基团是核糖核酸（RNA）和脱氧核糖核酸（DNA）的组成成分。磷脂为构成所有细胞膜所必需的成分，与膜的离子通道有关。磷脂存在于血小板膜上，可黏附凝血因子，促进凝血过程。磷脂参与脂蛋白组成。

4. 组成细胞内第二信使 磷是环磷酸腺苷酸、环磷酸鸟苷酸和肌醇三磷酸等的成分。

5. 酶的重要成分 磷酸基团是组成体内许多辅酶或辅基的成分，如焦磷酸硫胺素、磷酸吡哆醛、辅酶Ⅰ和辅酶Ⅱ等。

6. 调节细胞因子活性 磷参与细胞的磷酸化和去磷酸化过程，发挥信号转导作用，具有激活蛋白激酶、调控细胞膜离子通道、活化核内转录因子、调节基因表达等作用。

7. 调节酸碱平衡 磷参与组成体内磷酸盐缓冲体系，磷酸盐可与氢离子结合为磷酸氢二钠和磷酸二氢钠，并从尿中排出，调节体液的酸碱平衡。

（二）吸收与代谢

1. 吸收 磷的吸收部位在小肠，从膳食摄入的磷70%在小肠吸收。正常膳食中磷的吸收率为60%～70%。维生素D可促进磷的吸收。

2. 代谢 磷的代谢过程与钙相似。体内磷的平衡取决于体内和体外环境之间磷的交换，即磷的摄入、吸收和排泄三者之间的相对平衡。磷的潴留与钙和磷的摄取量有关。

磷的主要排泄途径是经肾脏。

（三）缺乏与过量

磷广泛存在于食物中，几乎所有的食物中均含有磷，一般不会由于膳食引起磷的缺乏，也不易发生由膳食而引起的磷过量。

（四）参考摄入量及食物来源

中国营养学会推荐的磷的参考摄入量为成人每日720mg。

磷在食物中分布很广泛，无论动物性食物还是植物性食物都含有丰富的磷，动物的乳汁中也含有磷。如果食物中能量和蛋白质的供给充足时不会引起磷的缺乏。膳食中钙磷比例维持在2∶1之间比较好，牛奶的钙磷比例为1∶1，母乳的钙磷比例为1.5∶1，母乳的钙磷比例比牛奶更好。

三、钠

（一）生理功能

维持细胞外液渗透压，保持细胞外液容量；维持体液的酸碱平衡；增强神经肌肉兴奋性；钠与ATP的生成和利用、肌肉运动、心血管功能、能量代谢都有关。此外，糖代谢、氧的利用也需有钠的参与。

（二）吸收与代谢

钠的吸收主要在小肠，吸收率极高，几乎全部被吸收。消化道吸收的钠包括食物的钠和消化道分泌液中的钠。在空肠，钠的吸收主要是与糖和氨基酸的主动转运相偶联进行的被动性过程，而在回肠则大部分钠是主动性吸收。

钠还从汗液中排出，汗液中平均含钠盐（NaCl）2.5g/L左右，最大含盐浓度可达3.7g/L。在热环境下由于大量出汗可丢失大量钠盐，如在中等强度劳动4小时即可丢失钠盐7～12g。

（三）参考摄入量及食物来源

食物中钠的来源可分为两大类，即天然存在于食物中的钠和在加工、制备食物过程或餐桌上随意加入的盐。我国居民平均每标准人日食盐的摄入量已达12g，远高于中国营养学会建议健康成年人5g食盐（包括酱油和其他食物中的食盐量）的建议量。鉴于我国居民食盐实际摄入量与目前5g的建议值有较大差距，因此仍然维持目前建议值。

四、钾

（一）生理功能

参与细胞新陈代谢和酶促反应。维持渗透压和酸碱平衡。维持跨膜电位，保持细胞应激功能。钾对水和体液平衡起调节作用，当体内需要保钠和水时，肾小管就排出K^+换回Na^+。钾与钠相对抗。适当的钠与钾比例摄入量可减轻因高钠摄入产生的不良影响。钾也有扩张血管的作用，因此钾能对抗食盐引起的高血压，对轻症高血压及有高血压因素的某些正常血压者有降压作用。钾还具有使胰岛素释放的作用。

（二）吸收与代谢

钾的主要吸收部位在空肠和回肠。在正常情况下，80%～90%摄入的钾由肾脏排出，10%～20%由粪便排出。皮肤通常排钾甚少，汗液含钾仅约5.6mmol/L，但在高温环境中从事体力活动，大量出汗时，汗钾排出量可占钾摄入量的50%左右。此外，在钾摄入极少甚至不进食钾时，肾仍排出一定量的钾。

（三）参考摄入量及食物来源

我国居民一般可从膳食中摄入钾40～95mmol/d（1560～3705mg/d）。研究结果显示，在轻体力活动、出汗甚少的情况下，40mmol/d的钾（KCl 3g）足以维持生理需要，但在热环境下从事中度体力活动时，则需60mmol/d（KCl 4.5g）才能维持钾平衡，而供给量以80mmol/d（KCl 6g）为宜，若膳食中钾摄入量偏低，可在此基础上适当补充以防缺钾。中国营养学会推荐的钾的参考摄入量为成人每日2000mg。

大部分食物都含有钾，但蔬菜和水果是钾最好的来源。每100g谷类中含钾100～200mg、豆类中600～800mg、蔬菜和水果中200～500mg、肉类中含量为150～300mg、鱼类中200～300mg。每100g食物中含量高于800mg以上的食物有紫菜、黄豆、冬菇、小豆等。

五、镁

（一）生理功能

1. 多种酶的激活剂 镁作为多种酶的激活剂，参与体内300多种酶促反应。镁对葡萄糖酵解、脂肪、蛋白质、核酸的生物合成等起重要调节作用。

2. 对钾、钙离子通道的作用 镁可封闭不同钾通道的外向性电流，阻止钾的外流。另外，镁作为钙阻断剂，具有抑制钙通道的作用，当镁浓度降低时，这种抑制作用减弱，导致钙进入细胞增多。

3. 促进骨骼生长和神经肌肉的兴奋性 镁是骨细胞结构和功能所必需的元素，可影响骨的吸收，具有维持和促进骨骼生长的作用。

4. 影响胃肠道功能 硫酸镁溶液可使奥狄括约肌松弛，促使胆囊排空，具有利胆作用。碱性镁盐可中和胃酸。镁离子在肠道中吸收缓慢，促使水分滞留，具有导泻作用。

5. 调节激素作用 血浆镁的变化可直接影响甲状旁腺激素的分泌，当血浆镁增加时可抑制甲状旁腺激素分泌，血浆镁水平下降则可促进甲状旁腺激素分泌。

另外，流行病学调查结果显示，镁的摄入量和高血压呈明显负相关，补充镁能使血管张力和血管紧张性下降。镁具有降低血清胆固醇浓度、扩张血管、抑制血小板聚集、预防动脉粥样硬化的作用。

（二）吸收与代谢

食物中的镁在整个肠道均可被吸收，但主要是在空肠末端与回肠部位吸收，吸收率一般约为30%；可通过被动扩散和耗能的主动吸收两种机制吸收。

影响镁吸收的因素很多，首先是受镁摄入量的影响，膳食成分对镁的吸收也有很大影响。另外，镁的吸收还与饮水量有关，饮水多时对镁离子的吸收有明显的促进作用。由于镁与钙的吸收途径相同，二者在肠道竞争吸收，因此，也有相互干扰的问题。

肾脏是排镁的主要器官，滤过的镁有85%～95%被重吸收。血清镁水平高，肾小管重吸收减少；血清镁水平低，肾小管重吸收增加，此调节过程有甲状旁腺激素参与。消化液中含有镁，但正常情况下60%～70%被重吸收，故粪便只排出少量内源性镁。汗液也可排出少量镁。

（三）参考摄入量与食物来源

成人镁的推荐摄入量（RNI）为330mg/d，孕妇应增加40mg/d。

镁虽然普遍存在于食物中，但食物中的镁含量差别甚大。由于叶绿素是镁卟啉的螯合物，所以绿叶蔬菜是富含镁的食物。糙粮、坚果也含有丰富的镁。除了食物之外，从饮水中也可以获得少量镁，硬水中含有较高的镁盐，软水中含量相对较低。

六、氯

（一）生理功能

氯是人体必需常量元素之一，是维持体液和电解质平衡所必需的，也是胃液的一种必需成分。氯的生理功能包括维持细胞外液的容量与渗透压，维持体液酸碱平衡，参与血液CO_2运输及胃液中胃酸的形成等。

（二）吸收与代谢

饮食中的氯多以氯化钠形式被摄入，并在胃肠道被吸收。吸收的氯离子经血液和淋巴液运输至各种组织中。氯化物主要从肾脏排出，但经肾小球滤过的氯，约有80%被重吸收，只有小部分经尿排出体外。氯和钠除主要从肾排出体外，也从皮肤排出，在高温、剧烈运动、汗液大量排出时，也相应促使了氯化钠的排出。

由于氯来源广泛，特别是食盐，摄入量往往大于正常需要水平。因此，由饮食引起的氯缺乏很少见。

第三节　微量元素

一、铁

人体内铁总量为4~5g，以功能性铁和贮存铁两种形式存在。功能性铁以血红蛋白为代表，占总铁量的60%~75%；3%在肌红蛋白，参与氧的转运和利用；1%为含铁酶类。贮存铁以铁蛋白和含铁血黄素的形式存在于血液肝、脾和骨髓，占人体总铁的25%~30%。铁蛋白是一种负责储存和调控体内铁的蛋白质；含铁血黄素是在红细胞老化过程中产生的黄色物质。

在人体器官组织中，铁的含量以肝、脾为最高，其次为肾、心、骨骼肌与脑。

（一）生理功能

1. 参与体内氧的运送和组织呼吸过程　铁是血红蛋白、肌红蛋白、细胞色素、细胞色素氧化酶及触媒（铁的氧化物，起催化作用）的组成成分。血红蛋白由一个珠蛋白和四个铁卟啉组成，可与氧发生可逆性的结合，使血红蛋白具有携氧功能，参与机体内氧的交换及组织呼吸；肌红蛋白由一个血红素和一个珠蛋白组成，主要在肌肉组织中起转运和储存氧的作用；细胞色素酶类参与体内氧化还原过程中的电子传递，并在三羧酸循环过程中生成水，释放出能量，供给机体需要，在氧化过程中产生的有害物质可被含铁的触媒和过氧化物所破坏而解毒。

2. 维持正常的造血功能　机体中的铁大多存在于红细胞中。铁在骨髓造血组织中与卟啉结合形成高铁血红素，再与珠蛋白合成血红蛋白。缺铁可影响血红蛋白的合成，甚至影响DNA的合成及幼红细胞的增殖。

3. 参与其他重要功能　铁参与维持正常的免疫功能，缺铁可引起机体感染性增加、白细胞的杀菌能力降低、淋巴细胞功能受损。但过量铁可促进细菌的生长，对抵抗感染不利。另外，铁可催化β-胡萝卜素转化为维生素A、嘌呤与胶原蛋白的合成，脂类在血液中转运以及药物在肝脏解毒等方面均需铁的参与。同时铁还与抗脂质过氧化有关。

（二）吸收与代谢

食物中的铁主要是三价铁，需在胃中经过胃酸的作用使之游离出来，并还原成二价铁后才能被胃肠黏膜所吸收。铁的吸收在小肠的任何一段都可进行，主要是在小肠的上段，且吸收效率最佳。铁在体内的代谢过程中，可反复被机体利用。

食物中的铁可分为血红素铁和非血红素铁两类，它们以不同的机制被吸收。血红素铁主要存在于动物性食物中，如动物的肝、肌肉、血液中。此种类型的铁以卟啉铁的形式直接被肠黏膜上皮细胞吸收，然后在黏膜细胞内分离出铁，并和脱铁铁蛋白结合形成铁蛋白，再运转到身体其他部位被利用。其吸收过程不受其他膳食因素的干扰，吸收率较高，一般为15%~35%。另一类则为非血红素铁，主要存在于植物性食物中。非血红素铁在吸收前，必须与结合的有机物，如蛋白质、氨基酸和有机酸等分离，而且必须在转化为亚铁后方可被吸收。其吸收经常可受到膳食因素如食物中所含的植酸盐、草酸盐、磷酸盐的干扰，故其吸收率很低，为2%~20%。

影响铁吸收的主要因素如下。

1. 铁的形式　血红素铁更容易被吸收，而非血红素铁的吸收率相对较低。

2. 铁的饮食来源　不同食物中的铁含量和形式不同，影响了其吸收率。膳食中的其他成分，如维生素 C、蛋白质和某些酸类物质，可以促进铁的吸收。

3. 肠道环境　胃酸的分泌和肠道内的酸碱平衡可以影响铁的溶解和转化。此外，肠道中的一些微生物可以通过还原作用改变铁的形式，从而影响其吸收。

4. 身体铁储备和需要　人体内已有的铁储备量和身体对铁的需求也会影响其吸收率。当体内铁储备较低时，铁的吸收率通常会增加；而当体内铁储备充足时，吸收率则会降低。

5. 疾病状态和药物影响　某些疾病（如贫血、炎症性疾病）会影响铁的吸收和利用。一些药物，如抗酸剂、抗生素和某些抗炎药物，也会干扰铁的吸收过程。

6. 铁的输送蛋白　铁的吸收需要与特定的蛋白质进行配对，如转铁蛋白和肠道铁蛋白。这些蛋白质在铁的转运和储存中起着重要的作用，其功能和表达水平会影响铁的吸收和利用。

7. 遗传因素　个体间存在遗传差异，某些基因与铁的吸收和代谢有关。这些基因的变异将会导致铁吸收能力的差异。

（三）缺乏与过量

1. 缺乏　铁是微量元素中最容易缺乏的一种，膳食中长期铁供给不足，可引起体内铁缺乏，严重时可导致缺铁性贫血。缺铁性贫血被 WHO 确定为世界性营养缺乏病之一，也是我国主要公共营养问题。

体内缺铁可分三个阶段：第一阶段为铁减少期，此时储存铁减少，血清铁蛋白浓度下降，无明显症状；第二阶段为红细胞生成缺铁期，此时除血清铁蛋白下降外，血清铁也下降，同时铁结合力上升，游离原卟啉浓度上升，但血红蛋白尚未降到贫血标准；第三阶段为缺铁性贫血期，血红蛋白和红细胞容积比下降，红细胞色淡、大小不一，并出现缺铁性贫血的症状。

发生缺铁性贫血时表现为头晕、气短、心悸、乏力、脸色苍白、指甲脆薄、注意力不集中、抗感染力下降等症状，儿童易于烦躁、智能发育差。孕妇缺铁可造成婴儿先天性缺铁，对婴儿的发育和健康会产生长久的不良影响。

2. 过量　通过各种途径进入体内的铁量增加，可使铁在人体内储存过多。铁过量损伤的主要靶器官是肝脏，可引起肝纤维化和肝细胞瘤。铁过量可以使活性氧基团和自由基的产生过量，这种过氧化能够引起线粒体 DNA 的损伤，诱发突变，与肝脏、结肠、直肠、肺脏、食管、膀胱等多种器官的肿瘤有关。铁具有催化自由基生成和促进脂质过氧化的作用，当铁过量时会增加心血管疾病的风险。

（四）参考摄入量及食物来源

我国铁的成人适宜摄入量（AI）为：男子 12mg/d，女子为 18mg/d。

动物性食物中含有丰富的铁，如动物肝脏、瘦猪肉、牛羊肉、禽类、鱼类、动物全血等，不仅含铁丰富而且吸收率高，是膳食中铁的良好来源，但鸡蛋和牛奶中铁的吸收率低。植物性食物中含铁量不高且吸收率低，以黄豆和小油菜、芹菜、萝卜缨、荠菜、毛豆等铁的含量较高，其中黄豆中的铁不仅含量较高，吸收率也较高，是铁的良好来源。

在我国的膳食结构中，植物性食物摄入比例较高，血红素铁的含量低，应注意多从动物性食物中摄取铁。

二、碘

碘是人体必需的微量元素，正常成人体内含碘 20 ~ 50mg，其中 70% ~ 80% 存在于甲状腺组织内，是合成甲状腺激素必不可少的成分。其余分布在骨骼肌、肺、卵巢、肾、淋巴结、肝、睾丸和脑组织中。甲状腺中的含碘量随年龄、摄入量及腺体的活动性不同而有差异。

（一）生理功能

碘在体内主要参与甲状腺素的合成，其生理功能主要通过甲状腺素的生理作用显示出来。甲状腺素是人体重要的激素，该激素的生理功能主要有以下几个方面。

（1）促进生物氧化，参与磷酸化过程，调节能量转换。

（2）促进蛋白质合成和神经系统发育，对胚胎发育期和出生后早期生长发育，特别是智力发育尤为重要。

（3）促进糖和脂肪代谢，包括促进三羧酸循环和生物氧化，促进肝糖原分解和组织对糖的利用，促进脂肪分解及调节血清中胆固醇和磷脂的浓度。

（4）激活体内许多重要的酶，包括细胞色素酶系、琥珀酸氧化酶系等一百多种酶。

（5）调节组织中的水盐代谢，缺乏甲状腺素可引起组织水盐潴留并发黏液性水肿。

（6）促进维生素的吸收和利用，包括促进烟酸的吸收利用及 β－胡萝卜素向维生素 A 的转化。

（二）吸收与代谢

食物中的碘以无机碘（碘化物）和有机碘两种形式存在。无机碘在胃和小肠几乎 100% 被迅速吸收；有机碘在消化道被消化、脱碘后，以无机碘形式被吸收。此外，与氨基酸结合的碘可直接被吸收。

进入血液中的碘分布于各组织器官中，但只有甲状腺组织能利用碘合成甲状腺素。

在碘供应稳定和充足的条件下，人体排出的碘几乎等于摄入的碘。体内的碘主要经肾脏排泄。哺乳期妇女可通过乳汁排出碘，以满足婴幼儿对碘的需要。

（三）缺乏与过量

机体因缺碘而导致的一系列障碍统称为碘缺乏病。由于环境、食物缺碘造成的碘缺乏病常呈地方性。处于内陆、山区的人群，一般远离海洋，水和土壤中含碘极少，因而食物含碘也不高，长期生活在缺碘环境中容易发生碘缺乏病。

碘缺乏的典型症状为甲状腺肿大。婴幼儿缺碘可引起生长发育迟缓、智力低下，严重者发生呆小症。

较长时间的高碘摄入也可导致高碘性甲状腺肿、甲状腺功能亢进、甲状腺功能减退、桥本甲状腺炎等。碘过量通常发生在高碘地区以及在治疗甲状腺肿等疾病中使用过量的碘剂等情况。

（四）参考摄入量及食物来源

碘的成人推荐摄入量（RNI）为 120μg/d，孕妇增加 110μg/d，乳母增加 120μg/d。

人类所需的碘主要来自食物，其次为饮水与食盐。海洋生物含碘量很高，如海带、紫菜、鲜海鱼、蚶干、蛤干、干贝、淡菜、海参、海蜇、龙虾等，其中干海带含碘可达 240mg/kg；远离海洋地区的食物中含碘量不高。在碘缺乏区采用碘强化措施是防止碘缺乏的重要途径，如在食盐中加碘、食用油中加碘及自来水中加碘等。食用碘盐是最方便、有效的预防缺碘的方法。

三、锌

锌作为人体必需微量元素广泛分布在人体所有组织和器官，成人体内锌含量为 2.0～2.5g，以肝、肾、肌肉、视网膜、前列腺为高。

（一）生理功能

1. 金属酶的组成成分或酶的激活剂 体内有多种含锌酶，如超氧化物歧化酶、碱性磷酸酶、乳酸脱氢酶等，这些酶在参与组织呼吸、能量代谢及抗氧化过程中发挥重要作用。锌是维持 RNA 多聚酶、DNA 多聚酶及逆转录酶等活性所必需的微量元素。

2. 促进生长发育 锌参与蛋白质合成，细胞生长、分裂和分化等过程。锌缺乏可引起 RNA、DNA 及蛋白质的合成障碍，细胞分裂减少，导致生长停止。锌参与促黄体激素、促卵泡激素、促性腺激素等有关内分泌激素的代谢，对胎儿生长发育、促进性器官和性机能发育均具有重要调节作用。

3. 促进机体免疫功能 锌可促进淋巴细胞有丝分裂，增加 T 细胞的数量和活力，在包括免疫反应细胞在内的细胞复制中起着重要作用。机体缺锌时可削弱免疫机制，降低抵抗力，使机体易受细菌感染。

4. 维持细胞膜的完整性 锌可与细胞膜上的各种基团、受体等作用，增强膜稳定性和抗氧自由基的能力，防止脂质过氧化，从而保护细胞膜的完整性。

此外，锌与唾液蛋白结合成味觉素可增进食欲，缺锌可影响味觉和食欲，甚至发生异食癖；锌对皮肤和视力具有保护作用，缺锌可导致皮肤粗糙和上皮角化。

（二）吸收与代谢

锌主要在小肠内吸收，其吸收率为 20% ~30%，仅有小部分在胃和大肠中吸收。

植物性食物中含有的植酸、鞣酸和纤维素等均不利于锌的吸收。植物性食物中锌的吸收率低于动物性食物。我国居民的膳食以植物性食物为主，锌的生物利用率一般为 15% ~20%。另外，铜、钙、亚铁离子可抑制锌的吸收。维生素 D 能促进锌的吸收。锌的营养状况在一定程度上决定锌的吸收率，一般体内锌缺乏时，吸收率增高。

吸收的锌，经代谢后主要通过胰脏的分泌而由肠道以粪便的形式排出，约占排出锌的 90%，其余部分由尿、汗、头发中排出或丢失。

研究表明，锌与铁相反，体内储备不易动员。因此，特别需要有规律的外源锌补充，尤其是在生长期。

（三）缺乏与过量

儿童长期缺锌可导致侏儒症，主要表现为生长停滞。青少年除生长停滞外，还会出现性成熟推迟、性器官发育不全、第二性征发育不全等。不论儿童还是成人缺锌，均可引起味觉减退及食欲不振，出现异食癖，还会出现皮肤干燥、免疫功能降低等症状。严重缺锌时，即使肝脏中有一定量维生素 A 储备，也会出现暗适应能力降低。

人体一般来说不易发生锌中毒，但若盲目过量补锌或使用因镀锌罐头污染的食物和饮料等时均有可能引起锌过量或锌中毒。成人摄入 2g 以上的锌即可发生锌中毒，引起急性腹痛、腹泻、恶心、呕吐等症状。锌中毒通常在停止锌的接触或摄入后，症状短期内即可消失。

（四）参考摄入量及食物来源

我国成年人锌的推荐摄入量（RNI）为：男性 12.0mg/d，女性 8.5mg/d。

贝壳类海产品、红色肉类、动物内脏都是锌的极好来源；干果类、谷类胚芽和麦麸也富含锌；干酪、虾、燕麦、花生酱、花生、玉米等为锌的良好来源。

四、硒

（一）生理功能

1. 抗氧化作用 硒是谷胱甘肽过氧化酶的组成成分，在人体内起抗氧化作用，能防止过多的过氧化物损害机体代谢和危及机体的生存，从而延缓衰老乃至预防某些慢性病的发生。

2. 保护心血管和心肌的健康 硒在保护心血管和心肌健康方面有着重要作用。在我国，与缺硒有密切关系的克山病就是以心肌损害为主要特征的。

3. 有毒重金属的解毒作用 硒和金属有很强的亲和力，是一种天然的重金属的解毒剂，在体内与金属结合，形成金属－硒－蛋白质复合物而起到解毒作用，并促进有毒金属排出体外。

4. 保护视力 含有硒的谷胱甘肽过氧化物酶和维生素 E 可使视网膜上的氧化损伤降低。

另外，硒还具有促进生长、调节甲状腺激素、增强免疫功能、抗肿瘤等作用。

（二）吸收与代谢

硒主要是在小肠中被吸收，人体对食物中硒的吸收率一般为 60% ~80%。硒在食物中的存在形式不同，其生物利用率也不同。维生素 A、维生素 C、维生素 E 可促进人体对硒的吸收和利用，重金属和铁、铜、锌等会对硒的吸收产生抑制作用。

经肠道吸收进入人体内的硒，代谢后大部分经尿液排出，少量从肠道排出。此外，硒还可通过皮肤和毛发排出。

（三）缺乏与过量

我国科学家首先证实缺硒是发生克山病的重要原因。克山病是一种以多发性灶状坏死为主要病变的心肌病，临床特征为心肌凝固性坏死，伴有明显心脏扩大、心功能不全和心律失常，重者发生心源性休克或心力衰竭。硒对心脏有保护作用，用亚硒酸钠在低硒地区进行干预能取得较好的预防效果。硒的缺乏还可影响机体抗氧化系统的功能。另外，缺硒被认为是发生大骨节病的重要原因。缺硒还可影响机体的免疫功能，包括细胞免疫和体液免疫。

过量的硒可引起中毒，20 世纪 60 年代，中国恩施地区水土中含硒量高，导致当时居民从膳食中摄入硒过多而发生慢性硒中毒。其中毒症状为头发和指甲脱落，皮肤损伤及神经系统异常，肢端麻木、抽搐等，严重者可致死亡。

（四）参考摄入量及食物来源

我国成年人硒的推荐摄入量（RNI）为 60μg/d。

食物中硒含量受产地土壤中硒含量的影响而有很大的地区差异，同一种食物会由于产地的不同而硒含量不同。一般来说，海产品、肝、肾、肉类、大豆和整粒的谷类是硒的良好来源。我国目前食物中的硒供给量一般存在不足。

五、其他微量元素

（一）铜

1. 生理功能

（1）维持正常的造血功能 铜蓝蛋白可催化二价铁氧化成三价铁，对生成运铁蛋白、促进铁的吸收和转运具有重要作用；铜蓝蛋白还能促进血红素和血红蛋白的合成，缺铜可引起缺铁性贫血。

（2）维护中枢神经系统的完整性 神经髓鞘的形成和神经递质如儿茶酚胺的生物合成需要含铜的细胞色素氧化酶、多巴胺－β－羟化酶、酪氨酸酶的参与。

（3）促进骨骼、血管和皮肤的健康 含铜的赖氨酰氧化酶能促进骨髓、皮肤和血管中胶原蛋白和弹性蛋白的交联。

（4）抗氧化作用 铜是超氧化物歧化酶的重要成分，可保护细胞免受超氧离子引起的损伤。

（5）其他 铜还与胆固醇代谢、心脏功能、机体免疫功能及激素分泌等有关。

2. 参考摄入量与食物来源 铜的成年人推荐摄入量（RNI）为 0.8mg/d。

铜广泛存在于各种食物中，贝类食物中铜含量较高，如海蛎、生蚝。动物肝、肾及坚果类、谷类胚芽、豆类等含铜也较丰富。植物性食物的含铜量取决于生长土壤中铜的水平。一般奶和蔬菜中铜含量较低。

（二）钼

1. 生理功能

（1）参与体内多种酶的活化和催化，如硫氧蛋白还原酶、硫酸酶等，对蛋白质、核酸和能量代谢等起着重要作用。

（2）有助于铁的吸收和利用，对血红蛋白和红细胞的形成具有促进作用。

（3）参与体内氮代谢和尿酸的形成过程，对支持骨骼和关节健康有一定作用。

2. 参考摄入量与食物来源 钼的成年人推荐摄入量（RNI）为25μg/d。

钼的主要食物来源有：豆类和豆制品（如豆腐、黄豆、豆芽）、谷物和谷物制品（如糙米、全麦面包、燕麦片）、海鲜（如贻贝、螃蟹、虾）、绿叶蔬菜（如菠菜、生菜、花椰菜）。

（三）锰

1. 生理功能

（1）是多种酶的辅助因子，参与体内的能量代谢和氧化还原反应。

（2）参与骨骼和结缔组织的形成，对骨骼和结缔组织的健康发育和维持起着重要作用。

（3）参与脂质代谢和合成，对脂肪酸的合成和利用起着促进作用。

（4）对抗氧化应激有保护作用，有助于维护细胞健康。

2. 参考摄入量与食物来源 锰的成年人推荐摄入量（RNI）为：男性4.5mg/d，女性4.0mg/d。

锰的主要食物来源有：坚果和种子（如杏仁、核桃、葵花籽）、豆类和豆制品（如黄豆、豆腐、豆浆）、全麦面包和谷物（如糙米、燕麦片、全麦面包）、水果（如草莓、蓝莓、菠萝）、蔬菜（如菠菜、甘蓝、胡萝卜）。

（四）氟

1. 生理功能

（1）有助于牙齿的形成和硬组织的稳定，对预防龋齿具有重要作用。

（2）参与体内骨骼的生长和维持，有助于预防骨骼疾病如骨质疏松症。

（3）对细菌的生长和酸的产生有抑制作用，有助于预防口腔疾病。

2. 参考摄入量与食物来源 氟的成年人推荐摄入量（RNI）为1.5mg/d。

氟的主要来源有：自来水中的氟化物、鱼类（如鲑鱼、鲈鱼、金枪鱼）、茶叶（特别是绿茶和乌龙茶）、海产品（如海带、紫菜）、牙膏和口腔护理产品中添加的氟化物。

（五）铬

1. 生理功能

（1）是胰岛素的辅助物质，能够增强胰岛素的作用，促进葡萄糖的吸收和利用，有助于维持血糖水平的稳定。

（2）参与脂肪和蛋白质的代谢，能够提高脂肪酸和胆固醇的合成，促进脂肪的分解和氧化，有助于维持合适的脂肪代谢。

（3）对心血管健康也很重要，能够降低胆固醇和三酰甘油的水平，减少动脉粥样硬化的风险，并提高血管的弹性。

（4）与免疫系统的正常功能有关，它能够增强白细胞的活性，促进抗体的产生，有助于增强免疫系统对抵抗疾病的能力。

（5）参与体内DNA和蛋白质的合成，对细胞的生长和修复具有重要作用。

2. 参考摄入量与食物来源 铬的成年人推荐摄入量（RNI）为：男性30μg/d，女性25μg/d。

铬的主要食物来源有：肉类（如牛肉、猪肉、鸡肉）、全谷物和谷物制品（如全麦面包、糙米、燕麦片）、海鲜（如贻贝、蟹、鲑鱼）、某些水果（如苹果、香蕉、橙子）、某些蔬菜（如菠菜、西兰花）。

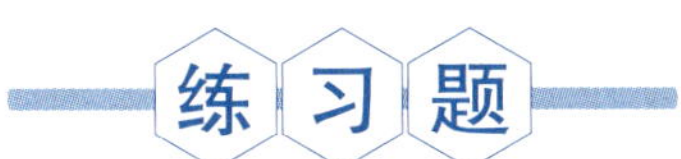

答案解析

1. 用于判断储备铁缺乏期的指标是（ ）。

A. 血清铁　B. 铁结合力　C. 运铁蛋白饱和度
D. 血清铁蛋白　E. 血红蛋白

2. 促进非血红铁吸收的膳食成分是（ ）。

A. 植酸　B. 膳食纤维　C. 胃酸
D. 维生素C　E. 草酸

3. 克山病是因为缺乏（ ）。

A. 钙　B. 铁　C. 锌
D. 碘　E. 硒

4. 有关微量元素锌，不正确的是（ ）。

A. 锌是许多金属酶的结构成分或激活剂
B. 缺锌的典型临床表现为食欲减退、生长发育受阻
C. 孕妇缺锌会导致胎儿中枢神经系统先天性畸形
D. 动物性食物锌的生物利用率小于植物性食物
E. 过量铁可抑制锌的吸收

5. 孕妇缺乏（ ）可引起胎儿中枢神经系统先天性畸形。

A. 钙　B. 铁　C. 锌
D. 碘　E. 硒

（聂奇华）

书网融合……

本章小结

微课

题库

PPT

各类食物的营养价值

学习目标

知识目标

1. **掌握** 食物营养价值的概念；各类食物及其制品的营养特点。
2. **熟悉** 食物营养价值的评价指标；加工、烹调对各类食物营养价值的影响。
3. **了解** 谷类、蛋类的结构和营养素分布。

能力目标

能说出食物营养价值的评价指标，科学地加工、烹调食物，避免对各类食物营养价值的不利影响，减少食物营养素损失，充分利用食物资源。

素质目标

增强科学理念和客观分析问题及解决问题的意识；激发创新意识、爱国理念和民族自信心。

食物是人类赖以生存的物质基础，食物不仅为人类提供能量和生长发育、维护健康所必需的营养素，还提供色、香、味等满足食欲和感官需求的物质，所以食物对于人类生命的价值是不可估量的。

情境导入

情境 下课了，几名大学生在商量中午吃什么，有同学问询营养学老师，我们吃的食物，可以给我们的身体提供所需的能量和营养素，不同的食物提供的营养素是一样的吗？如果不一样，不同食物提供的营养素有什么不同？老师做出回答的同时，也问同学，你们知道哪些因素会影响食物的营养价值吗？我们又该如何评价食物的营养价值呢？爱学习的你，知道这些问题的答案吗？

思考 1. 不同食物及其制品的营养特点。

2. 食物营养价值的评价指标。

3. 加工、烹调对各类食物营养价值的影响。

第一节　食物营养价值的评价及意义

一、食物的营养价值

（一）食物分类

食物种类繁多，按其来源和性质可分为三类：植物性食物，如粮谷类、豆类、薯类、蔬菜和水果等；动物性食物，如畜禽肉类及蛋类、奶类和水产品等；各类食物的制品，指以植物性和动物性食物为原料，通过加工制作的食品，如糖、油、酒、罐头和糕点等。《中国居民膳食指南（2022）》推荐一日三餐膳食的食物种类全、品种多，是平衡膳食的基础，应由五大类食物组成：第一类为谷薯类，包括谷类（含全谷物）、薯类与杂豆；第二类为蔬菜和水果；第三类为动物性食物，包括畜、禽、鱼、蛋、奶；第四类为大豆类和坚果；第五类为烹饪油和盐。谷薯类含有丰富的碳水化合物，也是蛋白质、B族维生素、矿物质和膳食纤维的重要来源。蔬菜水果类是维生素、矿物质、膳食纤维和植物化学物的重要来源。畜禽鱼蛋奶类均属于动物性食品，富含优质蛋白质、脂类、脂溶性维生素、B族维生素和矿物质。大豆坚果类主要提供蛋白质、脂肪、膳食纤维、矿物质、B族维生素和维生素E。纯能量食物包括动植物油、淀粉、食用糖和酒类，主要提供能量。

（二）食物的营养价值

食物的营养价值是指某种食物所含营养素和能量能满足人体营养需要的程度。食物营养价值的高低不仅取决于其所含营养素的种类是否齐全、数量是否足够，还取决于各种营养素间的相互比例是否适宜以及是否易被人体消化吸收和利用四方面因素。事实上，食物的营养价值是相对的，例如，蔬菜水果可以提供丰富的维生素、矿物质和膳食纤维，但其蛋白质、脂肪的营养价值较低；而肉、蛋、奶类的蛋白质营养价值较高，但铁的营养价值则较低；并且，即使是同一种食物，由于品种、产地、气候、加工工艺和烹调方法等诸多因素的影响，食物的营养价值也会存在一定差异。因此，了解各种食物的营养价值，合理地利用各种食物，对保障人体健康具有十分重要的意义。

另外，食物的营养价值不能以其一种或两种营养素的含量来决定，而必须看它在膳食整体中对营养平衡的贡献。一种食物，无论其中某些营养素含量如何丰富，也不能代替由多种食物组成的营养平衡的膳食。因此，在评价食物的营养价值时必须注意以下几点。

（1）几乎所有天然食物中都含有人体所需要的多种营养素。除去为某些特殊人群的全部营养需要特别设计的食品以及4个月内婴儿喂养的母乳外，没有一种食物的营养价值能满足人体全部的营养需要，食物的营养价值是相对的。通常被称为“营养价值高”的食物往往是指多数人容易缺乏的那些营养素含量较高，或多种营养素都比较丰富的食物。

（2）不同的食物中热能和营养素的含量不同，但同一种食物的不同品种、不同部位、不同产地、不同成熟程度之间也有相当大的差别。因此，食物成分表中的营养素含量只是这种食物的一个代表值。

（3）食物的营养价值受储存、加工和烹调的影响。有些食物经过精制后会损失原有的营养成分，也有些食物经过加工烹调提高了营养素的吸收利用率，或经过营养强化，营养调配而改善了营养价值。

（4）有些食物中存在一些天然抗营养素因素或有毒物质，对食物的营养价值和人体健康产生不良影响，应当通过适当的加工烹调使之失活。

（5）食物的安全性是首要的问题，如果食物受到来自微生物或化学毒物的污染，就无法考虑其营养价值。

（6）食物除了满足人的营养需要之外，尚有社会经济和文化习俗等意义。食物的购买和选择取决于价格、口味嗜好、传统观念和心理需要等多种因素。因此食物的营养价值常常与其价格相去甚远。

二、食物营养质量评价

各类食物营养价值评价是对食物营养价值的一个综合性分析，全面的食物营养学评价常需要经过动物或人体试验才能获得。常见的方法有食物能量和营养素密度、营养质量指数、食物利用率、营养素度量等。开展食物营养质量评价是建立在严谨的食物成分含量分析基础之上的。

（一）营养素的种类和数量

各类食物中营养素的种类和数量是评价其营养价值的前提。一般来说，食物所提供的热能和营养素越接近人体需要的水平，该食物的营养价值就越高。对食物进行营养价值评定时，可利用各种分析方法（化学分析法、仪器分析法、微生物法、酶分析法等）来测定食物中营养素种类和数量，还可通过查阅食物成分表，初步评定食物的营养价值。

（二）营养质量指数

各类食物为人体同时提供能量和营养素，如能量摄入过多会导致肥胖和各种慢性病的发病风险，而营养素摄入过少则会带来营养缺乏的风险。因此在综合评价一种食物时，常需要把食物中营养素含量结合该食物所提供的能量来进行综合判定。营养质量指数是结合能量和营养素对食物进行综合评价的方法，结合了人体实际需要，并能明确指出各类食物的营养特征，比较不同食物提供同一种营养素的能力，可直观、综合反映食物能量和营养素需求情况，常用于评价一种食物、一份餐食或一套膳食的营养质量。营养质量指数（index of nutritional quality，INQ）是由 Hansen R. G. 提出并推荐将其作为评价食品营养价值的指标。INQ 即营养素密度（指一种食物中营养素能满足人体营养需要的程度，为该食物某营养素含量占推荐摄入量或适宜摄入量的比值）与能量密度（指一种食物能满足人体能量需要的程度，为该食物所含能量占推荐能量摄入量的比值）之比。

1. INQ 的计算

$$\text{INQ}=\frac{\text{某营养素密度}}{\text{能量密度}}=\frac{\text{某营养素含量/该营养素参考摄入量}}{\text{所产生的能量/能量参考摄入量}}$$

2. 评价标准

（1）INQ＝1，表示食物提供营养素的能力与提供能量的能力相当，二者满足人体需要的程度相等。

（2）INQ＞1，表示食物提供营养素的能力大于提供能量的能力，比较适合需要控制体重的人群，为此类人群营养价值合格的食物。

（3）INQ＜1，表示该食物提供营养素的能力小于提供能量的能力，长期食用此种食物，会发生该营养素不足或能量过剩的风险，为营养价值低的食物。

INQ 的优点在于它可以根据不同人群的营养需求分别进行计算，由于不同人群的能量和营养素参考摄入量不同，所以同一食物不同人（群）食用其营养价值是不同的，因此在计算食物的 INQ 时，首先要确定食用人（群）。

3. INQ 评价举例

某品牌面包能量和营养素见表 7－1，请计算其 INQ 并进行评价。

表 7－1　食物营养成分及 INQ

项目	含量（每 100g）	RNI 或 AI	INQ
能量/kcal	260	18～29 岁男性：2150～3000 18～29 岁女性：1700～2450	—
蛋白质/g	6.6	18～29 岁男性：65 18～29 岁女性：55	0.8
脂肪*/g	3.7	18～29 岁男性：47.8～100.0 18～29 岁女性：37.8～81.7	0.7
碳水化合物*/g	50.1	18～29 岁男性：268.8～487.5 18～29 岁女性：212.5～398.1	1.6
钙/mg	42	18～29 岁：800	0.3
铁/mg	1.2	18～29 岁男性：12 18～29 岁女性：18	0.4

注：* 表示 RNI 值分别根据《中国居民膳食指南（2022）》平衡膳食中脂肪、碳水化合物提供的能量和《中国居民膳食营养素参考摄入量（2023 版）》脂肪、碳水化合物参考摄入量 AMDR/%E 计算。

（1）查找记录该食品能量和营养素对应的数值　查看该产品的营养标签数据，记录能量和营养素（如表 7－1 第 1、2 列项目和含量）。

（2）查找记录消费对象　根据消费对象的年龄、性别等信息，查找《中国居民膳食营养素参考摄入量》中对应的 RNI 或 AI 值并记录（如表 7－1 第 3 列 RNI 或 AI）。

（3）计算　假定消费对象为 26 岁女性，轻体力活动水平，计算此面包对其的营养价值。

计算能量密度，根据《中国居民膳食营养素参考摄入量（2023 版）》，18～29 岁轻体力活动水平女性能量推荐量为 1700kcal，计算：

$$能量密度 = 260 \div 1700 = 0.15$$

$$蛋白质密度 = 6.6 \div 55 = 0.12$$

$$蛋白质\ INQ = 0.12 \div 0.15 = 0.8$$

其他营养素依次类推。

（4）评价　对此例中的消费对象而言，该产品中碳水化合物的 INQ＞1，说明该面包是富含碳水化合物的食品；而其他营养素的 INQ 均小于 1，说明对于这些营养素而言，此面包的营养质量不够，应注意及时从其他食物补充此类营养素。

（三）食物营养价值评定的意义

食物营养价值评定的意义体现在以下几个方面。

（1）全面了解各种食物的天然组成成分，包括营养素、非营养素类物质、抗营养因子等；发现各种食物的主要营养缺陷，为改造或开发新食品提供依据，解决抗营养因子问题，充分利用食物资源。

（2）了解在加工烹调过程中食物营养素的变化和损失，采取相应的有效措施，最大限度保存食物中的营养素含量，提高食物营养价值。

（3）指导人们科学地选购食物和合理配制营养平衡膳食，以达到增进健康、增强体质及预防疾病的目的。

第二节　植物性食物的营养价值

一、谷薯及杂豆类的营养价值

谷类包括谷（籼米、粳米和糯米等）、麦（大麦、小麦和荞麦等）和杂粮（玉米、高粱和青稞等），薯类包括马铃薯、甘薯、木薯等，杂豆类包括红小豆、绿豆、芸豆和花豆等。我国居民膳食以大米和面粉为主食，我国居民所称杂粮通常包括除米面以外的谷类和杂豆类。

谷类在我国居民膳食中占有重要地位，根据 2015—2017 年中国居民营养与健康状况监测数据，我国每标准人日摄入谷类 305.8g，薯类 41.9g；在谷类食物中，大米和面粉的摄入量最高，约占 93%，其他谷类和杂豆类摄入量较低。谷薯、杂豆类食物是碳水化合物、蛋白质、B 族维生素和部分矿物质的良好来源。

（一）谷类

1. 粮谷类食物的结构与营养素分布　粮谷类种子虽形态大小各异，但组成结构基本相似，都是由谷皮、糊粉层、胚乳和胚芽四个主要部分组成。

（1）谷皮　为谷粒的外壳，占谷粒重量的 13%～15%，主要成分为纤维素和半纤维素，并含较丰富的矿物质、维生素和脂肪，不含淀粉。因谷皮不能消化，且含较高的纤维和植酸，加工中作为糠皮除去。

（2）糊粉层 位于谷皮与胚乳之间，占谷粒重量的6%～7%，含丰富的B族维生素、矿物质以及较多的蛋白质、脂肪，有较高的营养价值，但在碾磨加工时易与谷皮同时脱落混入糠麸被除去。

（3）胚乳 占谷粒重量的83%～87%，主要由淀粉细胞构成，含有大量淀粉和一定量的蛋白质，还含有少量的脂肪、矿物质和维生素。蛋白质含量靠近胚乳周围部分较高，向胚乳中心逐渐减少。

（4）胚 位于谷粒的一端，是营养价值最高的部分，占谷粒重量的2%～3%。胚芽富含脂肪，可用于加工胚芽油。胚芽还富含蛋白质、矿物质、B族维生素和维生素E。胚芽质地松软且韧性较强，不易被粉碎，在精白处理后，胚芽大部分被除去，加工精度越高，丢失越多。

2. 谷类的营养特点 粮谷类中各种营养成分受到谷物种类、品种、产地气候及质地特点和施肥等因素的影响，其含量会有一定的差异。

（1）蛋白质 粮谷类含蛋白质一般为7.5%～15%，主要存在于糊粉层和胚乳中，其中燕麦含量最高，约15.6%，小麦约10%，稻米和玉米约8%。谷类蛋白质的含量及营养价值均不高，但作为摄入量高的主食，仍是中国居民蛋白质的重要来源。

根据谷类蛋白质在不同溶剂中溶解性不同将其分为4种：醇溶蛋白、谷蛋白、清蛋白和球蛋白。谷类蛋白质以醇溶蛋白和谷蛋白为主，含较多谷氨酸、脯氨酸和亮氨酸，缺乏赖氨酸。麦胚和米胚的蛋白质主要是球蛋白，含有丰富的赖氨酸，但加工过程中大多数胚芽被除去，导致成品粮中赖氨酸含量较低。

谷类蛋白质中必需氨基酸组成不平衡，赖氨酸为第一限制氨基酸，苏氨酸为第二限制氨基酸（玉米为色氨酸），其营养价值低于动物性食物和大豆类食物中的蛋白质，不能作为人体蛋白质的唯一来源。通过对粮谷类所缺少的氨基酸进行强化，或根据食物蛋白质互补作用的原理，利用其他多种食物进行互补，可提高谷类蛋白质的营养价值。此外，也可用利用基因调控等科技手段改良品种，改善谷类蛋白质的氨基酸组成，提高其营养价值。

（2）脂类 谷类脂肪主要分布于糊粉层和胚芽，以三酰甘油为主，还有少量植物固醇和卵磷脂。谷类脂肪含量普遍较低，燕麦脂肪可达为7%，玉米和小米可达4%，其他多为1%～2%。小麦胚芽脂肪含量可达10.1%，而玉米胚芽中脂肪含量更高，可达17%以上，从玉米和小麦胚芽中提取的胚芽油，80%为不饱和脂肪酸，其中亚油酸高达60%，具有降低血胆固醇、防止动脉粥样硬化的作用。从米糠中可提取米糠油、谷维素和谷固醇。

（3）碳水化合物 谷类碳水化合物主要分布在胚乳的淀粉细胞内，约90%为淀粉，另10%为糊精、果糖、戊聚糖、葡萄糖和膳食纤维等。

谷类淀粉分为直链淀粉和支链淀粉，其含量因品种而异，一般粮食含20%～30%直链淀粉和70%～80%支链淀粉，糯米中几乎全为支链淀粉。支链淀粉的血糖生成指数高于直链淀粉，故增加食物中直链淀粉与支链淀粉比值，有利于糖尿病患者食用。目前已培育出直链淀粉含量高达70%的玉米品种。另外，谷皮中含有丰富的膳食纤维，加工越精细，膳食纤维丢失越多，故全谷类食物是膳食纤维的重要来源。

（4）维生素 谷类是膳食B族维生素的重要来源，主要集中在糊粉层和胚芽。谷类几乎不含维生素C、维生素A和维生素D。玉米和小麦胚芽中含有丰富的维生素E，黄色玉米中含有少量的胡萝卜素。玉米的烟酸为结合型，经过加碱加工变成游离型烟酸后可被人体吸收利用。

（5）矿物质 谷类矿物质含量为1.5%～3.0%，以磷、钙、镁、铁为主。谷类中的磷和钙等多以植酸盐形式存在，机体吸收率低。且主要分布在谷皮和糊粉层中，加工容易损失。

3. 加工和烹调 粮谷类经过加工和烹调后对其原料的营养价值有一定的影响。

（1）合理加工　谷类加工目的是碾磨除去谷皮或磨细成粉，改善食物的感官性状，便于烹饪食用并利于消化吸收。由于蛋白质、脂肪、矿物质和维生素主要存在于谷粒表层和谷胚中，故加工精度越高，营养素损失就越多，影响最大的是维生素和矿物质。谷类加工精度过低、出粉率高，虽然可以减少营养素丢失，但感官性状和消化吸收率也相应降低。谷类加工原则是既要改善谷类的感官性状、提高吸收率，又要最大限度地保留谷类所含的营养成分。

全谷物是指未经精细化加工或虽经碾磨、粉碎、压片等加工处理后仍保留了完整谷粒营养成分的谷物。大部分粗粮都属于全谷，比如小米、各种糙米（包括普通糙米、黑米、紫米）、小麦粒等，也包括已经磨成粉或压扁压碎的粮食，比如燕麦片、全麦粉等。全谷含有谷类全部天然成分，如膳食纤维、B族维生素和维生素E、矿物质、不饱和脂肪酸、植物甾醇以及植酸和酚类等植物化学物。

在我国居民消费谷类中，大米、面粉消费量最高，约占90%，全谷类平均摄入量仅占粮谷类总量的3%～7%，故应该提倡增加全谷类食物摄入。

（2）合理烹调　烹调过程可使一些营养素损失，如大米淘洗过程中，维生素B_1可损失30%～60%，维生素B_2和烟酸可损失20%～50%，矿物质损失70%。淘洗次数愈多、浸泡时间愈长、水温愈高，营养素损失愈多。因此，洗米时应根据米的清洁度适当清洗，不用流水冲洗或用热水烫洗，更不要用力搓洗。

不同烹调方式引起营养素损失程度不同，蒸饭B族维生素保留率比捞饭法（即先煮米，弃米汤再蒸）要高得多。烹调方法不当时，如加碱蒸煮、油炸等，则损失更为严重，如煮米面时加碱会破坏几乎全部的维生素B_1、50%的维生素B_2和烟酸。

（二）薯类

薯类包括马铃薯、甘薯、芋头、山药等，是我国传统膳食的重要组成部分。薯类淀粉含量为8%～29%，蛋白质和脂肪含量较低，含一定量的维生素和矿物质，并富含各种植物化学物。薯类兼有谷类和蔬菜的双重好处，在我国居民膳食中，马铃薯和芋头常被作为蔬菜食用。

甘薯膳食纤维含量较高，可促进肠胃蠕动、预防便秘，并有降胆固醇和预防心血管疾病的作用，甘薯中的胡萝卜素含量比谷类高。马铃薯含钾丰富（342mg/100g），是日常生活经常食用的新鲜果蔬中含钾最高的品种，维生素C含量也相当丰富（27mg/100g），高于番茄的维生素C含量，马铃薯中酚类化合物含量较高，多为酚酸物质，包括水溶性的绿原酸、咖啡酸、没食子酸和原儿茶酸。山药块茎主要含有山药多糖、胆甾醇、麦角甾醇、油菜甾醇、β－谷甾醇、多酚氧化酶、植酸及皂苷等多种活性成分，这些化学成分是山药营养价值和生物活性作用的物质基础。

（三）杂豆类

杂豆通常保持整颗粒状态食用，与全谷物概念相符，且常为主食的材料，《中国居民膳食指南》将其放入谷薯类；杂豆类包括蚕豆、豌豆、绿豆、小豆、芸豆、豇豆等。其碳水化合物含量较高，达55%～60%，主要以淀粉形式存在，脂肪含量为1%左右，蛋白质含量一般在20%左右，含量低于大豆，但杂豆类的蛋白质氨基酸模式比谷类好，富含赖氨酸，可与谷类食品发挥蛋白质互补作用。此外，杂豆类还含有矿物质钙、磷、铁和B族维生素。

由于杂豆类淀粉较高，可以制成粉条、粉皮、凉皮等，这些产品大部分蛋白质被去除，故其营养成分以碳水化合物为主，如粉条含淀粉90%以上，而凉粉含水95%，碳水化合物含量为4.5%。

二、大豆类及其制品的营养价值

大豆类根据种皮颜色分黄、青、黑豆，含较高的蛋白质和脂肪，碳水化合物相对较少，豆制品是由大豆类作为原料制成的发酵或非发酵食品，如豆浆、豆腐、豆酱、豆腐干等。

（一）大豆的营养价值

1. 大豆中的营养成分 大豆蛋白质含量为35%～40%，蛋白质中含有人体需要的全部氨基酸，属优质蛋白，营养价值接近于动物性食品，是最好的植物蛋白，是我国居民膳食蛋白质的良好来源。大豆蛋白质赖氨酸含量较多，但蛋氨酸较少，若与谷类食物混合食用，可较好地发挥蛋白质的互补作用，这一点对于不能摄入足够动物性食品的人群和素食人群有重要意义。

大豆脂肪含量为15%～20%，可用来榨油。大豆油中不饱和脂肪酸达85%，其中油酸占32%～36%，亚油酸占52%～57%，亚麻酸2%～10%，此外还含有1.64%的磷脂，大豆油是目前我国居民主要的烹调用油。

大豆碳水化合物的含量为25%～30%，其中50%左右是人体所不能消化的寡聚糖（棉子糖和水苏糖），此外还有由阿拉伯糖和半乳糖所构成的多糖，淀粉含量很少。由于寡聚糖可为肠道细菌利用，使细菌在肠道内生长繁殖过程中能产生过多的气体而引起肠胀气，又称胀气因子。

大豆类含有胡萝卜素、维生素 B_1、维生素 B_2、烟酸、维生素 E 等，其中维生素 B_1、维生素 B_2的含量均高于和谷类和某些动物食品。干豆类几乎不含抗坏血酸，但经发芽做成豆芽后，其含量明显提高。

豆类含丰富的矿物质，钙、磷、钾较大多数植物性食品高，并有微量元素铁、铜、锌、锰等。是难得的高钾、高镁、低钠食品。

2. 大豆中的其他成分 包括植物化学物类及抗营养因子。近年来研究表明，一些抗营养因子也具有特殊的生物学作用。

（1）蛋白酶抑制剂 指能够抑制人体内胰蛋白酶、胃蛋白酶、糜蛋白酶等蛋白酶活性的物质，在植物中广泛存在。豆类中含量高、活性强，其中以胰蛋白酶抑制剂最普遍，对人体胰蛋白酶有抑制作用，使蛋白质消化吸收率降低。由于其本质是蛋白质，只要加热处理即可消除，采用常压蒸汽加热30分钟或1N压力加热10～25分钟即可破坏此物质。长期以来，传统营养理论认为蛋白酶抑制剂是抗营养因子，是大豆不易消化的主要原因，如今证实它具有明显的抗癌效应，可用于肿瘤防治，还具有抗艾滋病病毒作用。

（2）大豆低聚糖（胀气因子） 主要是水苏糖和棉籽糖，由于人体难以消化吸收，在大肠经细菌发酵分解产生气体，引起胀气，因而被称为胀气因子。由于仅被益生菌利用，不被肠道有害菌利用，大豆低聚糖具有维持肠道微生态平衡、通肠润便、提高免疫力、降低血胆固醇、降血压等功效，故被称为“益生元”。目前已作为功能性食品的基料，部分代替蔗糖应用于清凉饮料、酸乳、面包等多种食品当中。

（3）大豆皂苷 又称皂素或皂苷，在大豆中的含量为0.62%～6.12%。大量研究表明其具有很多生理功能，如提高免疫力、抗氧化、抗肿瘤、抗凝血、降血脂等。

（4）大豆异黄酮 含量为0.1%～0.3%，与雌激素结构相似，称为植物雌激素，具有预防更年期综合征、骨质疏松、心血管疾病、癌症和延缓衰老的功效。

（5）大豆甾醇 在大豆油脂中含量为0.1%～0.8%，大豆甾醇的摄入能够阻碍胆固醇的吸收、抑制血清胆固醇的上升，因此有降血脂作用，起到预防和治疗高血压、冠心病等心血管疾病的作用。

（6）植酸 大豆含植酸1%～3%，可与锌、钙、镁、铁等元素螯合，影响这些矿物质被机体吸收利用。在pH 4.5～5.5条件下加工大豆可使植酸溶解35%～70%，而对蛋白质影响不大，通过此法可去除大部分植酸。近年来发现植酸也有防止脂质过氧化损伤和抗血小板聚集等有益生物学作用。

（7）豆腥味 大豆豆腥味是由于大豆中脂肪氧化酶氧化大豆中的不饱和脂肪酸，产生醇、酮、醛等小分子挥发性物质所致。采用将豆类加热、煮熟及烧透后即可破坏脂肪氧化酶和去除豆腥味。

（8）植物红细胞凝集素　存在于多种豆类中，它是一类糖蛋白，能够特异性地与人体的红细胞结合，使红细胞发生凝聚作用，对人体有一定毒性。生大豆经过湿热处理可使其失活。

（二）大豆制品的营养价值

大豆制品通常分为非发酵豆制品和发酵豆制品两类，非发酵豆制品有豆浆、豆腐、豆腐干、腐竹等，发酵豆制品有豆豉、豆瓣酱、腐乳等。豆制品在加工过程中一般要经过浸泡、细磨、加热等处理，使其中所含的胰蛋白酶抑制剂破坏，大部分纤维素被去除，因此消化吸收率明显提高。

发酵豆制品是由大豆经加工、发酵等工艺制作而成，发酵使蛋白质部分降解，消化率提高，同时B族维生素含量有所增加，尤其是可产生植物性食品中不存在的 B_{12}，这对素食者尤为重要。另外，经发酵后，大豆中的棉籽糖、水苏糖被根霉分解，故发酵的豆制品不引起胀气。大豆制品中部分营养素含量见表7－2，更多营养素含量信息请查看《中国食物成分表》。

表7－2　大豆制品中部分营养素含量（每100g）

豆制品	蛋白质（g）	脂肪（g）	碳水化合物（g）	硫胺素（mg）	核黄素（mg）	钙（mg）	铁（mg）	锌（mg）
豆腐（代表值）	6.6	5.3	3.4	0.06	0.02	78	1.2	0.57
豆浆	3.0	1.6	1.2	0.02	0.02	42	0.4	0.28
豆腐丝	21.5	10.5	6.2	0.04	0.12	220	9.1	2.04
油豆腐	17.0	17.6	4.9	0.05	0.04	147	5.2	2.03
腐竹	44.6	21.7	22.3	0.13	0.07	77	16.5	3.69
豆腐干（代表值）	14.9	11.3	9.6	0.02	0.05	447	7.1	1.84
素鸡	16.5	12.5	4.2	0.02	0.03	319	5.3	1.74
豆腐皮	51.6	23.0	12.5	0.22	0.12	239	11.7	4.08

注：表中数据摘自《中国食物成分表》第6版（2018年出版）。

三、坚果的营养价值

坚果又称干果，以种仁为食用部分，因外覆木质或革质硬壳，故称坚果。按照其植物学来源的不同，可以将其分为木本坚果和草本坚果两类，前者包括核桃、松子、榛子、腰果、杏仁、银杏（白果）、开心果等，后者包括花生、葵花籽、南瓜籽、西瓜籽、南瓜籽和莲子等。按照脂肪含量不同，坚果可分为油脂类坚果和淀粉类坚果；油脂类坚果包括核桃、花生、葵花籽、榛子、松子和腰果等，脂肪含量高，通常可达40%以上，其脂肪酸多为不饱和脂肪酸，富含必需脂肪酸，对降低心血管疾病的发病风险有一定作用；淀粉类坚果淀粉含量高而脂肪很少，是碳水化合物的良好来源，包括板栗、银杏、莲子和芡实等。

坚果是一类营养价值较高的食物，含有丰富的脂肪、糖类、蛋白质、多种维生素、矿物质及膳食纤维，其共同特点是低水分含量和高能量。富含油脂的坚果蛋白质含量多在12%～22%之间，是植物性蛋白质的重要补充来源；其中腰果的氨基酸模式与人体氨基酸模式非常接近，其蛋白质的生物学价值高；另外，核桃、榛子和杏仁的氨基酸模式也与人体氨基酸模式较为接近。淀粉类干果蛋白质含量以板栗最低，为5%左右，芡实8%左右，银杏和莲子都在12%以上，与其他富含油脂的坚果相当。总体来说，坚果类是植物性蛋白质的重要补充来源，但生物效价较低，需要与其他食品营养互补后才能发挥最佳的营养作用。坚果的碳水化合物含量因种类不同，含量各异；富含油脂的坚果可消化碳水化合物含量较少，多在15%以下；淀粉类干果含量较高的如板栗，淀粉的含量高达70%左右，银杏72.6%，莲子64.2%。坚果类还含有低聚糖和多糖类物质其膳食纤维含量也较高，如榛子为9.6%，中国杏仁最高，达19.2%。此外，坚果中的矿物质比较丰富，有钾、钙、锌、铁等矿物质元素，如黑芝麻中铁含量丰富，榛子含有丰富的锰。坚果还是维生素 E 和 B 族维生素的良好来源。

坚果营养全面丰富，对人体健康有益，无论作为菜肴还是零食，都是食物多样化的良好选择。然而，因为坚果类所含能量较高，虽为营养佳品，也不可过量食用，建议每周摄入 70g 左右（相当于每天 10g 左右）。

四、蔬菜和水果类的营养价值

蔬菜和水果含水量高，含有一定量的碳水化合物，蛋白质和脂肪含量低，富含维生素、矿物质和膳食纤维，还含有各种有机酸、芳香物质和色素等成分。蔬菜和水果在膳食中占有较大比例，而且具有良好的感官品质，对增进食欲、帮助消化、维持肠道正常功能有重要意义。此外蔬菜和水果也富含多种植物化学物，循证研究发现，提高蔬菜水果摄入量可维持机体健康，有效降低心血管、肺癌和糖尿病等慢性病的发病风险。近年来，我国居民蔬菜摄入量逐渐下降，水果摄入量处于较低水平，基于其营养价值和健康意义，应该增加蔬菜水果的摄入量。

（一）蔬菜

蔬菜的种类很多，按其结构及可食部分可分为叶菜类（大白菜、小白菜、油菜、菠菜及其他各种绿叶蔬菜等）、根茎类（萝卜、土豆、芋头、洋葱、蒜等）、瓜茄类（冬瓜、黄瓜、苦瓜、西葫芦、茄子、青椒、番茄等）、花芽类（菜花、黄花菜、各种豆芽等）和菌藻类（蘑菇、紫菜、海藻等），不同种类蔬菜其营养素含量差异较大。

新鲜蔬菜的特点是都含有大量水分，大部分鲜菜的含水量在 90% 以上，碳水化合物的含量不高，蛋白质含量少（1% ~2%），脂肪含量更低（低于 1%），因此蔬菜不能作为能量和蛋白质的来源。但是它们在膳食中却非常重要，因为它们是矿物质、维生素和膳食纤维的重要来源。

1. 蔬菜中的营养素种类和特点

（1）碳水化合物　蔬菜中的碳水化合物包括可溶性糖、淀粉和膳食纤维。根茎类的碳水化合物含量比较高，如马铃薯为 16.5%，藕为 15.2%，其中大部分是淀粉，而其他蔬菜的碳水化合物含量较低，仅为 2% ~6%，几乎不含淀粉。含单糖、双糖较高的有胡萝卜、番茄和南瓜等。蔬菜含膳食纤维 1% ~3%，包括纤维素、半纤维素和木质素等，是人体膳食纤维的主要来源，叶菜和茎类蔬菜中含有较多的纤维素和半纤维素，而南瓜、胡萝卜、番茄等则含有一定量的果胶。

菌类蔬菜中的碳水化合物主要是菌类多糖，如香菇多糖、银耳多糖等，它们具有提高人体免疫和辅助抗肿瘤等作用。海藻类中的碳水化合物则主要是属于可溶性膳食纤维的海藻多糖，如褐藻胶、红藻胶、卡拉胶等，能够促进人体排出多余的胆固醇和体内的某些有毒、致癌物质，对人体有益。

（2）维生素　蔬菜在膳食中的重要意义是含有谷类、豆类、动物性食品中缺乏的维生素 C，以及能在体内转化为维生素 A 的胡萝卜素。蔬菜中含有除维生素 D 和维生素 B_{12} 之外的各种维生素，是维生素 B_2 和叶酸的重要膳食来源。

蔬菜维生素含量与品种、鲜嫩程度和颜色有关，一般叶部含量比根茎高，嫩叶含量比枯叶高，深色菜叶含量比浅色菜叶高。深绿色和红黄色的蔬菜含有较丰富的胡萝卜素，是我国居民膳食维生素 A 的主要来源。蔬菜中维生素 B_2 的含量并不算很丰富，但在我国的膳食中，绿叶蔬菜却是维生素 B_2 的重要来源。蔬菜也是膳食当中维生素 K 的主要来源，其含量与叶绿素含量具有正相关性，绿叶蔬菜是维生素 K 的最好来源。总体来说，深色蔬菜中维生素的含量高于浅色蔬菜，建议日常深色蔬菜的摄入量占蔬菜摄入量的一半以上。

（3）矿物质　蔬菜含丰富的钾、钙、磷、镁和微量元素铜、铁、锌、硒等，是我国居民膳食中矿物质的重要来源。在各种蔬菜中，以叶菜含矿物质为多，尤以绿叶蔬菜更为丰富。在我国，对于少喝牛奶以及有乳糖不耐受症的人群来讲，蔬菜是供给钙的最重要来源。过去营养学界一直认为，受植酸和草酸的影响，人体对蔬菜里的钙吸收并不理想，现代研究发现，人体对有些蔬菜如芥菜、芹菜中钙的吸收率高于牛奶。许多绿叶蔬菜如油菜、小白菜、芹菜、雪里蕻、荠菜等，钙的含量都比较高，草酸含量少，可以补钙；另外一些蔬菜如菠菜、空心菜、苋菜、茭白等，因为含有较多的草酸，影响人体对钙的吸收。草酸是一种有机酸，能溶于水，加热易挥发，水焯和爆炒均可以将其破坏。

2. 蔬菜中的其他成分

（1）色素、芳香物质和有机酸　蔬菜含有叶绿素、类胡萝卜素、花青素、花黄素等天然色素，使蔬菜色泽鲜艳，可增进食欲；蔬菜还含有各种芳香油和有机酸，如生姜、大蒜、洋葱、大葱、辣椒、香菜等都含有各种挥发性芳香物质，使蔬菜增加了许多特殊的风味；蔬菜中的有机酸含量比水果少，主要是苹果酸、柠檬酸和酒石酸，这些有机酸具有温和的酸味，并能促进消化液分泌，有利于食物的消化。某些蔬菜含大量草酸。

（2）植物化学物　蔬菜的植物化学物主要有类胡萝卜素、植物固醇、皂苷、芥子油苷、多酚、单萜类、有机硫化合物等。

萝卜含有淀粉酶和芥子油，可促进肠道蠕动、帮助消化；卷心菜中含有芥子油苷，经水解后能产生挥发性芥子油，促进消化吸收；花茎甘蓝含大量萝卜硫素，可杀死幽门螺杆菌，对致癌物质有解毒作用，对治疗各种胃病有益处；大蒜含植物杀菌素和含硫化合物，可抗菌、消炎，降低血清胆固醇水平；茄果中的番茄含有丰富的番茄红素和β－胡萝卜素，辣椒中含辣椒素和辣椒红色素，茄子中含有芦丁等黄酮类物质；瓜类蔬菜含有皂苷、类胡萝卜素和黄酮类，冬瓜中皂苷类物质主要为β－谷甾醇，苦瓜中含有多种活性成分，如苷类、甾醇类和黄酮类，主要是苦瓜皂苷，南瓜中含有丰富的胡萝卜素，还有南瓜多糖；食用菌类含有丰富的多糖，如香菇多糖、金针菇多糖、木耳多糖等，香菇中还有一定的硫化物、三萜类化合物，其中硫化物是其风味的重要组成成分。

（3）抗营养因子　蔬菜中存在着影响人体对营养素消化吸收的抗营养因子，除了植物红细胞凝集素、蛋白酶抑制剂和草酸外，木薯中的氰苷可抑制人和动物体内细胞色素酶的活动；甘蓝、萝卜和芥菜等含有硫苷类化合物，过多摄入会妨碍碘的吸收，导致甲状腺肿；茄子和马铃薯表皮含有的茄碱有毒性，尤其马铃薯发芽后表层茄碱含量大大提高；新鲜蔬菜中含有硝酸盐，存放在温暖潮湿的环境或在腐烂时，易在微生物的作用下转变成亚硝酸盐；此外鲜黄花菜中含有秋水仙碱，经肠道吸收后在体内可氧化成二秋水仙碱，毒性很大，可通过烫漂、蒸煮去除。

（二）水果

水果类可分为鲜果、干果和野果。根据果实形态和特征分为仁果类、核果类、浆果类、柑橘类和瓜果类。新鲜水果的营养价值与蔬菜相似，主要提供维生素、矿物质和膳食纤维。

1. 水果中的营养素种类和特点　新鲜水果含有大量的水分，蛋白质和脂肪的含量低，一般不超过1%。

（1）碳水化合物　水果比蔬菜含糖多而具有甜味，各种水果含碳水化合物为6%～28%，包括蔗糖、果糖和葡萄糖，不同种类和品种有较大的差异。水果中的仁果类（苹果、梨）以果糖为主、葡萄糖和蔗糖次之；浆果类（葡萄、草莓、猕猴桃等）主要是葡萄糖和果糖；核果类（桃、杏）和柑橘类则以蔗糖含量较多。

未成熟果实中淀粉含量较高，成熟之后淀粉转化为单糖或双糖，甜度增加。水果中还含有较丰富的膳食纤维，主要有纤维素、半纤维素和果胶，其中以果胶最为突出，果胶具有很强的凝胶力，故果胶丰富的水果常被制成果酱，如苹果、猕猴桃、山楂等。

（2）矿物质　水果中的主要矿物质是钾、镁、钙等，水果是钾的重要来源。除个别水果外，矿物质的含量相差不大，其中草莓、大枣和山楂含铁较高，而且因富含维生素C和有机酸，铁的生物利用率高。果干制品因脱水后，矿物质得以浓缩而大幅提高，葡萄干、杏干、桂圆、无花果干均为钾、铁、钙等矿物质的膳食补充来源之一。

（3）维生素　水果中B族维生素普遍较低，香蕉含丰富的叶酸和维生素B_6，胡萝卜素和维生素C因品种不同而异。含胡萝卜素高的水果为芒果、柑、橘、杏、柿子、黄桃等；含维生素C高的水果有鲜枣、草莓、山楂、猕猴桃和柑、橘等。野生水果维生素C的含量是普通水果的几倍甚至百倍，如刺梨、金樱子、沙棘含维生素C极高（刺梨100g含维生素C 2585mg，比柑橘高50～100倍）。果干制品中的维生素C损失较严重。

2. 水果中的其他成分

（1）有机酸和芳香物质　水果含有各种有机酸，如苹果酸、柠檬酸、酒石酸、琥珀酸和延胡索酸等，是水果有酸味的原因。有机酸对水果中维生素C的稳定性具有保护作用，还可促进消化液分泌。柠檬酸为柑橘类水果所含的主要有机酸，仁果类及核果类含苹果酸较多，而葡萄的有机酸主要为酒石酸。

水果中存在的油状挥发性化合物中含有醇、酯、醛、酮等物质，使水果具有独特香气，可刺激食欲，有助于食物的消化吸收。

（2）植物化学物　水果中的酚类物质包括酚酸类、类黄酮、花青素类、原花青素类、单宁类等，不仅对果品的色泽和风味有很大的影响，还对机体具有特殊保健作用，如黄酮类物质的摄入量与心血管疾病的死亡率有确定的负相关关系，水果中的花青素具有抗氧化活性等。

浆果类如草莓、桑椹、蓝莓、猕猴桃等富含花青素、类胡萝卜素和多酚类化合物；柑橘类如橘子、金桔、柠檬、葡萄柚等富含类胡萝卜素和黄酮类物质；核果类如樱桃、桃、杏、李、梅、枣、橄榄、龙眼、荔枝等主要含有多酚类化合物；樱桃、蓝莓、黑莓等富含花青素、各种花色苷、槲皮素、异槲皮素等；仁果类如苹果、梨、山楂等主要含有黄酮类物质；瓜果类如西瓜、哈密瓜、香瓜等主要含有类胡萝卜素，其中西瓜主要含有番茄红素，哈密瓜主要含胡萝卜素。

（三）加工和烹调对蔬菜和水果营养价值的影响

1. 烹调对蔬菜营养价值的影响　蔬菜烹调时，最易损失的是矿物质和水溶性维生素，其中损失最大的是维生素C。维生素C易溶于水，在中性和碱性水溶液下对热不稳定，清洗、切碎、水烫、炖、炒等工序中都会引起损失。凉拌能较好地保存新鲜蔬菜中的营养素，所以能够生吃的蔬菜可以在洗净后直接食用，加植物油有利于番茄红素和胡萝卜素的利用，应根据蔬菜特性选择适宜的加工处理和烹调方法以更好地保留营养物质。

（1）先洗后切　为减少损失，蔬菜应该先洗后切，尽量用流水冲洗蔬菜，不要在水中长时间浸泡。切后再洗会使蔬菜中的水溶性维生素和矿物质从切口处流失过多。洗好的蔬菜放置时间也不宜过长。

（2）急火快炒　实验证明，烹调时用急火快炒的方法，维生素C损失相对其他烹调方式少，但是有些豆类蔬菜如四季豆需要充分加热。

（3）开汤下菜　水溶性维生素对热敏感，沸水能破坏蔬菜中的氧化酶，从而降低对维生素C的氧化作用；另一方面，水溶性维生素受热易损失，开汤下菜能减少受热时间，保持蔬菜营养。

（4）炒好即食　已经烹调好的蔬菜应尽快食用，现做现吃，避免反复加热，这不仅是因为营养素会随着储存时间延长而丢失，还可能因细菌的硝酸盐还原作用增加亚硝酸盐含量。

2. 加工对蔬菜营养价值的影响　蔬菜加工制品营养价值总体都较鲜品低。蔬菜腌制前往往要经过反复的洗、晒或热烫，其水溶性维生素和矿物质损失严重；速冻蔬菜水溶性维生素有所损失，但胡萝卜素损失不大；罐头蔬菜水溶性维生素和矿物质可能受热降解和随水流失；蔬菜汁通常由多种蔬菜调配而成，包含了蔬菜中的主要营养成分，但是除去了蔬菜中的大部分膳食纤维。

3. 加工对水果营养价值的影响 水果加工制品包括果汁、水果罐头、果脯、干果等，其营养价值相对鲜果有不同程度的损失。果汁是由水果经压榨去掉残渣而制成，加工过程会使维生素 C、膳食纤维等产生损失。果脯是将新鲜水果糖渍并干燥而成，加工过程使得维生素损失较多，且含糖量高。干果是将新鲜水果脱水而成，维生素损失较多。各类水果制品既失去了新鲜水果的感官、自然香味等天然特征，又损失了维生素等营养成分，所以水果制品不能代替新鲜水果。若在外出需要携带方便或者水果不足的情况下，可以用果汁等制品进行补充。

尽管蔬菜和水果在营养成分和健康效应方面有很多相似之处，但它们是不同的食物种类，其营养价值各有特点。蔬菜品种远多于水果，总体来讲，蔬菜中的维生素、矿物质、膳食纤维和植物化合物含量高于水果，营养价值较水果高，故水果不能代替蔬菜。水果因食用前不经过烹调，营养成分不受烹调因素影响，而且碳水化合物、有机酸、芳香物质比新鲜蔬菜多，也是膳食的必要成分，故蔬菜也不能代替水果。

第三节 动物性食物的营养价值

一、畜禽肉类的营养价值

畜禽肉是人类膳食的重要组成部分，能为人体提供优质蛋白质、脂类、脂溶性维生素、B 族维生素和矿物质。由于味道鲜美，饱腹作用强，能量较高，可加工成各种制品和菜肴，畜禽肉是人类营养价值和食用价值都很高的食品。随着我国居民膳食结构的变化，该类食物的摄入量逐渐增加。

畜肉是指猪、牛、羊等牲畜的肌肉、内脏、头、蹄、骨、血及其制品，禽肉包括鸡、鸭、鹅、鸽、鹌鹑等的肌肉、内脏及其制品。畜禽肉主要提供蛋白质、脂肪、矿物质和维生素。其营养素的分布因动物的种类、年龄、肥瘦程度、部位、运动程度、饲料和营养状况不同而差异很大。

（一）畜禽肉的营养素种类及特点

1. 蛋白质 畜禽肉的蛋白质大部分存在于肌肉和结缔组织中，含量一般为 10% ~20%，属于优质蛋白。不同种类的动物肉中蛋白质含量不一，同种类动物肉中因为肥瘦程度和部位不同，蛋白质含量也有较大差异。如猪肉蛋白质含量平均为 13.2%，猪里脊中蛋白可达 20.2%，而猪五花肉蛋白仅 7.7%。牛羊肉的蛋白质可达 20%，禽肉中鸡肉蛋白质约为 20%，鹅肉为 18%，鸭肉为 16%。

动物血液中蛋白质含量也不相同，猪血约 12%，牛血约 13%，羊血约 7%，鸡血、鸭血约 8%。在心、肝、肾等内脏中蛋白质含量较高，脂肪含量少。肝脏的蛋白质含量较高，为 18% ~20%，心、肾含蛋白质为 14% ~17%。皮肤和筋腱主要由结缔组织构成，主要为胶原蛋白和弹性蛋白，由于缺乏色氨酸等，为不完全蛋白质，因此，以猪皮和筋腱为主要原料的食品（猪皮冻、蹄筋等）的营养价值较低，需要配合其他食品食用，以补充必需氨基酸的不足。

畜禽肉中含有能溶于水的含氮浸出物，包括肌凝蛋白原、肌肽、肌酸、肌酐嘌呤、尿素和游离氨基酸等非蛋白含氮浸出物和无氮浸出物，使肉汤具有鲜味。成年动物含氮浸出物高于幼年动物，禽肉的质地较畜肉细嫩且含氮浸出物多，故禽肉炖汤的味道比畜肉更鲜美。

2. 脂肪 畜禽肉脂肪含量变化较大，因动物品种、年龄、肥瘦程度、部位等不同而异，如猪肥肉可达 88.6%，猪瘦肉含脂肪 20.3%，猪里脊肉含脂肪 7.9%。畜肉中猪肉的脂肪含量最高，其次是羊肉、牛肉和兔肉，如瘦牛肉含脂肪 2.3%，兔肉脂肪仅 2.2%。与畜肉相比，禽肉脂肪含量较少，火鸡和鹌鹑的脂肪含量在 3% 左右，鸡和鸽子在 9% ~14%，鸭和鹅在 20% 左右。畜肉内脏脂肪的含量一般在2%～11%，脑内脂肪的含量最高。

畜肉脂肪以饱和脂肪酸为主，主要为甘油三酯，还有少量卵磷脂、胆固醇和游离脂肪酸。动物内脏含较高胆固醇，以脑中含量最高。禽肉脂肪所含必需脂肪酸含量高，亚油酸约占20%，熔点低，易于消化吸收。

3. 碳水化合物 畜禽肉碳水化合物含量一般为1%～5%，平均为1.5%，主要以糖原的形式存在于肌肉和肝脏中，另含少量的葡萄糖和微量的果糖。

4. 维生素 畜禽肉提供的维生素以B族维生素和维生素A为主，尤其内脏中维生素含量较高。肝脏是各种维生素集中的器官，特别富含维生素A和维生素B_2，维生素A的含量在牛肝和羊肝最高，维生素B_2则以猪肝含量最高。

5. 矿物质 畜禽肉中矿物质的含量一般为0.8%～1.2%，瘦肉中的含量高于肥肉，内脏高于瘦肉。畜禽肉和动物血中铁含量丰富，且主要以血红素铁形式存在，生物利用率高，不易受食物中其他因素的干扰，是膳食铁的良好来源。牛肾和猪肾中硒含量较高，是其他一般食物的数十倍。畜肉中还含有较多的磷、硫、钾、钠、铜等。禽肉中矿物质的含量与畜肉相近，但钙、磷、铁、锌等含量均高于猪、牛、羊肉，硒含量明显高于畜肉。

（二）合理烹调畜禽肉

烹调畜禽肉类可采用炒、烧、爆、炖、蒸、熘、焖、炸、煨等方法。在滑炒或爆炒前可挂糊上浆，既可增加口感，又可减少营养素丢失。肉类在烤或油炸时，由于温度较高，可使营养素遭受破坏，如果方法掌握不当，容易产生一些致癌化合物污染食物，影响人体健康，所以畜禽肉类应多蒸煮少油炸。另外，在我国南方地区，居民炖鸡有喝汤弃肉的习惯，这种吃法不能使食物中的营养素得到充分利用，还会造成食物资源极大浪费。民间一直以来有“营养全在汤里”的说法，实则不对，肉中部分的营养价值比汤中高得多。瓦罐鸡的肉和汤部分主要营养素含量比较见表7－3。

表7－3 瓦罐鸡的肉和汤部分主要营养素含量比较（每100g）

营养素	鸡肉	鸡汤	营养素	鸡肉	鸡汤
能量（kcal）	190	27.0	烟酸（mg）	0.5	0
蛋白质（g）	20.9	1.3	钙（mg）	16	2.0
脂肪（g）	9.5	2.4	钠（mg）	201	251
维生素A（μgRE）	63.0	0	铁（mg）	1.9	0.3
维生素B_2（mg）	0.21	0.07	锌（mg）	2.2	0

（三）畜禽肉制品的营养价值

肉类制品是以畜禽肉为原料，经加工而成，包括腌腊制品、酱卤制品、熏烧烤制品、干制品、油炸制品、罐头等。腌腊制品和干制品因水分减少，蛋白质、脂肪和矿物质的含量升高，但易出现脂肪氧化以及B族维生素的损失。酱卤制品饱和脂肪酸的含量降低，B族维生素也有所损失，但游离脂肪酸的含量升高。制作熏烤制品时，含硫氨基酸、色氨酸和谷氨酸等因高温而分解，营养价值降低。有些肉类制品可能含有危害人体健康的因素，如腌腊、熏烧烤、油炸等制品亚硝胺类或多环芳烃物质的含量增加，而且含盐量也高，应控制其摄入量，尽量食用新鲜畜禽肉类。

二、水产品的营养价值

水产品可分为鱼类、甲壳类和软体类。鱼类有海鱼和淡水鱼之分，根据生活的海水深度，海水鱼又可分为深水鱼和浅水鱼。水产品味道鲜美，易消化吸收，富含人类所需的蛋白质、矿物质和维生素，在人们的膳食结构中占有重要的地位。

（一）蛋白质

鱼类蛋白质含量一般为15%～25%，含有人体所必需的各种氨基酸，尤其富含亮氨酸和赖氨酸，氨基酸组成与禽肉类接近，生物学价在85%以上，属于优质蛋白。鱼类肌肉组织中肌纤维细短、间质蛋白少、水分含量多，组织柔软细嫩，较畜禽肉更易消化。鱼类含有较多的其他含氮化合物，如游离氨基酸、肽、胺类、嘌呤等化合物，是鱼汤呈味物质。鱼的结缔组织和软组织中的胶原和黏蛋白是鱼汤冷却后形成凝胶的主要物质。

其他水产品中，河蟹，对虾、章鱼等蛋白质较高，在17%以上。软体动物的蛋白质含量多数在15%左右，其中螺蛳、河蚬、蛏子等较低，为7%左右。在贝类肉中还含有丰富的牛磺酸，其含量普遍高于鱼类，尤以海螺、毛蚶和杂色蛤为最高。

（二）脂类

鱼类脂肪含量低，一般为1%～10%，平均为5%左右。鱼类脂肪呈不均匀分布，主要分布于皮下和脏器周围，肌肉含量很低。不同鱼种的脂肪含量差异较大，如鳕鱼脂肪含量在1%以下，河鳗脂肪高达10.8%。

鱼类脂肪多由不饱和脂肪酸组成，占脂肪的60%以上，熔点较低，常温下呈液态，人体消化吸收率为95%。一些深海鱼类脂肪中含长链多不饱和脂肪酸高，主要是二十碳五烯酸（EPA）和二十二碳六烯酸（DHA），含量可达10.8%～37.1%，具有降血脂、防治动脉粥样硬化、辅助抗肿瘤作用。鱼类胆固醇含量一般约为100mg/100g，但鱼子中含量较高，如鲳鱼子胆固醇含量为1070mg/100g。

其他水产品中，河蟹脂肪含量为2.6%，对虾脂肪含量为0.8%，软体动物的脂肪含量平均为1%。

（三）碳水化合物

鱼类中碳水化合物含量低，一般为1.5%左右，主要以糖原的形式存在。有些鱼不含碳水化合物，如草鱼、银鱼、沙丁鱼、鲈鱼、鲳鱼等。除了糖原之外，鱼体内还含有黏多糖类。

软体动物类碳水化合物平均为3.5%左右，其中海蜇、鲍鱼、牡蛎、螺蛳等较高，为6%～7%。

（四）维生素

鱼类是维生素A和维生素D的重要来源，也是维生素B_2的良好来源，维生素E、维生素B_1和烟酸的含量也较高，但几乎不含维生素C。黄鳝维生素B_2含量为0.98mg/100g。一些生鱼制品中含有硫胺素酶，当生鱼存放或生吃时可破坏维生素B_1，此酶在加热时可被破坏。

软体动物维生素含量与鱼类相似，有些含有较多的维生素A、烟酸和维生素E，但维生素B_1含量较低。黄螺维生素B_2含量可达1.02mg/100g。

（五）矿物质

鱼类矿物质的含量为1%～2%，含量最高的是磷，钾、钙、钠、镁、氯等含量也较多。钙的含量较畜禽肉高，海水鱼类富含碘，某些海水鱼含碘500～1000μg/kg，而淡水鱼含碘仅为50～400μg/kg。此外，鱼类含锌、铁、硒也较丰富。

河虾的钙含量高达325mg/100g，虾类锌含量也较高。软体动物中矿物质含量多在1.0%～1.5%，其中钙、钾、钠、铁、锌、硒、铜等含量丰富，如生蚝锌含量高达71.2mg/100g，海蜇、牡蛎和海参等的硒含量都超过50μg/100g。

三、乳类及乳制品的营养价值

乳类包括牛乳、羊乳、马乳等，其中人们食用最多的是牛乳。乳类能满足初生幼仔迅速生长发育的全部需要，是营养素齐全、容易消化吸收的优质食品，适合各年龄段健康人群及特殊人群食用。乳类经浓缩、发酵等工艺可制成乳制品，如奶粉、酸奶、炼乳等。乳类及乳制品含有优质蛋白质、丰富的 B 族维生素以及矿物质等，具有很高营养价值。

（一）乳类

乳类为乳白色的复杂乳胶体，微酸性，乳类的水分为86%～89%，味道温和，稍有甜味，具有特有的奶香味。

1. 蛋白质 牛乳中的蛋白质平均含量为3.0%，羊乳中的蛋白质含量为1.5%，人乳中的蛋白质含量为1.3%，低于牛乳和羊乳。

牛乳中的蛋白质主要由酪蛋白（79.6%）、乳清蛋白（11.5%）和乳球蛋白（3.3%）组成。酪蛋白属于结合蛋白，含有大量的磷酸基，能与 Ca^{2+} 发生相互作用，利于钙的吸收利用。乳清蛋白是指乳清中的蛋白质，可分为热稳定和热不稳定乳清蛋白两部分，加热时发生凝固并沉淀的属于不稳定乳清蛋白。乳球蛋白与机体免疫有关。乳类蛋白质的生物学价值为85，消化吸收率高，属优质蛋白。不同乳中主要营养素含量见表7－4。

表7－4 不同乳中主要营养素含量比较（每100g）

营养素	人乳	牛乳	羊乳
水分（g）	87.6	89.8	88.9
蛋白质（g）	1.3	3.0	1.5
脂肪（g）	3.4	3.2	3.5
碳水化合物（g）	7.4	3.4	5.4
钙（mg）	30	104	82
磷（mg）	13	73	98
铁（mg）	0.1	0.3	0.5
视黄醇当量（ug）	11	24	84
维生素 B_1（mg）	0.01	0.03	0.04
维生素 B_2（mg）	0.05	0.14	0.12
烟酸（mg）	0.20	0.10	2.10
维生素 C（mg）	5	1	—

2. 脂肪 乳中脂肪含量一般为2.8%～4.0%，主要为甘油三酯，还有少量磷脂和胆固醇。脂肪酸组成中，油酸占30%，亚油酸和亚麻酸分别占5.3%和2.1%。奶中脂类成分随饲料、季节的不同而略有变化。

乳中脂肪球表面有一层脂蛋白膜，主要成分为磷脂和糖蛋白，脂肪以微细的脂肪球状态分散在乳汁中，容易消化吸收，吸收率达97%。乳中脂肪是脂溶性维生素的载体，短链脂肪酸（如丁酸、己酸、辛酸）含量较高，是其脂肪风味良好及易消化的原因。

3. 碳水化合物 乳中碳水化合物主要以乳糖形式存在，含量为3.4%～7.4%。人乳中乳糖含量最高，羊乳次之，牛乳最少。

乳糖有调节胃酸、促进胃肠蠕动、利于钙吸收和消化液分泌的作用，还可促进肠道乳酸杆菌的繁殖，对肠道健康具有重要意义。有的人吃牛乳后发生腹胀、腹泻等，是因为肠道缺乏乳糖酶所致，称为乳糖不耐受症。用固定化乳糖酶将乳糖水解为半乳糖和葡萄糖可以解决乳糖不耐受问题，还可以提高乳品的甜度。

4. 维生素 乳中含有人体所需的各种维生素，包括维生素 A、维生素 D、维生素 E、维生素 K、各种 B 族维生素和微量的维生素 C，其含量与奶牛的饲养方式和季节变化有关。如放牧期牛乳中维生素 A、维生素 D、胡萝卜素和维生素 C 含量较冬春季在棚内饲养明显增多。乳中维生素 D 含量较低，但夏季日照多时，其含量有一定增加。牛乳是 B 族维生素的良好来源，特别是维生素 B_2。

脂溶性维生素存在于牛乳脂肪中，脱脂乳的脂溶性维生素含量随着脂肪的去除而显著下降，必要时需进行营养强化。

5. 矿物质 牛乳中矿物质含量约为 0.7%，富含钙、磷、钾、镁、钠、硫、锌、锰等。其中钙含量为 104mg/100g，容易消化吸收，是膳食中天然钙的最好来源。乳中铁含量很低，喂养婴儿时应注意铁的补充。乳中矿物质含量受品种、饲料、泌乳期等因素的影响，初乳含量最高，常乳中含量略有下降。

6. 其他成分

（1）酶类 牛乳中含多种酶类，主要是氧化还原酶、转移酶和水解酶。水解酶包括淀粉酶、蛋白酶和脂肪酶等，可促进营养物质的消化。溶菌酶对于牛奶保存最为重要，新鲜未污染的牛奶可在 4℃ 下保存 36 小时。碱性磷酸酯酶是热杀菌的指示菌，加热后测定此酶活性可推知热杀菌效果。牛乳中的转移酶主要有 γ－谷氨酰转移酶和黄素单核苷酸腺苷转移酶。

（2）有机酸 乳中的有机酸主要是柠檬酸及微量乳酸、丙酮酸及马尿酸。乳中柠檬酸的含量平均为 0.18%，以盐类状态存在．除了酪蛋白胶粒成分中的柠檬酸盐外，还存在有分子、离子状态的柠檬酸盐。柠檬酸还是乳制品芳香成分丁二酮的前体。酸败乳及发酵乳中，在乳酸菌的作用下，马尿酸可转化为苯甲酸。

（3）生理活性物质 乳中较为重要的生理活性物质有生物活性肽、乳铁蛋白、免疫球蛋白、激素和生长因子。生物活性肽类是乳蛋白质在消化过程中经蛋白酶水解产生的，包括镇静安神肽、抗高血压肽、免疫调节肽和抗菌肽等。乳中的乳铁蛋白是一类重要的生理活性物质，具有调节铁代谢、促进生长、抗炎、抗病毒和抗氧化等作用。

（4）细胞成分 乳中所含的细胞成分主要是白细胞和一些乳房分泌组织的上皮细胞，也有少量红细胞。牛乳中细胞含量的多少是衡量乳房健康状况及牛乳卫生质量的标志之一。细胞数越低，生鲜乳质量越高，细胞数越高，对生鲜乳的质量影响越大，并对下游其他乳制品如酸乳、奶酪等的产量、质量、风味等产生较大的不利影响。

（二）乳制品

乳制品指由牛乳、羊乳等经过一定工艺配制而成的食品，包括奶粉、消毒奶、炼乳、奶油、酸奶、乳饮料等。乳制品种类繁多，因加工工艺不同，其营养成分各异，营养价值和食用对象也不相同。

1. 巴氏杀菌乳、灭菌乳和调制乳 巴氏杀菌乳是指仅以生牛（羊）乳为原料，经巴氏杀菌等工序制得的液体产品。灭菌乳分为超高温灭菌乳和保持灭菌乳，超高温灭菌乳以生牛（羊）乳为原料，添加或不添加复原乳，在连续流动的状态下，加热到至少 132℃ 并保持很短时间的灭菌，再经无菌灌装等工序制成的液体产品。保持灭菌乳以生牛（羊）乳为原料，添加或不添加复原乳，无论是否经过预热处理，在灌装并密封以后经灭菌等工序制成的液体产品。调制乳以不低于 80% 的生牛（羊）乳或复原乳为主要原料，添加其他原料或食品添加剂或营养强化剂，采用适当的杀菌或灭菌等工艺制成的液体产品。

这三种形式的产品是目前我国市场上流通的主要液态乳，除维生素 B_1 和维生素 C 有一定损失外，营养价值和新鲜的生牛奶相差不大，但调制乳因其是否进行营养强化而差异较大。巴氏杀菌乳需冷藏保存，保质期为 3～6 天，灭菌乳常称“常温乳”，常温保质期为半年。

2. 乳粉 是以生牛（羊）乳为原料，经加工制成的粉状产品。调制乳粉以牛（羊）乳或及其加工制品为主要原料，添加其他原料，添加或不添加食品添加剂和营养强化剂，经加工制成的乳固体含量不低于 70% 的粉状产品。目前市场上的产品多为调制乳粉。

乳粉根据鲜乳是否脱脂又可分为全脂乳粉和脱脂乳粉。全脂乳粉加工将鲜乳消毒后除去70% ~80%的水分，采用喷雾干燥法，将乳喷成雾状微粒而成，营养成分一般为鲜乳的 8 倍。脱脂乳粉是将鲜乳脱去脂肪，再浓缩除水分后喷雾干燥制成的乳粉，脂肪仅为 1.3%，但损失较多的脂溶性维生素，其他成分变化不大，适合于腹泻的婴儿及要求低脂膳食的人群食用。

调制乳粉以牛乳为基础，根据不同人群的营养需要特点，对牛乳的营养组成成分加以适当调整和改善调制而成。除了婴幼儿配方乳粉外，还有孕妇奶粉、儿童奶粉及中老年奶粉等。

3. 炼乳 是一种将鲜奶经真空浓缩或其他方法除去大部分水分，浓缩至原体积25% ~40%的浓缩乳制品。根据加工时的原料和添加的辅料不同，可以分为淡炼乳、加糖炼乳和调制炼乳等。

淡炼乳是以生乳和（或）乳制品为原料，添加或不添加食品添加剂和营养强化剂，经加工制成的黏稠状产品。淡炼乳按适当的比例冲稀后，营养价值基本与鲜奶相同。淡炼乳在胃酸作用下，可形成凝块，便于消化吸收，适合于婴儿和鲜奶过敏者食用。

加糖炼乳的加工工艺同淡炼乳，只是原料中添加食糖。加糖炼乳中糖含量可达45%，利用其高渗透压的作用可以抑制微生物的繁殖，因此成品保质期较长。因糖分过高，食前需经大量水冲淡，营养成分相对下降，故加糖炼乳不宜用于喂养婴儿。

调制炼乳是在淡炼乳和加糖炼乳的工艺中添加辅料，制成的黏稠状产品，也有淡调制炼乳和加糖调制炼乳之分。

4. 发酵乳 是以生牛（羊）乳或乳粉为原料，经杀菌、发酵后制成的 pH 降低的产品。其中以生牛（羊）乳或乳粉为原料，经杀菌、接种嗜热链球菌和保加利亚乳杆菌（德氏乳杆菌保加利亚亚种）发酵制成的产品称为酸乳。

发酵乳经过乳酸菌发酵后，乳糖变成乳酸，使乳糖酶活性低的成人易接受。蛋白质凝固，游离氨基酸和肽增加，更易消化吸收，脂肪不同程度地水解，形成独特的风味。维生素 A、维生素 B_1、维生素 B_2等的含量与鲜奶含量相似，但叶酸含量增加 1 倍左右，胆碱也明显增加，且酸奶酸度增加，有利于维生素的保护。乳酸菌进入肠道可抑制肠道腐败菌的生长繁殖，防止腐败胺类产生。研究表明酸奶的摄入也可以改善便秘，还可改善幽门螺杆菌的根除率。

5. 奶油 分为稀奶油、奶油（黄油）和无水奶油（无水黄油）三种，主要用于佐餐和面包、糕点等的制作。

稀奶油是以乳为原料，分离出的含脂肪部分，添加或不添加其他原料、食品添加剂和营养强化剂，经加工制成的脂肪含量为 10.0% ~80.0% 的产品。

奶油（黄油）是以乳和（或）稀奶油（经发酵或不发酵）为原料，添加或不添加其他原料、食品添加剂和营养强化剂，经加工制成的脂肪含量不小于 80.0% 的产品。

无水奶油（无水黄油）是以乳和（或）奶油或稀奶油（经发酵或不发酵）为原料，添加或不添加食品添加剂和营养强化剂，经加工制成的脂肪含量不小于 99.8% 的产品。

6. 干酪 是成熟或未成熟的软质、半硬质、硬质或特硬质，可有涂层的乳制品，其中乳清蛋白/酪蛋白的比例不超过牛奶中的相应比例。干酪由下述方法获得。

（1）在凝乳酶或其他适当的凝乳剂的作用下，使乳、脱脂乳、部分脱脂乳、稀奶油、乳清稀奶油、酪乳中一种或几种原料的蛋白质凝固或部分凝固，排出凝块中的部分乳清而得到，这个过程是乳蛋白质（特别是酪蛋白部分）的浓缩过程，即干酪中蛋白质的含量显著高于所用原料中蛋白质的含量。

（2）加工工艺中包含乳和（或）乳制品中蛋白质的凝固过程，并赋予成品与所描述产品类似的物理、化学和感官特性。

干酪制作过程中大部分乳糖随乳清流失，少量在发酵中起到促进乳酸发酵的作用。干酪中含有原料乳中的各种维生素，其中脂溶性维生素大多保留在蛋白质凝块中，而水溶性维生素部分损失，因为干酪是浓缩制品，故水溶性维生素含量仍不低于原料乳。干酪钙、锌等矿物质含量高，钙含量高达799mg/100g，锌含量为6.97mg/100g。

四、蛋类及蛋制品的营养价值

蛋类是指鸡蛋、鸭蛋、鹅蛋、鹌鹑蛋、鸽蛋等，以鸡蛋的产量最大，食用最普遍。蛋制品是以蛋类为原料加工制成的产品，如咸蛋、松花蛋、糟蛋、冰蛋、干全蛋粉、干蛋清粉及干蛋黄粉等。

（一）蛋类的结构

蛋类的结构基本相似，由蛋壳、蛋清（蛋白）和蛋黄三部分组成。以鸡蛋为例，每只鸡蛋平均重约50g，蛋壳重量占11%，蛋清占57%，蛋黄占32%。

蛋壳位于蛋的最外层，占整个蛋重的11%~13%，壳上布满细孔，主要由碳酸钙构成。在蛋壳最外层有一层水溶性胶状黏蛋白，对防止微生物进入蛋内和蛋内水分及二氧化碳过度向外蒸发起到保护作用。蛋生下来时，蛋壳膜附着于蛋壳表面，使其外观无光泽而呈霜状，据此特征可以鉴别蛋的新鲜程度。蛋壳膜为水溶性，要注意防潮，不能水洗、雨淋，否则易腐败变质。蛋壳的颜色从白色到棕色，由蛋壳中的原卟啉色素决定，该色素的合成能力因鸡蛋的品种而异，与蛋的营养价值关系不大。

蛋清为白色半透明黏性胶状物质，主要成分为卵白蛋白，占蛋重的57%。蛋清遇热、碱、醇类发生凝固，遇氯化物或某些化学物质，浓厚的蛋白则水解为水样的稀薄物，正因为如此，蛋可以加工成松花蛋和咸蛋。

蛋黄为浓稠、不透明、半流动黏稠物，表面包围有蛋黄膜，占蛋重的32%。蛋黄被两根系带固定在蛋中央，时间越长，外界温度越高，系带变得越细，直至消失。蛋黄随系带变化而逐渐贴近蛋壳，由此也可以鉴别蛋的新鲜程度。蛋黄的颜色受禽类饲料成分的影响，如饲料中添加β-胡萝卜素可以增加蛋黄中的β-胡萝卜素水平，而使蛋黄呈现黄色至橙色的鲜艳颜色。

（二）蛋的营养组成及特点

不同禽蛋的营养成分基本相同，蛋清占可食部分的2/3，蛋黄占1/3，主要含有蛋白质、脂肪、矿物质和维生素。蛋的微量营养成分受到品种、饲料、季节等多方面因素的影响，但蛋中宏量营养素含量总体上基本稳定。蛋的各部分主要营养素含量见表7-5。

表7-5　蛋的各部分主要营养素含量（100g）

营养素	全蛋	蛋清	蛋黄
水分（g）	74.1	84.4	51.5
蛋白质（g）	13.3	11.6	15.2
脂肪（g）	8.8	0.1	28.2
碳水化合物（g）	2.8	3.1	3.4
钙（mg）	56	9	112
铁（mg）	2.0	1.6	6.5
锌（mg）	1.10	0.02	3.79
硒（μg）	14.34	6.97	27.01
视黄醇当量（ug）	234	—	438
维生素 B_1（mg）	0.11	0.04	0.33
维生素 B_2（mg）	0.27	0.31	0.29
烟酸（mg）	0.2	0.2	0.1

1. 蛋白质 蛋类蛋白质含量一般在10%以上，全鸡蛋蛋白质约12%，蛋清中蛋白质含量略低，蛋黄中含量较高，加工成咸蛋或皮蛋后，蛋白质含量变化不大。蛋清中蛋白质主要有卵清蛋白、卵黏蛋白、卵球蛋白等，蛋黄中蛋白质主要是卵黄磷蛋白和卵黄球蛋白。

蛋类的蛋白质含有人体所需的各种氨基酸，其氨基酸模式与人体氨基酸模式相近，易于消化吸收，生物学价值达94，是人类最理想的优质蛋白质，常作为参考蛋白评价食物蛋白质的营养价值。蛋类蛋白质中赖氨酸和蛋氨酸含量较高，与谷类及豆类食物混合食用，可弥补其赖氨酸或蛋氨酸的不足。

蛋类蛋白质中含富含半胱氨酸，加热过度使半胱氨酸部分分解产生硫化氢，与蛋黄中的铁结合可形成黑色的硫化铁，煮蛋中蛋黄表面的青黑色和鹌鹑蛋罐头的黑色物质就来源于此。

2. 脂肪 蛋清中含脂肪极少，全蛋98%的脂肪集中在蛋黄中，呈乳化状，脂肪分散成细小颗粒，故易消化吸收。

鸡蛋蛋黄中脂肪含量为28%~33%，其中中性脂肪含量占62%~65%，磷脂占30%~33%，固醇占4%~5%，还有微量脑苷脂类。蛋黄中性脂肪的脂肪酸中，以单不饱和脂肪酸油酸含量最为丰富，约占50%，亚油酸约占10%，其余主要是硬脂酸、棕榈酸和棕榈油酸以及微量的花生四烯酸。

蛋黄是磷脂的良好食物来源，蛋黄磷脂以卵磷脂和脑磷脂为主，还含有神经鞘磷脂。卵磷脂具有促进婴幼儿脑发育、降低血胆固醇的作用，还能促进脂溶性维生素的吸收。蛋类胆固醇含量高，主要集中在蛋黄中，其中鹅蛋黄含量最高，达1696mg/100g，其次是鸭蛋黄，鸡蛋黄含胆固醇1510mg/100g。每个鸡蛋胆固醇含量约250mg，是胆固醇含量较高的食物。现代研究表明，鸡蛋的摄入（每周3~4个）对血清胆固醇水平的影响微弱，适量摄入鸡蛋与心血管疾病（冠心病和卒中等）的发病风险无关。

3. 碳水化合物 蛋类的碳水化合物为1%~3%，蛋黄略高于蛋清。蛋清中主要含有甘露糖和半乳糖，蛋黄主要是葡萄糖，多以与蛋白质结合的形式存在。

4. 维生素 蛋中维生素含量十分丰富，品种较为齐全，其中绝大部分的维生素A、维生素D、维生素E和大部分的维生素B_1集中在蛋黄中。蛋中的维生素含量因品种、季节和饲料的不同而有一定的变化。放养禽类摄入含类胡萝卜素的青叶饲料较多，蛋黄颜色较深；集中饲养的鸡饲料中含有丰富的维生素A，缺乏青叶类饲料，蛋黄颜色较浅，而维生素A含量通常高于放养鸡。维生素D含量随季节、饲料组成和禽类日照时间有一定的变化。鸭蛋和鹅蛋的维生素含量总体而言高于鸡蛋，每100g鸭蛋黄、鹅蛋黄的视黄醇当量接近2000μg，是鸡蛋黄的4倍。

5. 矿物质 蛋类是多种矿物质的良好来源。蛋中钙、磷、铁、锌、硒等矿物质含量丰富，主要存在于蛋黄，蛋清含量较低。蛋中铁含量较高，但由于是非血红素铁，并与卵黄高磷蛋白结合，生物利用率仅为3%左右。蛋类的矿物质含量受饲料因素影响较大。通过饲料中添加硒和碘，可生产富硒蛋和富碘蛋等。

（三）蛋类的合理利用

在生鸡蛋蛋清中，含有抗生物素蛋白和抗胰蛋白酶。抗生物素蛋白能与生物素在肠道内结合成人体难以消化吸收的化合物，从而引起人体缺乏生物素，产生食欲不振、全身无力、毛发脱落、皮肤发黄、肌肉疼痛等缺乏的症状。而抗胰蛋白酶能抑制胰蛋白酶的活力，从而妨碍蛋白质消化吸收。烹调加热可破坏这两种物质，消除它们的不良影响。此外烹调过程中的加热能够杀灭生蛋中带有的沙门杆菌、霉菌和蛋壳上带有的大肠埃希菌，保证食品安全，故不宜吃生鸡蛋清。

一般的烹调加工方法对蛋类营养成分影响不大，过度加热会使蛋白质过分凝固、变硬变韧，形成硬块，影响食欲及消化吸收。煎鸡蛋的维生素B_1、维生素B_2损失率分别为15%和20%，而叶酸损失率可达65%，煮鸡蛋几乎不会引起维生素损失。

新鲜蛋类经特殊加工制成风味特异的蛋制品，宏量营养素与鲜蛋相似，但不同加工方法对一些微量营养素的含量产生影响，如皮蛋在加工过程中加碱和盐，使矿物质含量增加，但造成B族维生素较大损失，且会增加铅的含量，对维生素 A、维生素 D 的含量影响不大；咸蛋主要是钠含量的增加；糟蛋在加工过程中蛋壳中的钙盐可以渗入蛋内，钙含量比鲜蛋高 10 倍左右。

五、调味品及其他加工制品食物的营养价值

调味品、食用油、酒和其他加工制品等其他食品，在烹调膳食时起着重要的作用，不仅满足烹调加工以及人们饮食习惯的需要，还是人体补充营养素的重要途径，有些食品还有其特定的营养价值。

（一）食盐

食盐是食物烹饪或食品加工的主要调味料，主要成分是氯化钠。食盐在烹饪调味中起着极其重要的作用，它能够增强菜肴的风味和调和滋味。食盐含的钠和氯为人体必需营养素，《中国居民膳食指南（2022）》推荐成年人每天摄入食盐量不超过 5g，5g 食盐含钠 2000mg、氯 3000mg，可满足人体对钠和氯的需要，但摄入过多的食盐可增加高血压、脑卒中等疾病的发生风险。目前我国居民食盐摄入普遍过多（2015 年中国人群每标准人日食盐摄入量 9. 3g），因此应当减少食盐的摄入。另外，我们还需要注意“隐形盐”的摄入，“隐形盐”指酱油、酱类、咸菜以及高盐食品（指钠含量≥800mg/100g 的食品，1g 盐 =400mg 钠）等中看不见的盐。鸡精、味精、蚝油等调味品含钠量较高，应特别注意；钠是预包装食品标签中强制标识的项目，购买时应注意食品的钠含量，一般而言，钠超过 30% NRV（营养素参考值）的食品需要注意少购少吃。

（二）油

食用油是人们生活的必需品，在增进食物色、香、味、形等方面的同时，提供人体热能和必需脂肪酸，促进脂溶性维生素的吸收。食用油包括植物油和动物油，植物油是从植物根、茎、叶、果实、花或胚芽组织中加工提取的油脂，如花生油、大豆油、菜籽油、棉籽油、芝麻油、葵花籽油、玉米油、橄榄油、亚麻籽油和红花籽油等；动物油是指从动物体内取得的油脂，如猪油、牛油、羊油、鸡油、鱼油和奶油（黄油）等。植物油和动物油的区别是：前者含不饱和脂肪酸多，常温下呈液态，消化吸收率高；后者以饱和脂肪酸为主，常温下一般呈固态，消化吸收率低于植物油。油脂的主要营养成分是脂肪，占 99% 以上，其次还含有维生素 E 以及少量的钾、钠、钙和微量元素。食用油是提供人们所需脂肪的重要来源，占总脂肪的 53% 左右（总脂肪摄入量为 79. 9g），但过多食用油的摄入会增加肥胖和慢性病发生的风险。目前我国居民食用油摄入量过多（2015 年中国人群每标准人日食用油摄入量 43. 2g），《中国居民膳食指南（2022）》推荐成年人每天的食用油摄入量为 25 ~30g，成年人脂肪提供能量应占总能量的 30% 以下。

（三）添加糖

食品生产制备过程中被添加到食物中的糖及糖浆被称为添加糖，具有甜味特征，常用的有白砂糖、绵白糖、红糖、果糖及玉米糖浆等。添加糖主要用于生产加工食品，可用作调味剂、增稠剂，还可提高制品的渗透压，在食品生产加工中应用广泛，如饮料、果汁、甜点和糖果等的生产制作。添加糖是纯能量食物，容易消化吸收，摄入添加糖/含糖饮料可增加龋齿、超重和肥胖等的发生风险。《中国居民膳食指南（2022）》推荐添加糖摄入量不超过 50g/d，最好控制在 25g 以下；不喝或少喝含糖饮料；建议每天摄入添加糖提供的能量不超过总能量的 10%，最好不超过总能量的 5%。对于儿童青少年来说，含糖饮料（含糖量 5% 以上）是添加糖的主要来源，建议不喝或少喝，少食用高糖食品。另外，注意看营养标签，某些酸奶的糖含量也很高。

（四）酒

酒的主要化学成分是乙醇，是形成酒类特有口感的物质基础，此外还含有少量的糖、微量的肽类或氨基酸等。此外，酒还含有有机酸、酯类、醇、醛、酮和酚类等其他非营养化学成分，这些成分含量较

少，但直接或间接地赋予了酒的色泽、香型、风味和口感等各种品质特征。过量饮酒与多种疾病有关，会增加肝脏损伤、胎儿酒精综合征、痛风、心血管疾病和某些癌症的发生风险，因此应避免过量饮酒。《中国居民膳食指南（2022）》推荐成年人一天饮用的酒精量不超过15g。儿童青少年、孕妇、乳母和慢性病患者等特殊人群不应饮酒。

（五）其他加工制品

其他加工制品包括谷类加工制品、肉类加工制品、水果蔬菜制品以及冷冻饮品和饮料、罐头食品、蛋制品、糖与糖果食品，及近年来快速新起的快餐食品等。随着现代生活节奏的加快，越来越多的加工制品进入食品消费市场。一方面，加工食品为人们的快节奏生活提供必不可少的能量和营养素，另一方面，加工制品的营养价值常不如新鲜食品，其安全性更是食品生产监督部门工作的重中之重。

1. 谷类加工制品 包括饼干糕点类食物、膨化油炸食品和即食谷类制品等；饼干、糕点类食物在加工过程中加入糖、甜味剂、奶和奶制品及蛋类等，其营养物质主要为碳水化合物，加工原料不同，脂肪和蛋白含量不同；此类食品能量密度较高，必要时可为机体提供所需的能量。膨化油炸食品包括方便面、薯片、炸薯条等，这类食品也是人们常说的“垃圾食品”；其典型特点是油脂含量高，含有一定量的反式脂肪酸，并且钠含量常较高，其能量密度较高而营养密度低，这类食物应少吃；但由于其方便携带，必要时仅作为补充能量的来源。即食谷类制品包括燕麦片、各种杂粮粉、即食玉米片、干薯条等，这类加工食品大多保持了谷物原来的营养成分，并且食用方便，可以临时充当主食的角色。

2. 肉类加工制品 包括火腿肠、腌制腊肉腊肠、各类肉丸、鱼丸、虾饺等。这类食品在加工过程中常会加入亚硝酸盐，并且盐含量通常较高；各种熏烤、盐腌腊肉腊肠在加工过程中油脂过度氧化等存在食品安全问题；所以尽管加工肉制品具有食物特殊的风味，也应尽量少吃。

3. 水果蔬菜制品 包括干果（蜜饯类）、干菜及腌酱腌菜类。干果、干菜是新鲜水果蔬菜经干燥脱水等工艺加工而成的食品。经干燥脱水后的蔬菜易于储存，但维生素和矿物质损失较大，一般作为其他加工食品的配料之一。干果（蜜饯类）常加入了较多的糖，因而能量较高。酱腌菜类包括酱渍菜、盐渍菜、酱油渍菜、糖渍菜、醋渍菜、糖醋渍菜、虾油渍菜、盐水渍菜、糟渍菜等品种，通常含盐、含糖量较高，尽量少食用。

4. 其他 冷冻饮品和饮料、罐头食品、蛋制品、糖与糖果食品，及近年来快速兴起的快餐食品和预制菜等，因其获取便利性，越来越多地出现在人们的生活中。此类加工制品因原料组成不同，营养素构成千差万别，应帮助人们认识此类食物的营养价值，了解其原料组成和对健康的影响，提醒人们慎选高盐、高油、高糖食品。

知识链接

中国居民平衡膳食餐盘

中国居民平衡膳食餐盘是按照平衡膳食原则，描述了一个人一餐中膳食的食物组成和大致比例。餐盘更加直观，一餐膳食的食物组合搭配轮廓清晰明了。餐盘分成4部分，分别是谷薯类、动物性食物和富含蛋白质的大豆及其制品、蔬菜和水果，餐盘旁的一杯牛奶提示其重要性。此餐盘适用于2岁以上人群，是一餐中食物基本构成的描述。与膳食平衡宝塔相比，平衡膳食餐盘更加简单明了，给大家一个框架性认识，用传统文化中的基本符号，表达阴阳形态和万物演变过程中的最基本平衡，一方面更容易记忆和理解，另一方面也预示着一生中天天饮食，错综交变、此消彼长、相辅相成的健康生成自然之理。2岁以上人群都可参照此结构计划膳食，即便是对素食者而言，也很容易将肉类替换为豆类，以获得充足的蛋白质。

答案解析

练习题

1. 谷类中氨基酸含量较低的是（　）。
   A. 色氨酸　B. 亮氨酸　C. 蛋氨酸
   D. 赖氨酸　E. 组氨酸
2. 大豆与谷类同时食用可起到蛋白质互补作用，主要是因为大豆蛋白富含（　）。
   A. 色氨酸　B. 赖氨酸　C. 蛋氨酸
   D. 亮氨酸　E. 组氨酸
3. 粮谷类相对其他食物含较多的（　）。
   A. 钙　B. 铁　C. 维生素 A
   D. 维生素 B_1　E. 维生素 C
4. 谷类食品中含量最多的矿物质是（　）。
   A. 钙　B. 磷　C. 铁
   D. 锌　E. 硒
5. 下列含碳水化合物最多的是（　）。
   A. 蛋类　B. 粮谷类　C. 鱼类
   D. 水果　E. 蔬菜
6. 谷皮中不含有（　）。
   A. 淀粉　B. 蛋白质　C. 脂肪
   D. 维生素　E. 矿物质
7. 下列不属于深色蔬菜的是（　）。
   A. 紫甘蓝　B. 胡萝卜　C. 菠菜
   D. 番茄　E. 茄子
8. 绿叶蔬菜富含（　）。
   A. 维生素 A　B. 维生素 C　C. 核黄素
   D. 叶酸　E. 维生素 K
9. 蔬菜几乎不含有（　）。
   A. 维生素 B_1　B. 维生素 B_2　C. 维生素 B_{12}
   D. 维生素 K　E. 维生素 A
10. 深色蔬菜较浅色蔬菜富含（　）。
    A. 碳水化合物　B. 蛋白质　C. 胡萝卜素
    D. 维生素 B_1　E. 膳食纤维
11. 畜禽肉鱼蛋类主要提供（　）。
    A. 蛋白质、脂肪、维生素、矿物质
    B. 能量、蛋白质、维生素、矿物质
    C. 能量、脂肪、矿物质、维生素
    D. 能量、脂肪、蛋白质、矿物质
    E. 蛋白质、碳水化合物、脂肪、维生素

12. 猪肝富含（　）。

A. 维生素 A　B. 维生素 B_2　C. 维生素 B_3

D. 维生素 C　E. 维生素 D

13. 鱼类中含有的多不饱和脂肪酸主要是（　）。

A. α－亚麻酸和 DHA　B. EPA 和 DHA

C. 亚油酸和 EPA　D. 亚油酸和 DHA

E. 亚油酸和 β－亚麻酸

14. 鱼类食品几乎不含（　）。

A. 维生素 A　B. 维生素 B　C. 维生素 C

D. 维生素 D　E. 维生素 E

15. 海鱼中具有降低血脂、预防血栓形成作用的主要成分是（　）。

A. 多不饱和脂肪酸　B. 碘　C. 优质蛋白质

D. 维生素 C　E. 维生素 A

16. 海鱼中具有降低血脂、预防血栓形成作用的主要成分是（　）。

A. 多不饱和脂肪酸　B. 碘　C. 优质蛋白质

D. 维生素 C　E. 维生素 A

17. 膳食中钙最好的来源是（　）。

A. 乳类及乳制品　B. 海带　C. 蛋黄

D. 虾皮　E. 骨头汤

18. 蛋黄中降低血胆固醇作用的成分是（　）。

A. 神经鞘磷脂　B. 卵磷脂　C. 脑磷脂

D. 脑苷脂　E. 谷固醇

19. 中国居民平衡膳食宝塔主要提供热能和蛋白质的食物是（　）。

A. 肉类　B. 蛋类　C. 乳类及乳制品

D. 谷薯类　E. 水果蔬菜

20. 膳食中维生素 E 最好的来源是（　）。

A. 肉类　B. 动物内脏　C. 动物油

D. 植物油　E. 水果

（陈香郡）

书网融合……

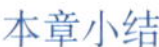
本章小结

微课

题库

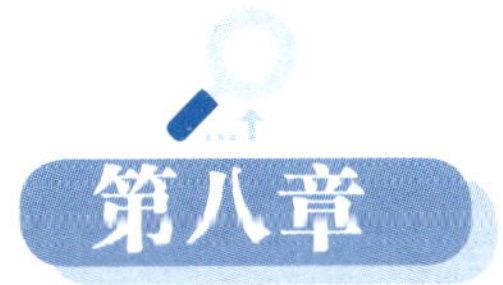

PPT

第八章 合理营养

学习目标

知识目标

1. 掌握　中国居民一般人群膳食指南内容和中国居民膳食宝塔的内容。
2. 熟悉　特定人群的膳食指南内容。
3. 了解　合理营养；平衡膳食；合理营养的要求。

能力目标

能够应用膳食指南和膳食宝塔的知识开展人群健康教育，指导居民合理营养，平衡膳食。

素质目标

通过本项目的学习，树立营养健康理念，传承与发展中国东方健康膳食模式，增强文化自信，持续致力于健康中国目标的实现。

合理营养是健康的基石，不合理的营养是疾病的温床。虽然有些疾病是由于生活方式、心态等多种因素作用所致，但膳食结构不合理、营养不均衡是其中最重要的因素。因此，改变陈旧、错误的观念，树立科学的营养健康理念，真正做到合理营养和平衡膳食，对于保障人民群众身体健康、推动健康中国建设具有重要意义。

第一节　合理营养及要求

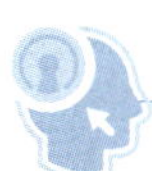

情境导入

情境　两岁半的明明跟着奶奶在老家生活，明明奶奶每天用肉汤煮稀饭给明明吃，明明吃得白白胖胖的，平时身体健康，很少感冒，奶奶逢人就炫耀自己喂养得好。因为明明平时不爱吃配方奶、挑食，妈妈带他到医院营养科就诊。经检查，发现明明血脂异常升高，白蛋白偏低，原来是喂养不科学，导致营养不良。大家可能以为胖孩子就是营养过剩，实际上，胖不等于营养过剩，还有可能是营养不良。

思考　1. 明明营养不良的原因是什么？

2. 应该如何帮助孩子做到均衡饮食？

一、合理营养的定义

合理营养是指全面而平衡的营养。“全面”是指摄取的七类营养物质种类要齐全；“平衡”是指摄取的各种营养素的量要比例适当，与身体的需要保持平衡。合理营养可维持人体的正常生理功能，促进健康和生长发育，提高机体的劳动能力、抵抗力和免疫力，有利于某些疾病的预防和治疗。缺乏合理营养将产生营养障碍，甚至发生营养缺乏病或营养过剩性疾病。合理营养是提高健康水平和生命质量的保障。

合理营养是人体健康的物质基础，平衡膳食是实现合理营养的根本途径。通过科学证据和实践已经证明，改善膳食结构、均衡饮食和增强运动量能促进个体健康，增强体质，减少慢性疾病的发生风险。平衡膳食是指按照不同年龄、身体活动和能量的需要设置的膳食模式，这个模式推荐的食物种类、数量和比例，能最大程度地满足不同年龄阶段、不同能量水平的健康人群的营养与健康需要。平衡膳食是各国膳食指南的核心观点。

食物多样是平衡膳食的基础，做到食物多样化可使膳食营养素数量充足、种类齐全、比例合适。食物中含有多种营养成分，不同食物中营养成分的种类和数量又各有不同。人体对各种营养素的需要量各不相同，多的每天需要数百克，少的每天仅几微克。因此，为满足人体对生长发育及维持健康的营养需求，日常膳食中需要选用多类别、多品种食物，并合理搭配。

二、合理营养的要求

1. 摄入的能量和各种营养素的种类、数量应与人体的实际需要相符合 摄入的能量和营养素的数量、种类应该能够维持机体的新陈代谢、组织修复、生长发育等基本生命活动，并能满足人体从事各种劳动和活动的能量消耗所需。

2. 各种营养素之间的比例要适当 各种营养素比例应该适当，如三大供能营养素供能比例合适；各种必需氨基酸的比例适宜；不饱和脂肪酸与饱和脂肪酸的比例合适；膳食钙与磷的摄入要平衡；呈酸性食物与呈碱性食物之间的平衡等。

3. 合理加工和烹调食物 合理加工与烹调食物，可以提高食物的消化吸收率，减少营养素的损失。例如，蔬菜要先洗后切，否则蔬菜中的水溶性维生素会溶解到水里而损失；绿叶蔬菜要大火快炒，这样可以减少维生素 C 的损失；淘洗米的次数不宜过多，以免维生素、矿物质和脂肪等丢失过多。

4. 养成良好的饮食习惯，建立合理的膳食制度 日常生活中要注意不偏食、不挑食、不暴饮暴食。人们应根据自己不同的生理需要和工作、学习与劳动性质，合理安排餐次及食物的质和量。此外，还要有一个良好的用餐环境和愉快的进餐情绪。

5. 食用安全 食物必须新鲜、干净，对人体无毒害，食品中的微生物、霉菌及其毒素、化学物质、农药残留、食品添加剂、有毒成分等应符合我国食品卫生国家标准的规定，以保证人体安全。

第二节　膳食结构

一、膳食结构的概念

膳食结构又称膳食模式，是对膳食中各类食物的数量及其所占比例的概括性表述。一般根据其中的各类食物所能提供的能量及营养素的数量，满足人体需要的程度来衡量该膳食结构是否合理。膳食结构的形成受一个国家或地区的人口、农业生产、食物流通、食品加工、消费水平、饮食习惯、文化传统、科学知识等多种因素的影响。

二、膳食结构的分类及其特点

根据食物的主要来源不同，一般认为膳食结构可分为四种类型。

（一）动物性食物为主型

欧美等经济发达国家和地区多为这种膳食结构。膳食组成以动物性食物为主，年人均消耗畜肉类多达100kg，奶类100～150kg。此外，还消费大量的家禽、蛋等，而谷类消费仅为50～70kg。该膳食营养组成特点为高蛋白、高脂肪、高能量、低膳食纤维。优点是蛋白质、矿物质、维生素等摄入丰富，缺点是容易诱发肥胖症、糖尿病、高脂血症、冠心病、脂肪肝等慢性病。

（二）植物性食物为主型

亚洲、非洲部分国家和地区多为这种膳食结构。膳食组成以植物性食物为主，动物性食物较少，年人均消耗粮食多达140～200kg，而肉、蛋、奶、鱼虾共计年人均消费仅为20～30kg。此型膳食模式虽然没有欧美发达国家“三高一低”的缺陷，但膳食蛋白质和脂肪的摄入量均较低，且蛋白质来源以植物为主，而且某些矿物质和维生素也摄入不足，易患营养缺乏病。

（三）动植物性食物平衡型

该膳食构成是动物性和植物性食物构成比例适宜，植物性食物占较大比重，动物性食物仍有适当数量，膳食提供的蛋白质中动性蛋白质约占50%以上。这种膳食模式既可满足人体对营养素的需要，又可预防慢性病，有一些国家和地区的饮食结构趋于此型膳食模式，比如日本。

（四）地中海模式型

地中海膳食模式是由五谷杂粮、蔬菜、水果、海产品、坚果和橄榄油以及少量的牛肉和乳制品、红酒等组成，膳食富含植物性食物，食物的加工程度低，新鲜度较高，每天食用奶类和新鲜的水果，橄榄油是主要的食用油，大部分成年人有饮用葡萄酒的习惯。膳食是以高维生素、高膳食纤维、低饱和脂肪为特点的饮食结构。研究发现，地中海膳食模式可降低2型糖尿病、心血管疾病和某些肿瘤的发生风险。

三、我国居民的膳食结构

以植物性食物和谷类为主，高膳食纤维、低脂肪的饮食是我国传统膳食模式的特点，但随着社会经济发展，我国居民的膳食结构有了较大的改变。根据《中国居民营养与慢性病状况报告（2020年）》显示，居民体格发育与营养不足问题持续改善。居民营养素摄入充足，优质蛋白摄入不断增加。

我国膳食结构的变迁趋于高能量、高脂肪、低碳水化合物，且体力活动日益减少。使得我国相关的慢性疾病如肥胖、高血压、糖尿病、心血管疾病、恶性肿瘤等患病率持续升高，且呈现低龄化。报告显示，我国成年居民超重肥胖率超过50%，6岁至17岁的儿童青少年超重肥胖率接近20%，6岁以下儿童达10%；家庭人均每日烹调用盐和用油量仍远高于推荐值；存在高油高糖的食物摄入较多，蔬菜、水果、豆类及豆制品摄入不足，主食精细化等膳食结构不合理问题。

第三节　膳食指南

一、膳食指南的概念

膳食指南是根据营养科学原则和当地百姓健康需要，结合当地食物生产供应情况及人群生活实践，由政府或权威机构研究并提出的食物选择和身体活动的指导意见。

膳食指南是健康教育和公共卫生政策的基础性文件，是国家推动食物合理消费、提高国民健康素质、实施健康中国行动的重要措施。1989年中国营养学会首次发布了《中国居民膳食指南》，并分别于

1997年、2007年、2016年进行三次修订，这对促进全民和个人健康有着不可估量的作用。膳食指南有针对性地提出了改善营养状况的平衡膳食和适量运动的建议，给出了可操作性的实践方法，不但宣传了食物、营养和健康的科学知识，而且有利于提高居民的基本营养和健康素养，是引导居民加强自我健康管理，提高生活质量和促进健康水平的宝典。

二、《中国居民膳食指南》（2022版）的主要内容

《中国居民膳食指南》（2022版）在以前版本的基础上，紧密结合我国居民营养问题和最新营养科学进展修订而成。《中国居民膳食指南》（2022版）以大众的营养需求和健康利益为根本，对各个年龄段的居民如何进行合理膳食，适量运动，保持健康体重，避免不平衡膳食带来的疾病具有普遍性的指导意义。《中国居民膳食指南》（2022版）由一般人群膳食指南、特定人群膳食指南、平衡膳食模式和膳食指南编写说明组成。一般人群膳食指南适用于2岁以上健康人群，特定人群膳食指南包括孕妇（备孕和孕期妇女）、哺乳期妇女（乳母）膳食指南、婴幼儿喂养指南（0～6月龄，7～24月龄）、儿童（2～5岁学龄前儿童，6～17岁学龄儿童）膳食指南、老年人群（65～79岁一般老年人，80岁及以上高龄老年人）膳食指南和素食人群膳食指南。除0～24月龄婴幼儿膳食指南外，特定人群膳食指南是根据不同年龄阶段人群的生理和行为特点，在一般人群膳食指南基础上进行的补充。

三、一般人群膳食指南

（一）食物多样，合理搭配

食物多样是指一日三餐膳食的食物种类全、品样多，是平衡膳食的基础。不同种类的食物，其中的营养素及其他有益膳食成分的种类和含量都不同。除供6月龄内婴儿的母乳外，没有任何一种食物可以满足人体所需的全部营养素。因此，只有多种食物组成的膳食才能满足人体对各种营养素的需要。建议我国居民的膳食应做到食物多样，平均每天摄入至少12种、每周至少25种食物。

合理搭配是指食物种类和重量的合理化，膳食的营养价值通过合理搭配而提高和优化，是平衡膳食的保障。中国居民平衡膳食宝塔是将五大类食物的种类和重量合理搭配的具体表现。平衡膳食可提高机体免疫力，降低心血管疾病、高血压、2型糖尿病、结直肠癌、乳腺癌的发病风险。

谷类食物是人体能量最经济、最重要的来源，也是B族维生素、矿物质和膳食纤维的重要食物来源。目前我国许多居民存在膳食结构不合理的问题，特别是成年人摄入供能食物的数量及比例搭配不合理，主要表现在谷类消费量逐年下降、动物性食物和油脂摄入量逐年增多，导致能量摄入过剩。

核心推荐

1. 坚持谷类为主的平衡膳食模式。
2. 每天的膳食应包括谷薯类、蔬菜水果、畜禽鱼蛋奶和豆类食物。
3. 平均每天摄入12种以上食物，每周25种以上，合理搭配。
4. 每天摄入谷类食物200～300g，其中包含全谷物和杂豆类50～150g，薯类50～100g。

（二）吃动平衡，健康体重

食物摄入量和身体活动量要保持能量平衡。健康成年人的体重指数（BMI）应在18.5～23.9kg/m^{2}之间。体重过轻或过重都可能导致疾病发生风险增加，如果吃得过多或运动不足，多余的能量就会在体内以脂肪的形式存积下来，造成超重或肥胖，进一步会增加心血管疾病、2型糖尿病和结肠癌、乳腺癌等癌症的发生风险；相反，若吃得过少或运动过多，会因为能量摄入不足或能量消耗过多引起体重过低

或消瘦。增加身体活动或运动不仅有助于保持健康体重，还能够降低死亡风险，同时也有助于调节心理平衡，有效消除压力，缓解抑郁和焦虑等不良精神状态，建立积极乐观的心态。培养运动意识和习惯，建议成年人每天增加日常身体活动，同时应加强主动性运动，如有氧运动、抗阻运动、柔韧性运动和平衡协调类运动兼顾。

核心推荐

1. 各年龄段人群都应天天进行身体活动，保持健康体重。
2. 食不过量，保持能量平衡。
3. 坚持日常身体活动，每周至少进行5天中等强度身体活动，累计150分钟以上；主动身体活动最好每天6000步。
4. 鼓励适当进行高强度有氧运动，加强抗阻运动，每周2~3天。
5. 减少久坐时间，每小时起来动一动。

（三）多吃蔬果、奶类、全谷、大豆

蔬菜水果含水分较多，能量低，是维生素、矿物质、膳食纤维和植物化学物的重要来源。膳食中富含蔬菜水果，不仅能降低心血管疾病、肺癌、乳腺癌、2型糖尿病的死亡风险，还可以降低消化道癌症的发生风险。

奶类的营养成分齐全且组成比例适宜，容易消化吸收。奶类是钙、优质蛋白质、B族维生素的良好来源。适量增加奶类及奶制品摄入有利于儿童的生长发育，利于成人骨骼健康。

应保持每天适量的谷类食物摄入，尤其是要注意增加全谷物摄入。红豆、绿豆和花豆等杂豆可以和主食搭配食用，发挥膳食纤维、维生素B、钾、镁等均衡营养作用，提高蛋白质互补和利用。

大豆富含优质蛋白质、必需脂肪酸、维生素E，并含有大豆异黄酮、植物固醇等多种植物化学物，膳食中增加大豆及其制品可以降低乳腺癌和骨质疏松症的发病风险。

坚果富含蛋白质、脂类（多不饱和脂肪酸），适量食用有助于预防心血管疾病。

目前，我国居民膳食中蔬菜摄入量有所减少，水果、奶类、全谷物、大豆及制品数量仍处于较低摄入水平。建议膳食中增加蔬果、奶类、全谷、大豆及制品的摄入。

核心推荐

1. 蔬菜水果、全谷物和奶制品是平衡膳食的重要组成部分。
2. 餐餐有蔬菜，保证每天摄入不少于300g的新鲜蔬菜，深色蔬菜应占1/2。
3. 天天吃水果，保证每天摄入200~350g新鲜水果，果汁不能代替鲜果。
4. 吃各种各样的奶制品，摄入量相当于每天300ml以上液态奶。
5. 经常吃全谷物、大豆制品，适量吃坚果。

（四）适量吃鱼、禽、蛋、瘦肉

鱼、禽、蛋、瘦肉均属于动物性食物，富含优质蛋白质、脂类、脂溶性维生素、B族维生素和矿物质等。畜肉的脂肪含量较多，能量高，且含有较多的饱和脂肪酸和胆固醇，摄入过多可增加肥胖、2型糖尿病、直肠癌等的发病风险，应适量摄入，但瘦肉脂肪含量较低，铁含量丰富，利用率高，所以吃畜肉应当选吃瘦肉。禽类脂肪含量相对较低，其脂肪酸组成优于畜类脂肪，可先于畜类选择。鱼类脂肪含量也相对较低，且多为不饱和脂肪酸，有些鱼类还富含二十碳五烯酸（EPA）和二十二碳六烯酸（DHA），对预防心血管疾病和血脂异常有一定作用。蛋类各种营养成分比较齐全，营养价值高，但胆固醇含量也高，摄入量不宜过多。目前我国居民摄入畜肉较多，禽和鱼类较少，需要调整膳食中的比例。

核心推荐

1. 鱼、禽、蛋类和瘦肉摄入要适量，平均每天120~200g。
2. 每周最好吃鱼2次或300~500g，蛋类300~350g，畜禽肉300~500g。
3. 少吃深加工肉制品。
4. 鸡蛋营养丰富，吃鸡蛋不弃蛋黄。
5. 优先选择鱼，少吃肥肉、烟熏和腌制肉制品。

（五）少盐少油，控糖限酒

食盐是食物加工和烹饪的主要调味品，也是人体钠和氯的主要来源，但高盐摄入可增加高血压、脑卒中、胃癌和全因死亡的发生风险，因此要降低食盐摄入，少吃高盐食品，尤其要重点培养儿童的清淡饮食习惯。

烹调油包括植物油和动物油，是人体必需脂肪酸的主要来源，也提供脂溶性维生素并促进其吸收利用。过多脂肪摄入会增加肥胖、心血管疾病的发生风险，目前我国居民烹调油摄入量过多，脂肪能量比例过大，因此建议减少烹调油用量。

精制糖是纯能量食物，不含其他营养成分，对于儿童少年来说，含糖饮料是添加糖的主要来源之一，过多摄入含糖饮料可增加儿童龋齿和肥胖的发病风险，因此建议不喝或少喝含糖饮料，日常中不把饮料当作水分的主要来源。

饮酒可增加肝损伤、胎儿酒精综合征、痛风、结直肠癌、乳腺癌等的发生风险，过量饮酒可增加心脑血管疾病等的发生风险，因此一般不推荐饮酒。

核心推荐

1. 培养清淡饮食习惯，少吃高盐和油炸食品。成年人每天摄入食盐不超过5g，烹调油25~30g。
2. 控制添加糖的摄入量，每天不超过50g，最好控制在25g以下。
3. 反式脂肪酸每日摄入量不超过2g。
4. 不喝或少喝含糖饮料。
5. 儿童、孕妇、乳母以及慢性病患者不应饮酒。成年人如饮酒，一天饮用的酒精量不超过15g。

（六）规律进餐，足量饮水

我国居民每日三餐规律的人群比例有所下降，在外就餐比例增加。规律三餐有助于控制体重，降低超重肥胖和糖尿病的发生风险。吃好早餐有助于满足机体营养需要，还有助于维持血糖平稳、改善认知能力和工作效率。暴饮暴食、经常在外就餐增加超重肥胖的发生风险。在平衡膳食的原则下，适度节食有助于控制体重。

水是膳食的重要组成部分，足量喝水可以保持机体处于适宜的水合状态，维护正常生理功能。成年人每天7~8杯（1500~1700ml），提倡饮用白开水和茶，饮料不能代替白开水。

核心推荐

1. 合理安排一日三餐，定时定量，不漏餐，每天吃早餐。
2. 规律进餐、饮食适度，不暴饮暴食、不偏食挑食、不过度节食。
3. 足量饮水，少量多次。在温和气候条件下，低身体活动水平成年男性每天喝水1700ml，成年女性每天喝水1500ml。
4. 推荐喝白开水或茶水，少喝或不喝含糖饮料，不用饮料代替白开水。

（七）会烹会选，会看标签

不同的食物营养特点有所不同，首先考虑从天然食物中获取，了解食物的主要营养特点，按类选择食物，因地制宜地选取当地、当季食物资源。选择营养素密度高的食物，少选空能量的食物。购回食物后，要合理储藏食物，采用适宜的烹调方式加工食物，多用蒸、煮、炒，少用煎、炸，提高膳食卫生水平，保障营养和健康。

食物选购应选择新鲜卫生的食物，还要学会阅读食品标签及营养标签，可以帮助我们选择预包装食物。

核心推荐

1. 在生命的各个阶段都应做好健康膳食规划。
2. 认识食物，选择新鲜的、营养素密度高的食物。
3. 学会阅读食品标签，合理选择预包装食品。
4. 学习烹饪、传承传统饮食，享受食物天然美味。
5. 在外就餐，不忘适量与平衡。

（八）公筷分餐，杜绝浪费

讲究卫生、使用公筷公勺和分餐是健康素养的体现，可有效降低经口及经唾液传播传染性疾病的发生和交叉感染的风险，也是文明礼仪的一种象征。分餐制有利于明确食物种类、控制进餐量，实现均衡营养，培养节约、卫生、合理的饮食“新食尚”。

食物资源宝贵，来之不易，我们应尊重劳动，珍惜食物，杜绝浪费。鼓励膳食营养平衡、在家吃饭、文明餐饮、不铺张浪费、饮食卫生等优良文化的发展和传承；提倡家庭应按需选购食物，定量备餐，集体用餐时采用分餐制和简餐，文明用餐，反对铺张浪费；倡导人人注意饮食卫生，多在家吃饭与家人一起分享食物和享受亲情，以节俭低碳为美德。

核心推荐

1. 选择新鲜卫生的食物，不食用野生动物。
2. 食物制备生熟分开，熟食二次加热要热透。
3. 讲究卫生，从分餐公筷做起。
4. 珍惜食物，按需备餐，提倡分餐不浪费。
5. 做可持续食物系统发展的践行者。

四、特定人群膳食指南

特定人群包括孕妇、哺乳期妇女、婴幼儿、儿童以及老年人，根据这些人群的生理特点和营养需要，制定了相应的膳食指南，以期更好地指导婴幼儿科学喂养和辅食添加，儿童生长发育快速增长时期的合理饮食，孕妇、哺乳期妇女的营养，以及老年人的合理膳食安排。

（一）备孕妇女膳食指南

女性是社会和家庭的重要组成部分，成熟女性承载着孕育新生命、哺育下一代的重要职责。女性身体是否健康、营养状况是否良好与是否能成功孕育新生命，哺育下一代健康成长密切相关。因此，育龄女性应在计划怀孕前开始做好身体、营养、心理准备，以获得孕育新生命的良好结局。合理膳食和均衡营养是成功妊娠所必需的物质基础，可降低出生缺陷、提高生育质量。

1. 多摄入富含叶酸的食物或补充叶酸 妊娠的头四周是胎儿神经管分化和形成的重要时期，此期叶酸缺乏可增加胎儿发生神经管畸形及早产的危险。育龄妇女应从计划妊娠开始尽可能早地多摄取富含叶酸的动物肝、深绿色蔬菜及豆类。由于叶酸补充剂比食物中的叶酸能更好地被机体吸收利用，建议最迟应从孕前3个月开始每日补充叶酸400μg，并持续至整个孕期。叶酸除有助于预防胎儿神经管畸形外，也有利于降低妊娠高脂血症发生的危险。

2. 常吃含铁丰富的食物 孕前期良好的铁营养是成功妊娠的必要条件，孕前缺铁易导致早产、孕期母体体重增长不足以及新生儿低出生体重，故孕前女性应储备足够的铁供孕期利用。建议孕前期妇女适当多摄入含铁丰富的食物，如动物血、肝脏、瘦肉等动物性食物，以及黑木耳、红枣等植物性食物。缺铁或贫血的育龄妇女可适量摄入铁强化食物或在医生指导下补充小剂量的铁剂（10～20mg/d），同时，注意多摄入富含维生素C的蔬菜、水果，或在补充铁剂的同时补充维生素C，以促进铁的吸收和利用，待缺铁或贫血得到纠正后，再计划怀孕。

3. 保证摄入加碘食盐，适当增加海产品的摄入 孕妇围产期和孕早期碘缺乏均可增加新生儿将来发生克汀病的危险性。由于孕前和孕早期碘的需要相对较多，除摄入碘盐外，还建议每周摄入1～2次富含碘的海产食品，如海带、紫菜、贻贝等。

（二）孕妇膳食指南

孕期妇女的生理状态及代谢发生了较大的适应性改变，以满足孕期母体生殖器官和胎儿的生长发育，并为产后泌乳作好营养储备。

1. 孕早期孕妇膳食指南

（1）膳食清淡、适口 清淡、适口的膳食能增进食欲，易于消化，并有利于降低怀孕早期的妊娠反应，使孕妇尽可能多地摄取食物，满足其对营养的需要。清淡适口的食物包括各种新鲜蔬菜和水果、大豆制品、鱼、禽、蛋以及各种谷类制品，每天吃鱼、禽畜瘦肉和蛋类共计150g，每周至少摄入1次动物血和肝脏替代瘦肉，可根据孕妇当时的喜好适宜地进行安排。

（2）少吃多餐 怀孕早期反应较重的孕妇，不必像常人那样强调饮食的规律性，更不可强制进食，进食的餐次、数量、种类及时间应根据孕妇的食欲和反应的轻重及时进行调整，采取少食多餐的办法，保证进食量。为降低妊娠反应，可口服少量的B族维生素。随着孕吐的减轻，应逐步过渡到平衡膳食。

（3）保证摄入足量富含碳水化合物食物 早孕反应不明显的孕早期妇女可继续维持孕前平衡膳食，早孕反应严重时，需保证碳水化合物食物的摄入量，保证每天至少摄入130g碳水化合物（约谷类180g）。因妊娠反应严重而完全不能进食的孕妇，应及时就医，以避免因脂肪分解产生酮体对胎儿早期脑发育产生不良影响。

（4）多摄入富含叶酸的食物并补充叶酸 怀孕早期叶酸缺乏可增加胎儿发生神经管畸形及早产的危险。孕妇应从计划妊娠开始尽可能早地多摄取富含叶酸的动物肝脏、深绿色蔬菜及豆类。由于叶酸补充剂比食物中的叶酸能更好地被机体吸收利用，因此建议，受孕后每日应继续补充叶酸400μg，至整个孕期。叶酸除有助于预防胎儿神经管畸形外，还有利于降低妊娠高脂血症发生的危险。

（5）戒烟、禁酒 孕妇吸烟或经常被动吸烟，烟草中的尼古丁和烟雾中的氰化物、一氧化碳可能导致胎儿缺氧和营养不良、发育迟缓。孕妇饮酒，乙醇可以通过胎盘进入胎儿血液，造成胎儿宫内发育不良、中枢神经系统发育异常、智力低下等，称为乙醇中毒综合征。为了生育一个健康的婴儿，孕妇应继续戒烟、禁酒，并远离吸烟环境。

2. 孕中、孕末期妇女膳食指南

（1）适当增加鱼、禽、蛋、瘦肉、海产品的摄入量　鱼、禽、蛋、瘦肉是优质蛋白质的良好来源，其中鱼类除了提供优质蛋白质外，还可提供 n-3 多不饱和脂肪酸（如二十二碳六烯酸），这对孕 20 周后胎儿的脑和视网膜功能的发育极为重要。蛋类尤其蛋黄是卵磷脂、维生素 A 和维生素 B_2 的良好来源。建议孕中期鱼、禽畜及蛋类合计摄入量增至 150～200g，孕晚期增至 175～225g。每周食用 1～2 次动物血或肝脏、2～3 次海产鱼类，每天还应摄入 1 个鸡蛋。坚持食用加碘食盐，每周摄入 1～2 次富含碘的海产品，以满足孕期碘营养的需要。

（2）适当增加奶类的摄入　奶或奶制品富含蛋白质，对孕妇蛋白质的补充具有重要意义，同时也是钙的良好来源。由于中国传统膳食不含或少有奶制品，每日膳食钙的摄入量仅为 400mg 左右，远低于建议的钙适宜摄入量。从孕中期开始，每日至少摄入 500ml 的牛奶或相当量的奶制品及补充 300mg 的钙，可以满足钙的需要。

（3）常吃含铁丰富的食物　随着孕中期开始的血容量和血红蛋白的增加，孕妇成为缺铁性贫血的高危人群。此外，基于胎儿铁储备的需要，宜从孕中期开始增加铁的摄入量，建议常摄入含铁丰富的食物，动物血、肝脏及红肉中铁含量丰富，吸收率高，每日摄入瘦畜肉 50～100g，每周 1～2 次动物血或肝脏 20～50g，可满足机体对铁的需要，必要时在医生的指导下补充小剂量的铁剂。同时注意摄入富含维生素 C 的蔬菜、水果，或在补充铁剂的同时补充维生素 C，以促进膳食铁的吸收和利用。

（4）适量身体活动，维持体重的适宜增长　由于孕期微量营养素需要的增加大于能量需要的增加，通过增加食物摄入量以满足微量营养素的需要，极有可能引起体重过多增长，并因此增加发生妊娠糖尿病和出生巨大儿的风险。因此，孕期应适时监测自身的体重，并根据体重增长的速率适当调节食物摄入量。也应根据自身的体能每天进行不少于 30 分钟的中等强度身体活动，如快走、游泳、打球、跳舞、孕妇瑜伽、各种家务劳动等，因为适宜的身体活动有利于维持体重的合理增长和自然分娩，户外活动还有助于改善维生素 D 的营养状况，以促进胎儿骨骼的发育和母体自身的骨骼健康。

（5）禁烟戒酒，少吃刺激性食物　烟草、乙醇对胚胎发育的各个阶段都有明显的毒性作用，如容易引起早产、流产、胎儿畸形等。有吸烟、饮酒习惯的妇女，孕期必须禁烟戒酒，并要远离吸烟环境。浓茶、咖啡应尽量避免，刺激性食物也应尽量少吃。

备孕期和孕期妇女膳食指南核心推荐

1. 调整孕前体重至正常范围，保证孕期体重合理增长。
2. 常吃含铁丰富的食物，选用碘盐，合理补充叶酸和维生素 D。
3. 孕吐严重者，可少量多餐，保证摄入含必需量碳水化合物的食物。
4. 孕中晚期适量增加奶、鱼、禽、蛋、瘦肉的摄入。
5. 经常户外活动，禁烟酒，保持健康生活方式。
6. 愉快孕育新生命，积极准备母乳喂养。

（三）哺乳期妇女膳食指南

分娩后的哺乳期妇女（乳母）要分泌乳汁、哺育婴儿，还要逐步补偿妊娠、分娩时的营养消耗，以及恢复各器官、各系统的功能。乳母一方面要逐步补偿妊娠、分娩时所消耗的营养素储备，促进各器官、系统功能的恢复；另一方面还要分泌乳汁、哺育婴儿。如果营养不足，将影响母体健康，减少乳汁分泌量，降低乳汁质量，影响婴儿的生长发育。因此，应根据哺乳期的生理特点及乳汁分泌的需要，合理安排膳食，保证充足的营养供给。

1. 增加鱼、禽、蛋、瘦肉及海产品摄入 动物性食品如鱼、禽、蛋、瘦肉等可提供丰富的优质蛋白质和一些重要的矿物质和维生素，乳母每天应摄入200g的鱼、禽、蛋和瘦肉（其中包括蛋类50g），为满足蛋白质、能量和钙的需要，还要提供25g大豆（或相当量的大豆制品）、10g坚果，300g牛奶。选用食用碘盐，适当摄入海带、紫菜、鱼、贝类等海产品和动物肝脏、蛋黄等动物性食物，以保证乳汁中碘和维生素A的含量。如果增加动物性食品有困难时，可多食用大豆类食品以补充优质蛋白质。为预防或纠正缺铁性贫血，也应多摄入些动物肝脏、动物血、瘦肉等含铁丰富的食物。

2. 适当增饮奶类，多喝汤水 奶类含钙量高，易于吸收利用，是钙的最好食物来源。乳母每天若能饮用牛奶500ml，可从中得到540mg的钙。对那些没有条件饮奶的乳母，建议适当多摄入可连骨带壳食用的小鱼、小虾，大豆及其制品，以及芝麻酱及深绿色蔬菜等含钙丰富的食物。必要时在保健医生的指导下适当补充钙制剂。每日应比孕前增加1000ml水的摄入，可将鱼、禽、畜类等动物性食品采用煮或煨的烹饪方法，促使乳母多饮汤水，以便增加乳汁的分泌量。

3. 产褥期食物多样，不过量 产褥期的膳食同样应是多样化的平衡膳食，以满足营养需要为原则，无需特别禁忌。我国很多地区有将大量食物集中在产褥期摄入的习惯；有的地区乳母在产褥期膳食单调，大量进食鸡蛋等动物性食品，其他食品如蔬菜水果则很少选用。要注意纠正这种食物选择和分配不均衡的问题，保持产褥期食物多样充足而不过量，以利于乳母健康，保证乳汁的质与量和持续地进行母乳喂养。

4. 忌烟酒，避免喝浓茶和咖啡 乳母吸烟（包括间接吸烟）、饮酒对婴儿健康有害，喝浓茶、咖啡也可能通过乳汁影响婴儿的健康。因此，为了婴儿的健康，哺乳期应继续忌烟酒、避免饮用浓茶和咖啡。婴儿3个月内，乳母应避免饮用含咖啡因的饮品，如咖啡、茶。3个月后，乳母每日咖啡因摄入量应小于200mg。

5. 科学活动和锻炼，保持健康体重 大多数妇女生育后，体重都会较孕前有不同程度的增加。有的妇女分娩后体重居高不下，导致生育性肥胖。研究表明孕期体重过度增加及产后不能成功减重，是导致妇女肥胖发生的重要原因。因此，哺乳期妇女除注意合理膳食外，还应适当运动及做产后健身操，这样可促进产妇机体复原，保持健康体重，同时减少产后并发症的发生。坚持母乳喂养有利于减轻体重，而哺乳期妇女进行一定强度的、规律性的身体活动和锻炼，也不会影响母乳喂养的效果。

哺乳期妇女膳食指南核心推荐

1. 产褥期食物多样但不过量，坚持整个哺乳期营养均衡。
2. 适量增加富含蛋白质及维生素A的动物性食物和海产品；选用碘盐，合理补充维生素D。
3. 家庭支持，愉悦心情；充足睡眠，坚持母乳喂养。
4. 增加身体活动，促进产后恢复健康体重。
5. 多喝汤和水，限制浓茶和咖啡，忌烟酒。

（四）中国婴幼儿喂养指南

中国婴幼儿喂养指南是与一般人群膳食指南并行的喂养指导，出生后至满2周岁阶段构成生命早期1000天，关键窗口期中2/3的时长。该阶段的良好营养和科学喂养是儿童近期和远期健康最重要的保障。生命早期的营养和喂养对体格生长、智力发育、免疫功能等近期及后续健康持续产生至关重要的影响。

1. 1~6月龄内婴儿母乳喂养指南 6月龄内是人一生中生长发育的第一个高峰期，对能量和营养素的需要相对高于其他任何时期，但婴儿的胃肠道和肝肾功能发育尚未成熟，功能不健全，对食物的消化吸收能力及代谢废物的排泄能力较低。母乳既可提供优质、全面、充足和结构适宜的营养素，满足婴儿生长发育的需要，又能完美地适应其尚未成熟的消化能力，促进其器官发育和功能成熟，且不增加肾脏的负担。6 月龄内婴儿需要完成从宫内依赖母体营养到宫外依赖食物营养的过渡，来自母体的乳汁是完成这一过渡最好的食物，用任何其他食物喂养都不能与母乳喂养相媲美。

1～6月龄内婴儿母乳喂养核心推荐

1. 母乳是婴儿最理想的食物，坚持 6 月龄内纯母乳喂养。
2. 生后 1 小时内开奶，重视尽早吸吮母亲乳头。
3. 回应式喂养，建立良好的生活规律。
4. 适当补充维生素 D，母乳喂养不需补钙。
5. 任何动摇母乳喂养的想法和举动，都必须咨询医生或其他专业人员，并由他们帮助做出决定。
6. 定期监测婴儿体格指标，保持健康生长。

2. 7～24 月龄婴幼儿喂养指南 对于 7～24 月龄婴幼儿，单一的母乳喂养已经不能完全满足其对能量及营养素的需求，必须引入其他营养丰富的食物，但母乳仍然是重要的营养来源。7～24 月龄婴幼儿消化系统、免疫系统的发育、感知觉及认知行为能力的发展，均需要通过接触、感受和尝试，来体验各种食物，逐步适应并耐受多样的食物，从被动接受喂养转变到自主进食。父母及喂养者的喂养行为对 7～24月龄婴幼儿的营养和饮食行为也有显著的影响。回应婴幼儿摄食需求，有助于健康饮食习惯的形成，并具有长期而深远的影响。

（1）继续给予母乳喂养，逐步过渡到食物多样 可继续给予母乳喂养直至 24 月龄。满 6 月龄时开始添加辅食，建议首选适当的婴幼儿配方奶粉，或给予强化铁、维生素 A 等多种微量营养素的食品。当婴幼儿满 2 岁时，可逐渐停止母乳喂养，但是每天应继续提供婴幼儿配方奶粉或其他的乳制品。同时，应根据婴幼儿的牙齿发育情况，适时增加细、软、烂的膳食，种类不断丰富，数量不断增加，逐渐向食物多样过渡。畜禽肉、蛋、鱼虾、肝脏等动物性食物富含优质蛋白质、脂类、B 族维生素和矿物质。蛋黄中含有丰富的磷脂和活性维生素 A。鱼类富含 n－3 系多不饱和脂肪酸。畜肉和肝脏中的铁主要是易于消化吸收的血红素铁，肝脏富含活性维生素 A。

（2）辅食添加原则 每次只添加一种新的食物，由少到多、由稀到稠、由细到粗，循序渐进。从一种富铁泥糊状食物开始，如强化铁的婴儿米粉、肉泥等，逐渐增加食物种类，逐渐过渡到半固体或固体食物，如烂面、肉末、碎菜、水果粒等。每引入一种新的食物应适应 2～3 天，密切观察是否出现呕吐、腹泻、皮疹等不良反应，适应一种食物后再添加其他新的食物。

（3）辅食单独制作，保持食物清淡和原味 婴幼儿辅食需要单独制作，尽量不加盐、糖及各种调味品，保持食物的天然味道。淡口味食物有利于提高婴幼儿对不同天然食物口味的接受度，培养健康饮食习惯，减少偏食挑食的风险；也可减少婴幼儿盐、糖的摄入量，降低儿童期及成人期肥胖、糖尿病、高血压、心血管疾病的风险。吃糖还会增加儿童患龋齿的风险。辅食添加适量和适宜的油脂，有助于婴幼儿获得必需脂肪酸。

（4）培养良好的饮食习惯 保持进餐环境安静、愉悦，避免电视、玩具等对婴幼儿注意力的干扰。尊重婴幼儿对食物的选择，耐心鼓励和协助婴幼儿进食，不强迫进食。控制每次进餐时间不超过 20 分钟。

（5）定期监测体格指标 身长、体重、头围等体格生长指标反应婴幼儿的营养状况，每 3 个月应进行一次监测评估，可根据变化及时调整营养和喂养。鼓励婴幼儿爬行、自由活动。

7～24月龄婴幼儿喂养核心推荐

1. 继续母乳喂养，满6月龄起必须添加辅食，吃富含铁的泥糊状。
2. 及时引入多样化食物，重视动物性食物的添加。
3. 尽量少加糖盐，油脂适当，保持食物原味。
4. 提倡回应式喂养，鼓励但不强迫进食。
5. 注意饮食卫生和进食安全。
6. 定期监测体格指标，追求健康生长。

（五）中国儿童膳食指南

少年儿童的健康关系着自己一生的发展和个人价值的实现，关系着整个家庭的美满和幸福，关系着祖国强盛的根本和希望。本指南适用于满2周岁至不满18岁的未成年人（简称为2～17岁儿童），分为2～5岁学龄前儿童和6～17岁学龄儿童两个阶段。该指南是在一般人群指南基础上做的补充说明和指导。

1. 学龄前儿童膳食指南 2～5岁的学龄前儿童正处在快速生长发育时期，对各种营养素的需求相对较大，同时机体各项生理功能也在逐步发育完善，但是对外界不良刺激的防御性能仍然较差，要根据2～5岁儿童的生长发育特点、营养需求及饮食习惯培养规律，并结合我国儿童膳食营养摄入现状及营养健康问题，提出合理膳食建议和良好饮食行为原则。

（1）食物多样，合理膳食 学龄前儿童平均每天食物种类数达到12种以上，每周达到25种以上，可根据季节更换和搭配小分量食物，注意荤素搭配和同类食物互换，注意变换烹调方式，与家人共餐。增加肉、蛋、鱼等优质蛋白质的摄入；每日饮奶量350～500ml，以满足钙、优质蛋白等营养需求；增加铁质的供应，以避免铁缺乏和缺铁性贫血的发生。鱼类脂肪有利于儿童神经系统发育，可适当选用鱼虾类食物，尤其是海鱼类。学龄前儿童新陈代谢旺盛、活动量大、出汗较多，需要及时补充水分，每天水的总摄入量为（含饮水和汤、奶等）1300～1600ml，其中饮水量为600～800ml，并以饮白水为佳，不喝含糖饮料。

（2）采用适宜的烹调方式 多采用蒸、煮、炖、煨等烹调方式，少用油炸、烧烤、煎等方式，有利于儿童食物消化吸收、控制能量摄入过多以及淡口味的培养。口味以清淡为好，尽量少放盐和糖，少用含盐量较高的酱油、豆豉、蚝油、咸味汤汁及酱料等。不应过咸、油腻和辛辣，尽可能少用或不用味精、鸡精、色素、糖精等调味品。要注意花样品种的交替更换，以利于儿童对进食保持兴趣。在保证安全的前提下鼓励学龄前儿童参与食物选择和烹调加工过程，增进对食物的认知和喜爱，培养尊重和爱惜食物的意识。

（3）在良好环境下规律进餐，重视良好饮食习惯的培养 要重视学龄前儿童饮食习惯的培养，饮食安排上逐渐做到定时、适量、有规律地进餐，不随意改变儿童的进餐时间和进餐量。每天早、中、晚三次正餐，上、下午各一次加餐，若晚餐较早时，可在睡前2小时安排一次加餐。加餐以奶类、水果为主，配以少量松软面点，尽量不选择油炸、膨化食品、甜点及含糖饮料。家长应与孩子一同进餐，以利于孩子日后能更好地接受家庭膳食；培养孩子集中精力进食，停止其他活动；家长用良好的饮食习惯影响孩子，使其避免出现偏食、挑食的不良习惯。创造良好的进餐环境，进餐场所安静愉悦，餐桌椅、餐具可适当儿童化，鼓励、引导和教育儿童使用匙、筷等自主进餐。

（4）鼓励学龄前儿童多做户外游戏与活动，合理安排零食，避免过瘦与肥胖 由于奶类和普通食物中维生素D含量十分有限，儿童单纯依靠普通膳食难以满足维生素D需要量。适宜的日光照射可促进儿童皮肤中维生素D的形成，对儿童钙质吸收和骨骼发育具有重要意义。儿童每日120分钟的户外游戏与活动，既可接受日光照射，促进皮肤中维生素D的形成和钙质吸收，又可锻炼培养儿童体能、智能和维持能量平衡。减少久坐行为和视屏时间，每次久坐时间不超过1小时，每天累计视屏时间不超过1小时且越少越好。保证儿童充足睡眠，推荐每天总睡眠时间10～13小时。

选择零食品种时兼顾既可增加儿童对饮食的兴趣，有利于能量补充，又可避免影响主餐食欲和进食量。应以奶制品、水果、蔬菜和坚果等营养丰富的食物为主，给予零食的数量和时机以不影响儿童主餐食欲为宜。应控制纯能量类零食的食用量，如膨化食品、油炸食品、糖果甜点、冰激凌等。鼓励儿童参加适度的活动和游戏，有利于维持儿童能量平衡，使儿童保持合理体重增长，避免儿童瘦弱、超重和肥胖。吃前洗手，吃完漱口，睡前30分钟内不吃零食。特别注意低学龄前儿童的进食安全，避免食用整粒豆类、坚果，防止食物呛入气管发生意外。

（5）定期监测生长发育状况　建议学龄前儿童每半年测量一次身高和体重，及时了解其生长发育水平的动态变化，依据儿童生长发育标准判断其营养状况，并根据儿童体格指标变化及时调整膳食和运动。

学龄前儿童膳食指南核心推荐

1. 食物多样，规律就餐，自主进食，培养健康饮食行为。
2. 每天饮奶，足量饮水，合理选择零食。
3. 合理烹调，少调料少油炸。
4. 参与食物选择与制作，增进对食物的认知与喜爱。
5. 经常户外活动，定期体格测量，保障健康生长。

2. 学龄儿童膳食指南　学龄儿童时期是一个人人格和智力发育的关键时期，也是建立健康信念和形成健康饮食行为的关键时期。学龄儿童应积极学习营养健康知识，主动参与食物选择和制作，提高营养健康素养。学龄儿童在青春期生长速度加快，应给予充分关注。全面、充足的营养摄入可以保证其体格和智力的正常发育，为成人时期乃至一生的健康奠定良好的基础。青春期女性的营养状况会影响下一代的健康，应特别予以关注。根据学龄儿童生长发育的特点及营养需求，在一般人群膳食指南十条基础上还应强调以下内容。

（1）主动参与食物选择和制作，提高营养素养　学龄儿童处于获取知识、建立信念和形成行为的关键时期，家庭、学校和社会等因素在其中起着至关重要的作用。学龄儿童应主动学习营养健康知识，建立为自己的健康和行为负责的信念；主动参与食物选择和制作，并逐步掌握相关技能，使其提高营养素养、养成健康饮食行为、作出正确营养决策、维护和促进自身营养与健康。

（2）三餐定时定量，保证吃好早餐，避免盲目节食　一日三餐不规律、不吃早饭的现象在学龄儿童中常见，这会影响到他们的营养摄入和健康。三餐定时定量，保证吃好早餐对于学龄儿童的生长发育、学习都非常重要。还应注意不要盲目节食。

（3）吃富含铁和维生素C的食物　学龄儿童由于生长迅速，铁需要量增加，女孩加之月经来潮后的生理性铁丢失，更易发生贫血。《中国居民营养与慢性病状况报告（2020年）》显示，6～17岁儿童贫血率为6.1%。即使轻度的缺铁性贫血，也会对学龄儿童的生长发育和健康产生不良影响，造成学龄儿童体力、身体抵抗力以及学习能力的下降。为了预防贫血的发生，学龄儿童应注意饮食多样化，注意调换食物品种，经常吃含铁丰富的食物。维生素C可以显著增加膳食中铁的消化吸收率，学龄儿童每天的膳食均应含有新鲜的蔬菜水果等维生素C含量丰富的食物。

（4）每天进行充足的户外运动　《中国居民营养与慢性病状况报告（2020年）》显示，6～17岁学龄儿童超重肥胖率达19%，学龄儿童每天进行充足的户外运动，每天累计进行至少60分钟的中高强度身体活动，以全身有氧活动为主，其中每周至少3天的高强度身体活动，以增强体质和耐力；提高机体各部位的柔韧性和协调性；保持健康体重，预防和控制肥胖；对某些慢性病也有一定的预防作用。户外运动还能接受一定量的紫外线照射，有利于体内维生素D的合成，保证骨骼的健康发育。

（5）天天喝奶，足量饮水，不喝含糖饮料　奶制品营养丰富，是钙和优质蛋白质的良好食物来源。

足量饮水是机体健康的基本保障，有助于维持身体活动和认知能力，学龄儿童应每天至少摄入300g液态奶或相当量的奶制品，要足量饮水，少量多次，每天800～1400ml，首选白开水。《中国居民营养与慢性病状况报告（2020年）》显示，儿童经常饮用含糖饮料问题已经凸显，常喝含糖饮料会增加患龋齿、肥胖的风险，儿童正处于生长发育阶段，应不喝含糖饮料，更不能用含糖饮料代替白开水。

（6）不吸烟、不饮酒　《中国居民营养与慢性病状况报告（2020年）》发现，15岁以上人群吸烟率超过四分之一。学龄儿童正处于迅速生长发育阶段，身体各系统、器官还未成熟，神经系统、内分泌功能、免疫功能等尚不十分稳定，对外界不利因素和刺激的抵抗力都比较差。因而，吸烟和饮酒对学龄儿童的不利影响远远超过成年人。另外，学龄儿童的吸烟和饮酒行为还直接关系到其成人后的行为。因此，学龄儿童应养成不吸烟、不饮酒及含酒精饮料的好习惯。

（7）定期监测体格发育状况　营养不足和超重肥胖都会影响儿童生长发育和健康。学龄儿童应树立科学的健康观，正确认识自己的体型，定期测量身高和体重，通过合理膳食和充足的身体活动保证适宜的体重增长，预防营养不足和超重肥胖。

（六）中国老年人膳食指南

人体衰老是不可逆转的发展过程，积极应对人口老龄化，事关国家发展和民生福祉，是实现经济高质量发展、维护国家安全和社会稳定的重要举措。随着年龄的增加，老年人消化器官生理功能有不同程度的减退，咀嚼功能和胃肠蠕动减弱，消化液分泌减少。容易发生代谢紊乱，导致营养缺乏病和慢性非传染性疾病的危险性增加。合理饮食是身体健康的物质基础，对改善老年人的营养状况、增强抵抗力、预防疾病、延年益寿、提高生活质量具有重要作用。因长寿人群越来越多，2022版膳食指南把原来的老年人群分成一般老年人（65～79岁）和高龄老年人（80岁以上），分别制定了膳食指南。针对我国不同年龄段老年人生理特点和营养需求，在一般人群膳食指南十条基础上进行了补充。

1. 一般老年人膳食指南

（1）合理安排饮食，提高生活质量　合理安排老年人的饮食，使老年人保持健康的进食心态和愉快的摄食过程。食物品种要丰富，尽量每餐有蔬菜，水果、动物性食品都轮换摄入，动物性食物摄入总量应争取达到平均每日120～150g，推荐每日饮用300～400ml牛奶或蛋白质含量相当的奶制品，保证摄入于15g大豆的推荐水平的大豆类制品，优质蛋白比例不低于50%。增加摄入富含n－3多不饱和脂肪酸、维生素D的海鱼类食物、蛋黄，并食用一定量的动物肝脏。增加深色的蔬菜和水果以及豆类等抗富含氧化营养素食物的摄入。在医生或营养师的指导下合理补充维生素D和含多种微量营养素的膳食营养补充剂。家庭和社会应从各方面保证其饮食质量、进食环境和进食情绪，使其得到丰富的食物，保证其需要的各种营养素摄入充足，以促进老年人身心健康，减少疾病、延缓衰老、提高生活质量。

（2）重视预防营养不良和膳食不平衡　65岁以上的老年人随着年龄的增长，可出现不同程度的老化，包括器官功能减退、基础代谢降低和体成分改变等，并可能存在不同程度和不同类别的慢性疾病。由于生理、心理和社会经济情况的改变，可能使老年人摄入的食物量减少而导致营养不良。另外，随着年龄的增长而体力活动减少，并因牙齿、口腔问题和情绪不佳，可能致食欲减退，能量摄入降低，必需营养素摄入减少，而造成营养不良。《中国居民膳食指南科学研究报告（2021）》显示，80%的老年人存在能量或者蛋白质、维生素 B_1、维生素 B_2 以及叶酸、钙摄入不足。因膳食不平衡，老年人肥胖以及高血压、糖尿病等慢性疾病问题严峻。据报告，老年人肥胖率达到了13%，高血压患病率近60%，糖尿病患病率近15%。因此，老年人要重视预防营养不良与膳食不平衡。

（3）积极进行户外活动，保持适宜体重，定期健康体检　合理营养是延缓老年人肌肉衰减的主要途径，要主动参加身体活动，积极进行户外运动，宜选择散步、快走、太极拳、门球等动作缓慢柔和的运动方式。大量研究证实，身体活动不足、能量摄入过多引起的超重和肥胖是高血压、高血脂、糖尿病等慢性非传染性疾病的独立危险因素。适当多做户外活动，在增加身体活动量、维持健康体重的同时，还可接受紫外线照射，有利于体内维生素 D 的合成，预防或推迟骨质疏松症的发生。

2. 高龄老年人膳食指南

（1）食物要多样、细软、易于消化吸收　高龄、衰弱老年人往往存在进食受限，味觉、嗅觉、消化吸收能力降低，营养摄入不足。许多老年人容易发生便秘，高血压、血脂异常、心脏病、糖尿病等疾病的危险性增加。体重丢失是营养不良和老年人健康状况恶化的征兆信号，增加患病、衰弱和失能的风险。因此，鼓励高龄老年人多种方式进食，保证充足食物摄入，选择炖、煮、蒸等加工方法，食物松软易于消化吸收。

（2）定期营养筛查评估，预防营养不良和膳食不平衡　《中国居民膳食指南科学研究报告（2021）》显示，80 岁以上的高龄老人低体重率为 8.3%，贫血率达到 10%，农村老人营养不足问题更为突出。选择能量和营养素密度高的食物，多吃鱼禽肉蛋和奶豆，畜禽肉 40～50g、水产品 40～50g、蛋 40～50g，每天 300～500ml 液态奶，经常食用大豆及豆制品，尽量每餐有蔬菜，每天 300g，适量水果，以保证均衡营养，促进健康。必要时，可在医生和临床营养师指导下合理使用特医食品、强化食品、营养素补充剂。

（3）坚持健身与益智活动，促进身心健康　建议每周活动时间不少于 150 分钟，形式因人而异。坚持脑力活动，如阅读、下棋、弹琴、玩游戏等，延缓认知功能衰退。

（七）素食人群膳食指南

素食人群是指以不食肉、家禽、海鲜等动物性食物为饮食方式的人群。按照所戒食物种类不同，可分为全素、奶蛋素等人群。完全戒食动物性食物及其产品的为全素人群；不戒食奶蛋类及其制品的为奶蛋素人群。目前，我国素食人群的数量已超过 5000 万。素食人群很易缺乏蛋白质、n－3 系列多不饱和脂肪酸、维生素 B_{12}、铁、锌等营养素，因此对素食人群的膳食指导是很有必要的。素食人群膳食除动物性食物外，一般人群膳食指南的建议均适用于素食人群。

（1）谷类为主，食物多样，适量增加全谷类。

（2）增加大豆及其制品的摄入，选用发酵豆制品。

（3）常吃坚果，海藻和菌菇。

（4）蔬菜、水果应充足。

（5）合理选择烹调油。

（6）定期监测营养状况。

第四节　平衡膳食宝塔

一、中国居民平衡膳食宝塔

中国居民平衡膳食宝塔（图 8－1）是根据《中国居民膳食指南》（2022 版）的准则和核心推荐，结合中国居民实际营养健康状况，把平衡膳食原则转化为食物的数量和所占比例的图形化表示。

平衡膳食宝塔共分五层，各层面积大小不同，体现了五大类食物推荐量的多少，五大类食物包括谷薯类、蔬菜水果类、畜禽鱼蛋奶类、大豆和坚果类以及烹调用油盐，其食物数量根据不同能量需要量水平而设计。膳食宝塔宝塔旁边的文字注释，标明了在 1600～2400kcal 能量需要量水平时，一段时间内成年人每人每天各类食物摄入量的建议值范围。膳食宝塔还有身体活动量、饮水量的图，旨在强调增加身体活动和足量饮水的重要性。

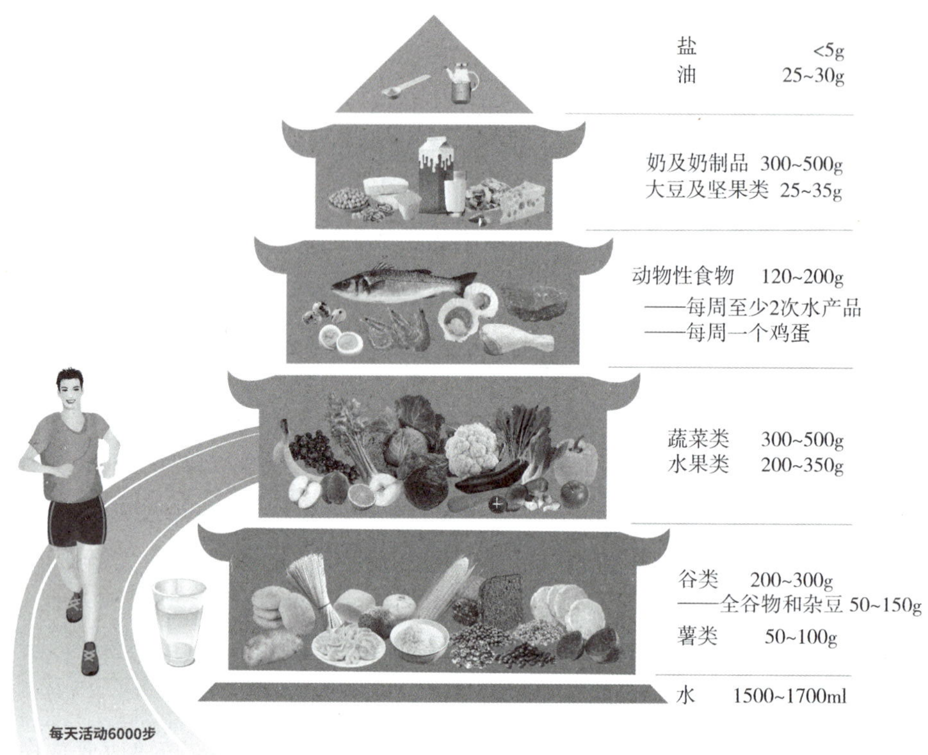

图 8-1 中国居民平衡膳食宝塔（2022）

（一）第一层：谷薯类食物

谷薯类是膳食能量的主要来源（碳水化合物提供总能量的 50% ~65%），也是多种微量营养素和膳食纤维的良好来源。膳食指南中推荐 2 岁以上健康人群的膳食应做到食物多样，合理搭配。谷类为主是合理膳食的重要特征。在 1600 ~2400kcal 能量需要量水平下的一段时间内，建议成年人每人每天摄入谷类 200 ~300g，其中包含全谷物和杂豆类 50 ~150g；另外，薯类 50 ~100g，从能量角度相当于 15 ~35g 大米。

谷类、薯类和杂豆类是碳水化合物的主要来源。谷类包括小麦、稻米、玉米、高粱等及其制品，如米饭、馒头、烙饼、面包、饼干、麦片等。全谷物（如小米、荞麦、玉米、燕麦片等）保留了天然谷物的全部成分，是理想膳食模式的重要组成，也是膳食纤维和其他营养素的来源。2 岁以上人群都应保证全谷物的摄入量，以此获得更多营养素、膳食纤维和健康益处。杂豆包括大豆以外的其他干豆类，如红小豆、绿豆、芸豆等。薯类包括马铃薯、红薯等，可替代部分主食。

（二）第二层：蔬菜水果

蔬菜水果是膳食指南中鼓励多摄入的两类食物。在 1600 ~2400kcal 能量需要量水平下，推荐成年人每天蔬菜摄入量至少达到 300g，水果 200 ~350g。蔬菜水果是膳食纤维、微量营养素和植物化学物的良好来源。蔬菜包括嫩茎、叶、花菜类、根菜类、鲜豆类、茄果瓜菜类、葱蒜类、菌藻类及水生蔬菜类等。深色蔬菜是指深绿色、深黄色、紫色、红色等有颜色的蔬菜，每类蔬菜提供的营养素略有不同，深色蔬菜一般富含维生素、植物化学物和膳食纤维，推荐每天占总体蔬菜摄入量的 1/2 以上。

水果多种多样，包括仁果、浆果、核果、柑橘类、瓜果及热带水果等。推荐吃新鲜水果，在鲜果供应不足时可选择一些含糖量低的干果制品和纯果汁。

（三）第三层：鱼、禽、肉、蛋等动物性食物

鱼、禽、肉、蛋等动物性食物是膳食指南推荐适量食用的食物。在 1600 ~2400kcal 能量需要量水平

下，推荐每天鱼、禽、肉、蛋摄入量共计120～200g。

新鲜的动物性食物是优质蛋白质、脂肪和脂溶性维生素的良好来源，建议每天畜禽肉的摄入量为40～75g，少吃加工类肉制品。目前我国汉族居民的肉类摄入以猪肉为主，且增长趋势明显。猪肉含脂肪较高，应尽量选择瘦肉或禽肉。常见的水产品包括鱼、虾、蟹和贝类，此类食物富含优质蛋白质、脂类、维生素和矿物质，推荐每天摄入量为40～75g，有条件可优先选择。蛋类包括鸡蛋、鸭蛋、鹅蛋、鹌鹑蛋、鸽子蛋及其加工制品，蛋类的营养价值较高，推荐每天1个鸡蛋（相当于50g左右），吃鸡蛋不能丢弃蛋黄，蛋黄含有丰富的营养成分，如胆碱、卵磷脂、胆固醇、维生素A、叶黄素、锌、B族维生素等，无论对多大年龄的人群都具有健康益处。

（四）第四层：奶类、大豆和坚果

奶类和豆类是鼓励多摄入的食物。奶类、大豆和坚果是蛋白质和钙的良好来源，营养素密度高。在1600～2400kcal能量需要量水平下，推荐每天应摄入至少相当于鲜奶300g的奶类及奶制品。在全球奶制品消费中，我国居民摄入量一直很低，多吃各种各样的乳制品，有利于提高乳类摄入量。

大豆包括黄豆、黑豆、青豆，其常见的制品如豆腐、豆浆、豆腐干及千张等。坚果包括花生、葵花子、核桃、杏仁、榛子等，部分坚果的营养价值与大豆相似，富含必需脂肪酸和必需氨基酸。推荐大豆和坚果摄入量共为25～35g，其他豆制品摄入量需按蛋白质含量与大豆进行折算。坚果无论作为菜肴还是零食，都是食物多样化的良好选择，建议每周摄入70g左右（相当于每天10g左右）。

（五）第五层：烹调油和盐

油盐作为烹饪调料必不可少，但建议尽量少用。推荐成年人平均每天烹调油不超过25～30g，食盐摄入量不超过5g。按照DRIs的建议，1～3岁人群膳食脂肪供能比应占膳食总能量35%；4岁以上人群占20%～30%。在1600～2400kcal能量需要量水平下脂肪的摄入量为36～80g。其他食物中也含有脂肪，在满足平衡膳食模式中其他食物建议量的前提下，烹调油需要限量。按照25～30g计算，烹调油提供10%左右的膳食能量。烹调油包括各种动植物油，植物油如花生油、大豆油、菜籽油、葵花籽油等，动物油如猪油、牛油、黄油等。烹调油也要多样化，应经常更换种类，以满足人体对各种脂肪酸的需要。

我国居民食盐用量普遍较高，盐与高血压关系密切，限制食盐摄入量是我国长期行动目标。除了少用食盐外，也需要控制隐形高盐食品的摄入量。

酒和添加糖不是膳食组成的基本食物，烹饪使用和单独食用时也都应尽量避免。

（六）身体活动和饮水

身体活动和水的图示强调增加身体活动和足量饮水的重要性。水是膳食的重要组成部分，是一切生命活动必需的物质，其需要量主要受年龄、身体活动、环境温度等因素的影响。低身体活动水平的成年人每天至少饮水1500～1700ml（7～8杯）。在高温或高身体活动水平的条件下，应适当增加饮水量。饮水过少或过多都会对人体健康带来危害。来自食物中水分和膳食汤水大约占1/2，推荐一天中饮水和整体膳食（包括食物中的水，汤、粥、奶等）水摄入共计2700～3000ml。

身体活动是能量平衡和保持身体健康的重要手段。运动或身体活动能有效地消耗能量，保持精神和机体代谢的活跃性。鼓励养成天天运动的习惯，坚持每天多做一些消耗能量的活动。推荐成年人每天进行至少相当于快步走6000步以上的身体活动，每周最好进行150分钟中等强度的运动，如骑车、跑步、庭院或农田的劳动等。一般而言，低身体活动水平的能量消耗通常占总能量消耗的1/3左右，而高身体活动水平者可高达1/2。加强和保持能量平衡，需要通过不断摸索，关注体重变化，找到食物摄入量和运动消耗量之间的平衡点。

二、中国居民平衡膳食餐盘

平衡膳食餐盘（图8－2）同样是膳食指南核心内容的体现，膳食餐盘描述了一个人一餐中膳食的食物组成和大致比例，形象直观地展示了平衡膳食的合理组合与搭配。餐盘分成 4 部分，分别是谷薯类、动物性食物、富含蛋白质的大豆及其制品和蔬菜水果，餐盘旁的一杯牛奶提示其重要性。此餐盘适用于 2 岁以上人群，是一餐中食物基本构成的描述。

与膳食平衡宝塔相比，平衡膳食餐盘更加简明，给大家一个框架性认识，用传统文化中的基本符号，表达阴阳形态和万物演变过程中的最基本平衡，一方面更容易记忆和理解，另一方面也预示着一生中天天饮食，错综交变、此消彼长、相辅相成的健康生成自然之理。2 岁以上人群都可参照此结构计划膳食，即便是对素食者而言，也很容易将肉类替换为豆类，以获得充足的蛋白质。

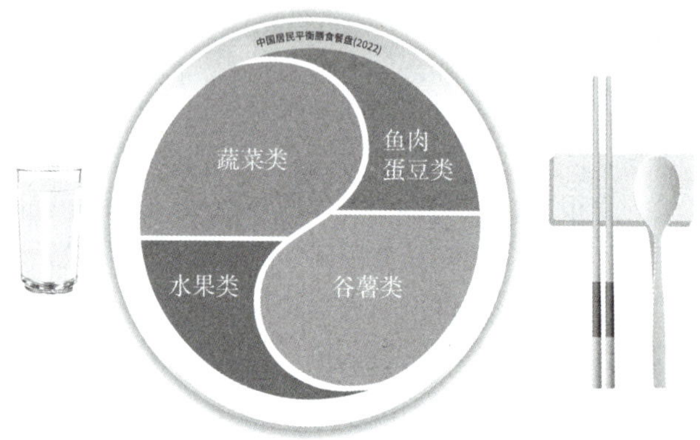

图 8－2 中国居民平衡膳食餐盘（2022）

三、中国儿童平衡膳食算盘

平衡膳食算盘（图 8－3）是儿童膳食指南核心推荐内容的体现，简单勾画了儿童平衡膳食模式的合理组合搭配和食物摄入基本分数。平衡膳食算盘适用于所有儿童，其食物分量适用于中等身体活动水平下 8～11 岁儿童。

油盐类适量
大豆坚果奶类2~3份
畜禽肉蛋水产品类2~3份
水果类3~4份
蔬菜类4~5份
谷薯类5~6份
中国儿童平衡膳食算盘
户外活动一小时

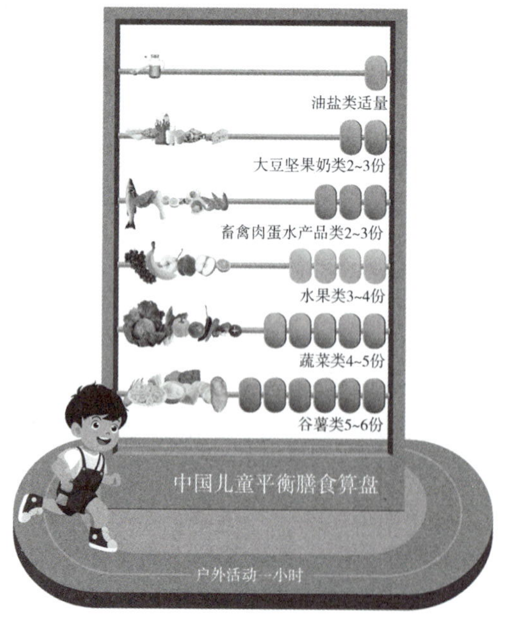

图 8－3 中国儿童平衡膳食算盘

算盘用算珠个数来示意膳食中的食物分量。算盘分6层，从下往上依次为：①底层代表摄入谷物（5～6份）；②第二层代表蔬菜（4～5份）；③第三层代表水果（3～4份）；④第四层代表动物性食品（2～3份）；⑤第五层代表大豆和奶制品（2～3份）；⑥顶层代表油盐。

知识链接

食物中隐藏的盐

食盐在烹调中的主要作用是调制口味和增强风味。家庭常见的隐藏“盐”有：酱油、咸菜、酱豆腐、味精等。在加工食品中，一方面添加食盐能增加食品的美味，另一方面盐在食品保存中作抑菌剂。

除此之外，在食品加工过程中，含钠的食品添加剂如谷氨酸钠（味精）、碳酸氢钠（小苏打）、碳酸钠、枸橼酸钠、苯甲酸钠等，都会增加加工食品中钠的含量。食品加工与生产企业需自觉履行食品安全主体责任，合法合规使用这些食品添加剂。

练习题

答案解析

1. 合理营养要求摄入的各种营养素之间的比例要适当，包含的方面有（ ）。
   A. 三大供能营养素供能比例
   B. 必需氨基酸的比例
   C. 不饱和脂肪酸与饱和脂肪酸的比例
   D. 膳食钙与磷的摄入比例
   E. 呈酸性食物与呈碱性食物之间的比例
2. 膳食结构，根据食物的主要来源不同，一般认为分为（ ）。
   A. 动物性食物为主型　B. 植物性食物为主型
   C. 动植物性食物平衡型　D. 地中海模式型
   E. 微生物性食物为主型
3. 中国传统膳食模式的特点是（ ）。
   A. 以植物性食物和谷类为主　B. 高蛋白质
   C. 高膳食纤维　D. 低脂肪
   E. 高脂肪
4. 中国营养学会首次发布《中国居民膳食指南》是（ ）年。
   A. 1989　B. 1997　C. 2007
   D. 2016　E. 2022
5. 《中国居民膳食指南（2022）》的组成部分包括（ ）。
   A. 一般人群膳食指南　B. 特定人群膳食指南
   C. 平衡膳食模式　D. 膳食指南编写说明
6. 一般人群膳食指南提倡食物多样，合理搭配，平均每天摄入至少（ ）种、每周至少（ ）种食物。
   A. 10，20　B. 15，25　C. 12，25

D. 5，10　　E. 8，15

7. 一般人群膳食指南提倡吃动平衡、健康体重，主动身体活动最好每天（　）步。

A. 10000　　B. 8000　　C. 6000

D. 5000　　E. 4000

8. 备孕妇女膳食指南建议应从孕前3个月开始每日补充叶酸（　）μg。

A. 200　　B. 400　　C. 600

D. 800　　E. 1000

9. 中国婴幼儿喂养指南中提到，母乳是婴儿最理想的食物，坚持（　）月龄内纯母乳喂养。

A. 3　　B. 4　　C. 5

D. 6　　E. 12

10. 平衡膳食宝塔包含（　）。

A. 谷薯类　　B. 蔬菜水果类　　C. 畜禽鱼蛋奶类

D. 大豆和坚果类　　E. 烹调用油盐

（薛　芳）

书网融合……

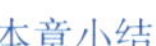
本章小结

微课1

微课2

题库

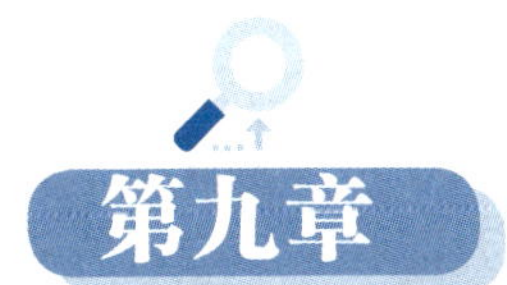

第九章

PPT

特殊生理人群的营养与膳食

学习目标

知识目标

1. 掌握 孕妇、乳母、婴幼儿、儿童青少年、老年人的膳食原则；母乳喂养的优越性；婴幼儿辅食的添加原则。

2. 熟悉 孕妇、乳母、婴幼儿、儿童青少年、老年人的生理特点、营养需要及营养素参考摄入量。

3. 了解 “生命早期1000天”理论；引起新生儿低出生体重的因素；哺乳对母亲健康的影响；老年人常见的营养问题。

能力目标

能开展孕妇、乳母、婴幼儿、学龄前儿童、学龄儿童及老年人的膳食指导、营养指导与咨询、科普教育；能够进行母乳喂养指导及人工喂养的指导。

素质目标

培养爱岗敬业的职业精神；树立良好的服务意识；践行为了人民健康的责任担当。

特殊生理人群营养主要研究处于不同生命周期阶段人群的生理特点、营养需要和膳食指南。这些特殊生理人群的生理特点、营养需要不同于一般正常人群，是营养研究重点关注的目标人群。

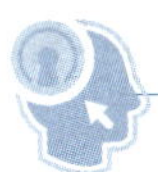

情境导入

情境 你是一位公共营养师。今天，一位孕妇来到你所在的营养工作室咨询，她近期感觉头晕、乏力、困倦、腿脚有肿胀感，希望给予营养与膳食指导。

思考 1. 实施膳食指导前，你应该做些什么？

2. 孕妇的饮食有哪些注意事项？

第一节 孕妇的营养与膳食

孕妇是指处于妊娠特定生理状态下的人群，孕期妇女通过胎盘转运供给胎儿生长发育所需营养，经过280天，将受精卵孕育成新生儿。与非孕同龄妇女相比，孕妇及胎儿的生长发育需要更多的营养。

一、孕妇的生理特点

妊娠期间，为适应和满足胎体在宫内生长发育的需求，母体自身会发生一系列的生理性变化，主要表现在以下几个方面。

（一）内分泌及代谢的改变

许多孕期的生理变化是受内分泌系统影响所致。孕期内分泌的主要改变是与妊娠有关的激素水平的相关变化。血清雌二醇浓度在妊娠初期开始升高，刺激母体垂体生长激素细胞转化为催乳素细胞，为泌乳做准备；孕酮对维持着床、刺激子宫内膜生长并分泌营养素有重要作用；随着妊娠时间的增加，胎盘增大，母体内雌激素、孕激素及胎盘激素（胎盘雌激素、胎盘催乳激素）的水平相应地升高。

内分泌的改变使母体的合成代谢增加，基础代谢率升高；对碳水化合物、脂肪和蛋白质的利用也有改变，由于对胰岛素的需要量增加，如胰腺功能不全，可导致妊娠糖尿病。蛋白质代谢呈正氮平衡，以储备较多的蛋白质，作为子宫、胎儿、乳腺发育所需。对脂肪的吸收增加，且体内有较多的脂肪积存，以利于泌乳和分娩过程的能量消耗。妊娠期间机体对其他成分如水、电解质、维生素的代谢均发生不同程度的变化。

（二）消化系统功能的改变

妊娠期由于雌激素增加，孕妇可出现牙龈充血肿胀，易出血。孕期激素的变化可引起平滑肌张力降低，胃肠蠕动减慢，胃排空时间延长，加之胃酸及消化液分泌减少，因而影响了食物消化，孕妇常出现胃肠胀气及便秘；由于贲门括约肌松弛，导致胃内酸性内容物反流至食管下部，产生“烧心感”，妊娠早期的孕妇易有恶心、呕吐等妊娠反应。但也因为食物在消化道内停留时间加长而增加了某些营养素如钙、铁、维生素 B_{12}、叶酸等的吸收。

（三）肾功能的改变

妊娠期间，为了有利于清除胎儿和母亲自身的代谢废物，母体肾功能发生了显著变化。肾小球滤过能力增强，但肾小管的再吸收能力不能相应增加，蛋白质代谢产物尿酸、尿素、肌酐排出量增多；同时，由于肾小球滤过量超过了肾小管的再吸收能力。故有时出现孕期糖尿病，尿中氨基酸、水溶性维生素的排出量也明显增加。

（四）血液容积及血液成分的改变

与非孕妇女相比，孕期妇女血浆容积随妊娠时间的增加而逐渐增加，至妊娠第 32 ~ 34 周时达高峰，最大增加量约为 50%；与此同时，红细胞和血红蛋白的量也增加，至分娩时约增加 20%，虽然血容量的增加有个体差异，但平均增加 1500ml。由于血容量增加的幅度较红细胞增加的幅度大，致使血液相对稀释，血中血红蛋白浓度下降，可出现生理性贫血。

母体在妊娠期血容量增加及组成成分的改变可能是为了更便于将营养素输送给胎儿，并将胎儿排泄物输出体外。

（五）体重的变化

健康孕妇若不限制饮食，孕期一般增加体重 10 ~ 12.5kg。体重的增长包括两大部分，一部分是妊娠的产物，包括胎儿、胎盘和羊水。另一部分是母体组织的增长，包括血容量、细胞外液和间质液的增加，以及子宫、乳房的发育和母亲为泌乳而储备的脂肪组织及其他营养物质。

孕期体重的增长过多或过少均不利，不同孕妇孕期的适宜增重量应有所不同。若以体质指数作为指标，则不同体质指数妇女孕期增重的推荐值见表 9 - 1。

表 9 - 1　按孕前体质指数推荐的孕妇体重适宜增长范围

体重范围	体质指数	推荐体重增长范围/kg
低	<19.8	12.5 ~ 18.0
正常	19.8 ~ 26.0	11.5 ~ 16.0
超重	>26 ~ 29	7.0 ~ 11.5
肥胖	>29	6.0 ~ 6.8

二、孕妇的营养需要

孕妇体内的正常代谢过程发生了一系列变化，胎儿生长发育所需的各种营养主要来自母体，孕妇本身还需要为分娩和泌乳储存一定的营养素，因此，孕妇需要比平时更多的营养素。

妊娠一般分为 3 个时期。妊娠 12 周末以前称为早期妊娠（孕早期），妊娠 13 ~ 27 周称为中期妊娠（孕中期），妊娠 28 周及其以后称为晚期妊娠（孕晚期）。在妊娠的不同时期，由于胎儿的生长速度及母体对营养的储备不同，营养的需求也不同。

（一）能量

孕妇对能量的需要量增加，主要是由于要额外负担胎儿的生长发育、胎盘和母体组织增长所需的能量。妊娠早期孕妇的基础代谢无明显变化，妊娠中期开始逐渐升高，至妊娠晚期增加 15% ~20%。2023 版《中国居民膳食营养素参考摄入量》建议，在孕中期、孕晚期，孕妇膳食能量的推荐摄入量在非孕基础上分别增加 1.05MJ/d（250kcal/d）和 1.67MJ/d（400kcal/d）。

（二）蛋白质

在妊娠期间约需额外增加约 925g 蛋白质供母体形成新组织和胎儿成长时的需要。2023 版《中国居民膳食营养素参考摄入量》建议，在孕中期、孕晚期，孕妇蛋白质的推荐摄入量在非孕基础上分别增加 15g 和 30g；膳食中优质蛋白质应占蛋白质总量的 1/2 以上。

（三）脂类

妊娠期妇女平均需要储存脂肪 3 ~4kg，胎儿储存的脂肪占其体重的 5% ~15%。脂类是胎儿神经系统的重要组成部分，在脑细胞的增殖、生长过程中，需要一定量的必需脂肪酸。

孕妇膳食中应含有适量脂肪，以保证胎儿和自身的需要。但孕妇血脂较平时升高，脂肪摄入总量不宜过多。2023 版《中国居民膳食营养素参考摄入量》建议，孕妇脂肪提供的能量占总能量的 20% ~30%。

（四）矿物质

1. 钙 妊娠期间母体对钙的需要除了维持自身各项生理功能外，还应满足胎儿构造骨骼和牙齿时对钙的需求。当孕妇钙摄入量轻度或短暂性不足时，母体血清钙浓度降低，继而甲状旁腺激素的合成和分泌增加，加速母体骨骼和牙齿中钙的溶出，以维持正常的血钙浓度，满足胎儿对钙的需要量。当缺钙严重或长期缺乏时，血钙浓度下降，母亲可发生小腿抽筋或手足抽搐，严重时导致骨质软化症；胎儿可发生先天性佝偻病。一个成熟的胎儿体内约积累 30g 钙，除胎儿需要外，母体尚需储存部分钙以备泌乳需要。

2. 铁 估计在孕期妇女体内铁的储留量为 1g，其中胎儿体内 300mg（除制造血液和肌肉组织外，胎儿还必须需在肝脏内储存一部分铁，以供婴儿出生后 6 个月对铁的需要量），红细胞增加约需 450mg，其余储留在胎盘中。随着胎儿的娩出，胎盘娩出及出血，孕期储留的铁 80% 被永久性丢失，仅 200mg 被保留在母体内。妊娠期间膳食铁摄入不足，除易导致孕妇缺铁性贫血外，还可影响胎儿铁的储备，使婴儿较早出现缺铁和缺铁性贫血。孕早期缺铁还与早产和低出生体重有关。2023 版《中国居民膳食营养素参考摄入量》建议，在孕中期、孕晚期，孕妇膳食铁的推荐摄入量应在非孕妇女的基础上分别增加 7mg/d 和 11mg/d。

3. 碘 是甲状腺素的组成成分。甲状腺素对人脑的正常发育和成熟非常重要。孕期母体甲状腺功能旺盛，碘的需要量增加。母亲碘缺乏（特别是在孕早期）可致胎儿甲状腺功能低下，从而引起以严重智力发育迟缓为标志的克汀病。通过孕期补碘特别是在妊娠的头 3 个月，纠正母亲碘缺乏可有效地预防克汀病。2023 版《中国居民膳食营养素参考摄入量》建议，整个孕期，孕妇膳食碘的推荐摄入量应在非孕妇女的基础上增加 110μg/d。

4. 锌 据估计，妊娠期间储留在母体和胎儿组织中的总锌量为 100mg，其中约 53mg 储存在胎儿体内。动物实验提供了大量关于母体锌摄入量充足促进胎儿生长发育和预防先天畸形的信息。近年来的流行病学调查资料表明，胎儿畸形发生率的增加与妊娠锌营养不良及血清锌浓度降低有关。因此，孕期应适当增加锌的摄入量。2023 版《中国居民膳食营养素参考摄入量》建议，整个孕期，孕妇膳食锌的推荐摄入量应在非孕妇女的基础上增加 2. 0mg/d。

（五）维生素

1. 维生素 A 妊娠期除了维持母体本身的健康和正常生理功能的需要外，胎儿还要储存一定量的维生素 A 于肝脏中。但妊娠早期维生素 A 的增加量不宜过多，因为大剂量维生素 A 可能导致自发性流产和胎儿先天畸形。胡萝卜素在体内可转变成维生素 A，且相同剂量的胡萝卜素却无此不良作用。因此，中国营养学会和世界卫生组织均建议孕妇通过摄取富含类胡萝卜素的食物来补充维生素 A。2023 版《中国居民膳食营养素参考摄入量》建议，在孕中期、孕晚期，孕妇膳食维生素 A 的推荐摄入量均需在非孕妇女的基础上增加 70μgRAE/d。可耐受最高摄入量为 3000μgRAE/d。

2. 维生素 D 可通过简单扩散经胎盘进入胎儿体内。妊娠期间，维生素 D 缺乏可导致母亲和婴儿的多种钙代谢紊乱。应当注意的是，维生素 D 不能补充过多。有报道，妊娠期维生素 D 摄入量过多可导致婴儿发生高钙血症甚至引起维生素 D 中毒。2023 版《中国居民膳食营养素参考摄入量》建议，孕妇维生素 D 的推荐摄入量与非孕妇女相同，为 10μg/d，可耐受最高摄入量为 50μg/d。

3. 维生素 B_1 妊娠期间母体新陈代谢增高，由于维生素 B_1 的需要量与新陈代谢成正比，故孕期维生素 B_1 的需要量亦增加。孕妇缺乏维生素 B_1 时母体可能没有明显的临床表现，但胎儿出生后却可能出现先天性脚气病。2023 版《中国居民膳食营养素参考摄入量》建议，在孕中期、孕晚期，孕妇膳食维生素 B_1 的推荐摄入量应在非孕妇女的基础上分别增加 0. 2mg/d、0. 3mg/d。

4. 叶酸 孕妇对叶酸的需要量大大增加。叶酸摄入量不足或营养状态不良的孕妇伴有多种负性妊娠结局，包括低出生体重、胎盘早剥和神经管畸形。神经管畸形是新生儿常见的一种先天畸形，现在已有多项的研究证明，孕期叶酸摄入量是神经管畸形危险性的重要决定因素。由于畸形的发生是在妊娠期头 28 天内，而此时多数妇女并未意识到自己怀孕。因此，叶酸的补充时间应从计划怀孕或可能怀孕前开始。需要明确的是，叶酸摄入量过高可掩盖维生素 B_{12} 缺乏的血液学指标，可能产生不可逆的神经系统损害而延误治疗。2023 版《中国居民膳食营养素参考摄入量》建议，整个孕期，孕妇叶酸的推荐摄入量应在非孕妇女的基础上增加 200μgDFE/d，可耐受最高摄入量为 1000μgDFE/d。

5. 维生素 C 对胎儿的生长发育、造血系统的健全、机体的抵抗力等都有促进作用。妊娠期膳食中如果缺少维生素 C，可能造成流产或早产，胎儿出生后也易患贫血与坏血病。2023 版《中国居民膳食营养素参考摄入量》建议，在孕中期、孕晚期，孕妇膳食维生素 C 的推荐摄入量均需在非孕妇女的基础上增加 15mg/d。

总之，必须调整孕妇的营养与膳食，以适应妊娠期母体的特殊生理和充分满足胎儿生长发育的各种营养素需要，保证母婴健康。

三、孕期营养不良对母体及胎儿的影响

（一）孕期营养不良对母体的影响

1. 营养性贫血 妊娠期贫血以缺铁性贫血为主，在妊娠末期患病率最高。贫血可降低孕产妇抵抗

力，易并发产褥感染，也会使胎儿肝脏中缺少铁储备，出生后婴儿亦患贫血。

2. 骨质软化症 为了满足胎儿生长发育所需要的钙，必须动用母亲骨骼中的钙，结果使母体骨钙不足，引起脊柱、骨盆骨质软化，骨盆变形，重者甚至造成难产。

3. 营养不良性水肿 妊娠期蛋白质严重摄入不足可导致营养不良性水肿。此外，严重维生素 B_1 缺乏亦可引起浮肿。

4. 妊娠高血压综合征 是威胁孕妇健康的主要疾病之一，以高血压、水肿、蛋白尿、抽搐、昏迷、心肾功能衰竭甚至发生母子死亡为临床特点。妊娠高血压综合征的发病原因尚不清楚，但已知涉及多种营养因素，包括母亲的肥胖、高钠摄入及维生素 B_6、锌、钙、镁和蛋白质等的摄入量不足。

（二）孕期营养不良对胎儿的影响

1. 胎儿和新生儿死亡率增高 据世界卫生组织统计，新生儿死亡率及死产率较高的地区，母亲营养不良也较普遍。营养不良的胎儿和新生儿的生命力较差，不能经受外界环境中各种不利因素的冲击。

2. 低出生体重 指新生儿出生体重 <2500g。有许多调查报告说明，新生儿的体重与母亲的营养状况有密切关系，如孕期能量及蛋白质摄入量不足、妊娠贫血的孕妇产低体重儿的概率较高。

3. 早产儿及小于胎龄儿 早产儿系指妊娠期少于 37 周即出生的婴儿。小于胎龄儿是指出生体重在同胎龄儿平均体重的第 10 百分点以下或低于平均体重 2 个标准差的新生儿。孕期营养不良是造成宫内发育迟缓的重要原因之一，特别是能量和蛋白质摄入量不足。

4. 脑发育受损及出生缺陷 脑细胞发育最旺盛的时期为妊娠最后 3 个月至出生后 1 年左右，在此期间最易受母体营养状况的影响。孕期若营养不良，胎儿脑细胞的发育迟缓，DNA 合成速度减慢，影响脑细胞的增殖，并影响到以后的智力发育。

此外，孕期某些营养素摄入过多或缺乏，还可能导致出生婴儿先天畸形。如孕早期缺乏叶酸，可造成胎儿神经管畸形；孕期摄入维生素 A 过多，尤其是妊娠初期，亦可导致先天畸形。

四、孕妇的合理膳食

孕妇的合理膳食应随着妊娠期妇女的生理变化和胎儿生长发育的状况而进行合理调配。一方面要达到孕妇营养的供给与需要之间的平衡，在数量和质量上满足妊娠不同时期对营养的特殊需要；另一方面，则要达到各种营养素之间的平衡，以避免由于膳食构成比例失调而造成的不良影响。孕期合理膳食的基本原则总结如下。

1. 不同孕期的膳食应有所不同 在怀孕早期，胎儿生长慢，孕妇所需能量和营养素变化不大，身体状况良好、营养均衡的妇女并不需要额外地补充太多的能量及营养素。在孕中期和孕晚期，胎儿生长加快，母亲体重快速上升，因此，应注意能量及营养素的补充，特别要多吃一些动物性食物，以保证蛋白质及其他营养素的储备。进入妊娠后期，由于胃部受到压迫，每餐的进食量减少，每日的进餐次数应增加到 4 ~ 5 次。

2. 食物多样化 每日膳食要包括谷薯类食物、动物性食物、豆类及其制品、蔬菜和水果等，并交替选用同一类的各种食物，既可使膳食多样化，又能达到不同食物在营养成分上的互补。

3. 注意饮食卫生 不洁的食物可引起胃肠炎、痢疾等疾病。某些化学性污染物不仅有致癌作用，还可诱发胎儿畸形，危及母体及胎儿健康。因此，妊娠期尤其要注意食品的卫生质量。

4. 少吃过咸、过甜和油腻食物 摄入过多的盐与孕妇水肿的发生有关；过甜或过于油腻的食物易导致肥胖。

5. 不吃刺激性食物 浓茶、辛辣的调味品等刺激性食物对孕妇不利，可使大便干燥，引发或加重痔疮。

6. 各餐食物合理分配 通常三餐的能量分配为早餐占25%～35%，午餐占40%，晚餐占30%～35%。孕妇也可将每日总能量的20%～30%用于加餐；加餐可以安排牛奶、点心等食品。需要注意的是，孕妇不要营养过剩，以避免母亲肥胖及产生巨大儿而造成难产。

第二节 乳母的营养与膳食

哺乳期妇女（乳母）既要分泌乳汁、哺育婴儿，还需要逐步补偿妊娠、分娩时的营养素损耗并促进各器官、系统功能的恢复，因此比非哺乳妇女需要更多的营养。

一、乳母的生理特点

人类哺乳的开始及维持受复杂的神经内分泌机制控制。怀孕期间，乳房的发育为产后的泌乳做好了准备。分娩后，雌激素和孕激素水平突然下降，同时垂体分泌的催乳素水平增加，乳汁开始分泌。乳汁的分泌受两个反射的控制：①产奶反射，婴儿吸吮乳头可刺激乳母垂体产生催乳素，引起乳腺腺泡分泌乳汁，并储存在乳腺导管内；②下奶反射，婴儿吸吮乳头时，可反射性地引起乳母垂体后叶释放催产素，引起乳腺周围肌肉收缩而出现排乳。

母乳分为三期。产后第一周分泌的乳汁为初乳，呈淡黄色，质地黏稠。富含免疫球蛋白和乳铁蛋白等，但乳糖和脂肪较成熟乳少。第二周分泌的乳汁为过渡期乳，乳糖和脂肪含量逐渐增多。第二周以后分泌的乳汁为成熟期乳，呈乳白色，富含蛋白质、乳糖、脂肪等。

乳母营养状况影响泌乳量。乳母对营养的需求主要用于两个方面，除了满足母体恢复健康的需要外，更重要的是为泌乳提供物质基础。产后第一天的泌乳量约为50ml，第二天约100ml，到第二周增加到500ml/d左右，正常乳汁分泌量为700～800ml/d。泌乳量少是母亲营养不良的一个指征。

二、乳母的营养需要

乳汁形成的物质基础是母体的营养，包括哺乳期母体通过食物摄入、动用母体的储备或分解母体组织（如脂肪组织分解）。为了保护母亲和分泌乳汁的需要，必须供给乳母充分的营养。

（一）能量

与非孕时相比，哺乳期的母体要增加供给乳汁所含能量和乳汁分泌活动本身所消耗的能量，其与泌乳量成正比。2023版《中国居民膳食营养素参考摄入量》建议，乳母能量的需要量在非哺乳妇女基础上增加1.67MJ（400kcal）/d。

衡量乳母能量摄入是否充足，应以泌乳量和母亲体重为依据。当母体能量摄入适当时，其分泌的乳汁量应能满足婴儿的需要，又有利于乳母自身体重的恢复。

（二）蛋白质

母乳蛋白质含量平均为1.2%，若每日泌乳750ml，所含蛋白质约为9g。以母体膳食蛋白质转变为乳汁蛋白质的有效率为70%，如果膳食蛋白质的生理价值不高，则转变率可能更低。2023版《中国居民膳食营养素参考摄入量》建议，乳母每日蛋白质的推荐摄入量应在非哺乳妇女基础上增加25g。

当乳母膳食中蛋白质的质与量都不足时，虽然乳汁中蛋白质组成变化不大，但乳汁分泌量却大为减少，同时还将动用乳母组织蛋白以维持乳汁中成分的恒定。

（三）脂类

母乳的脂肪含量在一天之内和每次哺乳期间均有变化。当每次哺乳临近结束时，奶中脂肪含量较高，有利于控制婴儿的食欲。乳母膳食中脂肪的构成可影响乳汁中脂肪成分，如母乳中各种脂肪酸的比例随乳母膳食脂肪酸摄入状况而改变。2023 版《中国居民膳食营养素参考摄入量》建议，乳母膳食脂肪的摄入量以其能量占总能量的 20% ~30% 为宜。

（四）矿物质

1. 钙 正常母乳含钙量约为 34mg/100ml。不论乳母膳食中钙含量是否充足，乳汁中的钙含量总是较为稳定的。当膳食钙摄入不足时，为了维持乳汁中钙含量的恒定，就要动用母体骨骼中的钙，则乳母常因缺钙而出现腰腿酸痛、抽搐，甚至发生骨质软化症。因此，为保证乳汁中正常的钙含量并维持母体钙平衡，乳母应保证钙的充足摄入。

2. 铁 由于铁几乎不能通过乳腺输送到乳汁，因此母乳中铁含量很少，仅为 0.05mg/100ml。每日由乳汁中损失的铁总量为 0.3 ~0.4mg。由于膳食中铁的吸收率仅为 10% 左右，因此每日从膳食中额外增加的量至少应在 4mg 以上。2023 版《中国居民膳食营养素参考摄入量》建议，乳母铁的推荐摄入量应在非哺乳妇女的基础上增加 6mg/d。

3. 碘和锌 乳汁中碘和锌的含量受乳母膳食的影响，且这两种微量元素与婴儿神经的生长发育和免疫功能关系较为密切。2023 版《中国居民膳食营养素参考摄入量》建议，乳母碘和锌的推荐摄入量分别应在非哺乳妇女的基础上分别增加 120μg/d 和 4.5mg/d。

（五）维生素

维生素 A 能部分通过乳腺，所以乳母维生素 A 的摄入量可影响乳汁中维生素 A 的含量。维生素 D 几乎不能通过乳腺，故母乳中维生素 D 含量很低。维生素 E 具有促进乳汁分泌的作用。水溶性维生素大多可通过乳腺，但乳腺可调控其进入乳汁的含量，达一定水平时不再增高。2023 版《中国居民膳食营养素参考摄入量》建议，乳母各种维生素应在非哺乳妇女的基础上增加（表 9 -2）。

表 9 -2 乳母维生素参考摄入量

指标	维生素 A (μg RAE/d)	维生素 D (μg/d)	维生素 E (mg α-TE/d)	维生素 K (μg/d)	维生素 B_1 (mg/d)	维生素 B_2 (mg/d)	烟酸 (mg NE/d)
RNI 或 AI	+600	+0	+3	+5	+0.3	+0.5	+4
UL	3000	50	700	—	—	—	35[a]

指标	维生素 B_6 (mg/d)	叶酸 (μg DFE/d)	维生素 B_{12} (μg /d)	泛酸 (mg/d)	生物素 (μg/d)	胆碱 (mg/d)	维生素 C (mg/d)
RNI 或 AI	+0.3	+150	+0.8	+2.0	+10	+120	+50
UL	60	1000	—	—	—	3000	2000

注：[a]烟酰胺 UL 值为 310mg /d。

三、乳母的合理膳食

哺乳期的营养非常重要，为保证乳母和婴儿都能获得足够的营养，乳母的饮食需要合理调配。在哺乳期间，乳母的膳食安排要注意以下几点。

1. 摄入充足的能量 充足的能量是保证母体健康和乳汁分泌的必要条件。能量主要来自于主食，包括大米、面粉、小米、玉米面、杂粮等。

2. 保证供给充足的优质蛋白质 动物性食物如蛋类、肉类、鱼类等蛋白质含量高且质量优良，大豆及其制品也能提供优质蛋白质并含丰富的钙质，宜多食用。

3. 多食含钙丰富的食物 乳及乳制品含钙量高且易于吸收利用，所以每天应适量食用，乳母应保证每日饮奶 250ml 以上。鱼、虾类及各种海产品等含钙丰富，应多选用。深绿色蔬菜、大豆类也可提供一定量的钙。

4. 重视蔬菜和水果的摄入 新鲜的蔬菜、水果含有多种维生素、矿物质、纤维素、果胶、有机酸等成分，还可增进食欲、补充水分、促进泌乳、防止便秘，是乳母不可缺少的食物。应注意多选用绿叶蔬菜和其他有色蔬菜。

5. 少吃盐、腌制品和刺激性食物 避免这些食物通过乳汁进入婴儿体内，对婴儿产生不利影响。

6. 注意烹调方式 烹调方法应多用炖、煮、炒，少用油煎、油炸，食用时要同时喝汤，既可增加营养，又可促进乳汁分泌。

7. 膳食多样化，粗细粮搭配 乳母的膳食应多样化，多种食物搭配食用。每日膳食中应包括粮谷类、蔬菜水果类、鱼禽畜肉类、蛋类、乳类、大豆类等各种食物。主食不能太单一，应做到粗细粮搭配，每日食用一定量的各种杂粮和粗粮。

第三节 婴儿的营养与膳食

婴儿期指从出生至满1周岁前。婴儿期是人类生命从母体内生活到母体外生活的过渡期，亦是从完全依赖母乳的营养到依赖母乳以外食物的过渡时期。婴儿期是人类生命生长发育的第一高峰期。

一、婴儿的生理特点

（一）生长发育迅速

在遗传因素和环境因素的共同作用下，婴幼儿阶段机体各组织器官快速增长，功能不断完善。

婴儿期是人类一生中生长发育的第一高峰期，尤其是出生后头6个月的生长速度最快。婴儿体重、身长和头围、胸围的增加最为明显。体重是衡量机体所有组织器官生长发育状况、能量和营养素摄入状况的综合指标之一，新生儿出生时平均体重为3250g左右，5~6个月时体重可增至出生时的2倍，而1周岁时将增加至出生时的3倍，达到9750g左右。身长是反映骨骼系统生长的指标，婴儿期内身长从出生时的50cm增长到1周岁时的75cm，平均增长25cm。头围的大小反映脑及颅骨的发育状态，出生时头围平均为34cm，1岁时增至46cm。婴儿期的脑细胞数目持续增加，至6月龄时脑重增加至出生时的2倍（600~700g），至1周岁时脑重达900~1000g，接近成人脑重的2/3。胸围的大小反映胸廓和胸背肌肉的发育情况，出生时比头围小，随着月龄增长速度增加，一般情况下在1岁左右与头围基本相等并开始超过头围（头胸围交叉）。

（二）消化和吸收功能较差

婴儿的消化系统尚处于发育阶段，功能不完善，对食物的消化、吸收和利用都受到一定的限制。

1. 口腔 婴儿双颊有发育良好的脂肪垫，有助于其吸吮乳汁。婴幼儿口腔狭小，唾液腺发育尚不完善，唾液分泌量少，唾液中淀粉酶的含量低，不利于消化淀粉。口腔黏膜相当柔嫩，且血管丰富，易受损伤，不宜进食过热过硬的食物，避免损伤婴儿的口腔黏膜。应特别注意保持婴儿口腔的清洁，但切勿反复用力擦拭。

2. 牙齿 乳牙是儿童咀嚼器官的重要组成部分。从出生6个月左右开始萌出第一颗乳牙，到2岁半左右20颗乳牙萌出完毕。只有健康的乳牙才能发挥正常的咀嚼功能，才有利于食物的消化和吸收。

3. 食管和胃 婴儿的食管较成人细且短，呈漏斗状。食管与胃底形成的夹角为钝角，不能形成有效的抗反流屏障。婴儿的胃呈水平位，胃容量小，新生婴儿的胃容量仅25~50ml，6个月时约为200ml，1岁时为300~500ml。婴儿食管和胃壁的黏膜和肌层都较薄，弹性组织发育不完善，易受损伤。由于贲门括约肌收缩能力较差，在吸吮时常呈开放状态，易吞入空气，而胃幽门括约肌发育良好，自主神经调节功能差，故易引起幽门痉挛而出现溢乳和呕吐。

4. 肠道 婴儿的肠管相对较长，是身长的6倍（成人仅4.5倍），小肠与大肠长度比为1∶5（成人仅1∶4），分泌及吸收面积较大，但是固定性较差，易发生肠套叠。肠壁黏膜细嫩，血管和淋巴结丰富，透过性强，有利于营养物质的吸收。但肠壁肌肉较薄弱，肠蠕动较成人差，食物在肠腔内时间较长，一方面有利于食物的消化吸收，另一方面如果大肠蠕动功能不能协调，可发生大便滞留或功能性肠梗阻。婴儿肠壁屏蔽功能较差，肠腔中微生物、毒素以及过敏物质可渗入肠壁进入血流而引起全身症状。婴儿出生胃肠道已能分泌足够的消化酶，虽其活性比成人低，但有利于乳糖、脂肪和蛋白质的吸收。

5. 胰腺 婴儿的胰腺发育尚不成熟，所分泌的消化酶活力低。5～6个月以下婴儿只分泌少量胰淀粉酶，因此3～4个月以前婴儿不宜添加淀粉类辅食。胰蛋白酶和胰凝乳酶在出生时已很充足，但胰脂酶出生时量少，以后随着月龄增长分泌量逐渐增加，第1周内增加5倍，1～9个月增加20倍。

6. 肝脏 新生儿时肝重占体重的4%（成人为体重的2%），10个月时增加1倍，1岁前肝脏常在右肋下1～2cm处。婴儿肝脏血管丰富，但肝细胞分化不全，肝功能较差，胆汁分泌较少，影响脂肪的消化吸收。

总之，婴儿消化系统尚未发育成熟，胃容量小，各种消化酶活性较低，消化功能较弱，其消化功能与成人相比明显不全。若喂养不当，易发生腹泻而导致营养素丢失。

（三）脑和神经系统发育迅速

大脑的发育尤其是大脑皮层细胞的增殖、增大和分化主要是发生在孕后期和出生后第1年内，尤其是出生后头6个月内，是大脑和智力发育的关键时期。婴儿出生时的大脑重量约为370g，占体重的1/8左右，6个月时大脑重为600～700g（约为出生时的2倍），1周岁时大脑重为900～1000g（约为成人时的2/3）。因此，婴儿期营养素供给不足尤其是蛋白质不足，则会影响大脑发育和智力水平。

二、婴儿的营养需要

（一）能量

婴儿需要较多的能量，主要反映婴儿的代谢率较高以及对生长和发育的特殊需要。婴儿生长发育对能量的需要量与生长速度成正比，在最初几个月内，这部分能量占总摄入能量的1/4～1/3。2023版《中国居民膳食营养素参考摄入量》建议，0～0.5岁婴儿膳食能量需要量为0.38MJ/(kg·d）即90kcal/(kg·d)，0.5～1岁婴儿膳食能量需要量为0.31MJ/(kg·d）即75kcal/(kg·d)。

（二）蛋白质

婴儿因为体内器官的成长发育，需要质优、量足的蛋白质。正常婴儿的蛋白质需要量按每单位体重计要大于成年人；婴儿比成人所需的必需氨基酸的比例也大。除成人所必需的8种必需氨基酸外，组氨酸也是婴儿所必需的。此外，婴儿还必需半胱氨酸和酪氨酸。若蛋白质长期摄入量不足，会影响婴儿的生长发育，但供给量过多，不仅造成浪费，蛋白质代谢还会造成肾脏负担。2023版《中国居民膳食营养素参考摄入量》建议，0～0.5岁婴儿的蛋白质AI值为9g/d，0.5～1岁婴儿蛋白质RNI值为17g/d。

（三）脂类

婴儿的胃容积小，因而需要高能量的营养素，脂类正符合此条件。脂肪除提供婴儿相当的能量外，还可促进脂溶性维生素的吸收，并可避免发生必需脂肪酸缺乏。2023版《中国居民膳食营养素参考摄入量》建议，婴儿每日膳食中脂肪提供的能量占总能量的百分比，0～0.5岁婴儿为48%，0.5～1岁婴儿为40%。

（四）碳水化合物

碳水化合物的功能是供给机体能量和构成人体组织，促进生长发育，并有助于完成脂肪氧化和节约蛋白质作用。婴儿的乳糖酶活性较成年人高。有利于对乳中乳糖的消化吸收。2023 版《中国居民膳食营养素参考摄入量》建议，0～0.5 岁婴儿的总碳水化合物的 AI 值为 60g/d，0.5～1 岁婴儿总碳水化合物的 AI 值为 80g/d。

（五）矿物质

母乳中的各种矿物质含量是婴儿矿物质需要量的主要依据之一。2023 版《中国居民膳食营养素参考摄入量》建议，婴儿期矿物质推荐摄入量值见表 9－3。

表 9－3 婴儿矿物质参考摄入量

年龄	钙（mg/d）	磷（mg/d）	钾（mg/d）	钠（mg/d）	镁（mg/d）	铁（mg/d）	碘（μg/d）	锌（mg/d）	硒（μg/d）
0 岁～	200（AI）	105（AI）	400（AI）	80（AI）	20（AI）	0.3（AI）	85（AI）	1.5（AI）	15（AI）
0.5 岁～	350（AI）	180（AI）	600（AI）	180（AI）	65（AI）	10（RNI）	115（AI）	3.2（AI）	20（AI）

在婴幼儿时期较容易缺乏的矿物质有钙、铁、锌等。婴儿出生时体内钙含量占体重的 0.8%，到成年时增加为体重的 1.5%～2.0%，在生长过程中需要储留大量的钙。喂养方式不当或吸收受限、阳光照射不足导致维生素 D 缺乏均会引起婴幼儿钙缺乏。母乳喂养的婴儿一般不会引起明显的钙缺乏。正常新生儿有足够的铁储存，可以满足 4～6 个月的需要。虽然母乳中的铁易被婴儿有效地吸收，但乳中铁含量较低，因此，母乳喂养的婴儿在 4～6 个月后应添加含铁辅助食品。

（六）维生素

正常母乳中含有婴儿所需要的各种维生素，只是维生素 D 稍低。如果母乳不足或出现维生素 D 的早期缺乏现象，可考虑每日额外补充 5～10μg（200～400IU）的维生素 D。在乳母食物不足时也可以在出生后第 2 周添加维生素 C，并在整个喂哺时期内保持。2023 版《中国居民膳食营养素参考摄入量》建议，婴儿期各种维生素参考摄入量见表 9－4。

表 9－4 婴儿维生素参考摄入量

年龄	维生素 A（μg RAE/d）	维生素 D（mg/d）	维生素 E（mgα－TE/d）	维生素 B_1（mg/d）	维生素 B_2（μg/d）	烟酸（mgNE/d）	维生素 C（μg/d）
0 岁～	300（AI）	10（AI）	3（AI）	0.1（AI）	0.4（AI）	1（AI）	40（AI）
0.5 岁～	350（AI）	10（AI）	4（AI）	0.3（AI）	0.6（AI）	2（AI）	40（AI）

三、婴儿的合理喂养

婴幼儿生长发育所需要的能量和营养素必须通过合理的喂养来获得，应该结合母亲的生理状态、婴幼儿生长发育特点以及胃肠道功能尚未完善的特点，确定科学的喂养方式。

6 月龄内婴儿喂养方式可分为三种：母乳喂养、人工喂养和混合喂养。满 6 月龄的婴儿，母乳仍然是其重要的营养来源，但单一的母乳喂养已经不能完全满足其对能量以及营养素的需求，必须引入其他营养丰富的食物。

（一）母乳喂养

对人类而言，母乳是世界上唯一的营养最全面的食物，是婴儿的最佳食品。母乳喂养是人类哺育下一代的天性，中华民族有母乳喂养的良好传统。母乳喂养的优点如下。

1. 营养齐全 母乳中的营养素能全面满足婴儿生长发育的需要，且适合于婴儿的消化吸收。

（1）母乳含优质蛋白质 与牛乳相比，母乳蛋白质的含量虽低于牛乳，但人乳以乳清蛋白为主，酪蛋白含量相对较少，乳清蛋白和酪蛋白的比例为80∶20，与牛乳正好相反，在婴儿胃内能形成柔软的絮状凝块，易于消化吸收。母乳蛋白质中必需氨基酸的组成被认为是最理想的，与婴儿体内必需氨基酸的构成极为一致，能被婴儿最大程度利用。此外，母乳中的牛磺酸含量也多，能满足婴儿脑组织发育的需要。

（2）含丰富的必需脂肪酸 每100ml母乳含脂肪4.5g。在构成上以不饱和脂肪酸为主，其中尤以亚油酸含量高。母乳中花生四烯酸和二十二碳六烯酸的含量也很高，很可能对人脑的发育有重要作用。人乳本身含有丰富的脂酶，将母乳中脂肪乳化为细小颗粒，因此，人乳脂肪比牛乳的更易消化吸收。

（3）含丰富的乳糖 乳糖是母乳中唯一的碳水化合物，含量为6.8%，较牛乳高。乳糖在肠道中可促进钙的吸收，并能诱导肠道正常菌群的生长，从而有效地抑制致病菌或病毒在肠道生长繁殖，有利于婴儿肠道健康。

（4）母乳中钙磷比例适宜 加上乳糖的作用，可满足婴儿对钙的需求。

（5）母乳中其他矿物质和微量元素齐全 含量既能满足婴儿生长发育需要，又不会增加婴儿肾脏的负担。在乳母膳食营养供给充足时，母乳中的维生素可基本满足6个月内婴儿所需（维生素D例外）。

2. 含有丰富的免疫物质 可增加母乳喂养婴儿的抗感染能力。初生婴儿免疫系统处于生长和发育阶段，免疫功能不完善，而且婴儿血中免疫分子水平较低，因此婴儿期易患消化道和呼吸道感染。母乳尤其是初乳含多种免疫物质（如淋巴细胞、抗体、巨噬细胞、乳铁蛋白、溶菌酶、乳过氧化物酶、补体因子及双歧杆菌因子等），可以保护并健全消化道黏膜、诱导双歧杆菌的生长并抑制致病菌的生长、破坏有害菌、保护婴儿消化道及呼吸道抵抗细菌及病毒的侵袭，从而增加婴儿对疾病的抵抗能力。

3. 不容易发生过敏 牛乳中的蛋白质与人乳蛋白质之间存在一定差异，再加上婴儿肠道功能发育不成熟，故牛乳中的蛋白质被肠黏膜吸收后可作为过敏原而引起过敏反应。估计约有2%的婴儿对牛乳蛋白过敏，表现为湿疹、支气管哮喘及胃肠道症状，如呕吐、腹泻等。而母乳喂养极少发生过敏。

4. 其他 以母乳喂养婴儿，经济、方便、温度适宜、不易污染，而且哺乳行为可增进母子间的情感交流，促进婴儿的智能发育，也利于母亲健康和产后康复。近年的许多研究还表明，母乳喂养比人工喂养的孩子较少发生肥胖症。

（二）人工喂养与混合喂养

因各种原因不能用母乳喂养婴儿时，可采用牛乳、羊乳等动物或其他代乳品喂养婴儿。这种非母乳喂养婴儿的方法即为人工喂养。

因各种原因母乳不足或不能按时给婴儿哺乳时，在坚持用母乳喂养的同时，用婴儿代乳品喂养以补充母乳的不足，即为混合喂养。母乳不足，也应坚持按时给婴儿喂奶，让婴儿吸空乳汁，这样有利于刺激乳汁的分泌；如母亲因故不能按时喂奶时，可用代乳品或收集的母乳代替一次。混合喂养时代乳品补充量应以婴儿吃饱为止，具体用量应根据婴儿体重、母乳缺少的程度而定。

由于不同种动物的乳严格来讲只适合相应种类的动物幼子，并不适宜人类婴儿的生长发育，同时亦不适宜直接喂养婴儿。因此，特别对0~4个月婴儿，只有实在无法用母乳喂养时才采用人工喂养。完全人工喂养的婴儿最好选择母乳化的配方奶粉。

婴儿配方奶粉是调整牛乳中营养成分使之接近母乳后制成的乳粉。调配的方法是在牛乳中加入乳清蛋白，降低酪蛋白含量，使乳清蛋白：酪蛋白=6：4；提高乳糖含量使其接近母乳（7%）；去除牛乳中的脂肪，添加顺式亚油酸和α-亚麻酸，使n-6：n-3的比例为（5：1）~（10：1），并添加有助于大脑发育的长链多不饱和脂肪酸，如二十二碳六烯酸；降低矿物质含量，使Ca：P比例为（1.3~1.5）：1，增加铁、锌等矿物质及维生素A和维生素D。婴儿配方奶粉的营养成分与母乳比较接近，较易消化吸收，是人工喂养婴儿良好的营养来源。随着婴儿配方奶粉的不断发展和完善，目前，市售的配方奶粉中往往添加多种母乳中的免疫因子和生物活性物质，使其在成分和功能上与母乳越来越接近，如强化低聚糖、牛磺酸、核酸或肉碱。

对于一些患有先天性缺陷而无法母乳喂养的婴儿（如乳糖不耐受症、乳类蛋白过敏、苯丙酮尿症等），需要在医生指导下选择特殊的婴儿配方食品：乳糖不耐受症的患儿要选择去乳糖的配方奶粉；对乳类蛋白过敏的患儿则可选择以大豆为蛋白质来源的配方奶粉；苯丙酮尿症患儿应选用限制苯丙氨酸的奶粉。

（三）辅食添加

在母乳分泌和婴儿食欲正常的情况下，从4~6个月之后，婴儿体重从出生时的3.2kg左右增加至6~7kg，而一般母乳的分泌量并不随婴儿的长大而增加。此时仅单独以母乳喂养已不能完全满足婴儿生长的需要，应逐步地添加婴儿辅助食品作为母乳的补充。

婴儿辅助食品又称断乳食品，主要是用于在充足母乳条件下的正常补充。在母乳喂哺4~6个月至1岁断乳之间，是一个长达6~8个月的断奶过渡期。此期应在坚持母乳喂养的条件下，有步骤地补充婴儿所接受的辅助食品，以满足其发育的需要，顺利进入幼儿阶段。过早或过迟补充婴儿辅助食品都会影响婴儿发育。

1. 添加的原则

（1）添加的食物必须具有高度的安全性　婴儿得自母体的免疫力，在出生5~6个月时逐渐消失，因此对疾病的抵抗力相对降低，添加的食物（包括食物本身及制备过程、使用容器等）应特别注意清洁卫生。

（2）由少到多　为了避免婴儿对食物的不耐受性，应由一种食物开始，逐渐过渡为多种；添加量亦应从极小量开始，逐步过渡到适当量，且应避免添加过量食物。

（3）由细到粗　考虑到婴儿的咀嚼能力和胃肠适应能力，辅食添加应由细到粗，开始选择粗纤维少、容易消化吸收的食物，避免纤维较粗、脂肪含量高或辛辣刺激类食物。

（4）由稀到稠　供应方式应该是渐进式的，由稀到稠，即流质、半流质、半固体、固体逐步添加。

（5）避免添加特殊口味或调味太重的食物　应以新鲜、天然、未精制的自然食物为主。

（6）添加顺序　由于婴儿在饥饿时容易接受新食物，刚开始添加辅食时，可先喂辅食后喂奶，待婴儿习惯了辅食后，为了不影响其对吃奶的兴趣，可先喂奶后喂辅食，以保证婴儿的营养需求。

（7）补充水分　婴儿对水分的需求比成人多，添加辅食后，乳汁饮用量减少，故需特别补充水分。

（8）用小匙喂　可训练吞咽和咀嚼功能。

2. 添加的内容

（1）婴儿3个月时，因其生理发展状况只能够消化简单食物，此时可以添加菜汁、果汁，以补充维生素和矿物质。

（2）婴儿满5~6个月时，因其体内淀粉酶的活性增加，有能力消化淀粉，此时可以添加米糊、麦糊等食物，以供应足够的能量。

（3）6个月以后，婴儿开始长牙，可以小心地从小量开始给予半固体、固体食物，如蛋黄泥、鱼泥、豆腐、血豆腐、肉松、肉末、肝末、稀饭、面汤、馒头、饼干、软米饭等，既补充了营养，又能锻炼小儿咀嚼，帮助牙齿生长。此阶段添加菜泥，可以补充维生素和矿物质，也可以预防婴儿便秘的发生。

（4）日光浴可视为一种添加营养的方法，在适宜的条件下也可在早期开始。

第四节　幼儿的营养与膳食

一、幼儿的生长发育特点

从1周岁到满3周岁之前为幼儿期。此期的生长发育虽不及婴儿期迅猛，但与成人相比亦非常旺盛。

（一）体格发育

幼儿的机体处在生长发育的动态变化过程中，但发育速度并不均衡，一般体格的生长规律为年龄越小，增长越快。

1. 体重　1岁后幼儿较婴儿期增长速度减慢，全年增加2.5～3.0kg，2岁时体重约12kg，2岁以后的体重增长更慢，每年增长2.3kg左右。

2. 身长　在幼儿期身长的增长速度减慢，1～2岁全年增加约10cm；2～3岁平均增加约5cm，3岁时身长约为100cm，为出生时身长的2倍。

3. 头围、胸围、上臂围　1岁时幼儿的头围增至约46cm，而第2年头围只增长2cm，第3年与第4年共增加1.5cm。头围大小与脑的发育有关，头围过小或过大均为病理情况，应查明原因及时进行防治。

1岁时幼儿的胸围与头围基本相等，2岁以后超过头围。胸围反映出胸廓和胸背肌肉的发育。

上臂围在出生后第1年内由11cm增至16cm，随后维持到5岁。上臂围反映皮下脂肪厚度和营养状况，可用于早期发现营养不良。

（二）脑和神经系统发育

进入幼儿期后，大脑发育速度已显著减慢，但并未结束。2岁时大脑重量可达900～1000g，为成人脑重的75%，至3岁时脑重超过出生时（脑重约370g）的3倍；出生时连接大脑内部与躯体各部分的神经传导纤维还为数很少，幼儿期迅速增加；在幼儿期，神经细胞间的联系也逐渐复杂起来。

（三）消化系统发育

幼儿的消化系统尚处于发育阶段，功能不完善，对食物的消化、吸收和利用都受到一定的限制。

乳牙是咀嚼器官的重要组成部分。从出生6个月左右开始萌出第一颗乳牙，一般1岁时萌出6～8颗牙，1岁后萌出第一乳磨牙，1.5岁时萌出尖牙，2岁时萌出第二乳磨牙，到2岁半左右20颗乳牙萌出完毕。由于幼儿的牙齿还处于生长过程，故咀嚼功能尚未完善。

除此之外，幼儿口腔黏膜柔嫩，易受损伤；胃的容量较婴儿期增加，但仍比成人小；肠蠕动比成人差，肠液分泌和肠蠕动易发生功能性紊乱；各种消化酶活性较低，消化功能较弱，其消化功能与成人相比明显不全。若喂养不当，易发生腹泻而导致营养素丢失。

（四）骨骼发育

在头颅的生长过程中，颅骨领先于面骨。到1～1.5岁时，幼儿的囟门完全闭合。继颅骨后，面骨和鼻骨开始发育。幼儿期胸骨骨骺尚未愈合，维生素 D 的缺乏、不正确的坐姿等，会影响胸骨的正常发育。

总之，幼儿期也是处于生长发育的重要阶段，为了满足生长发育的需求，幼儿期应增加营养素的摄入量。

二、幼儿的营养需要

由于幼儿期仍处于生长发育的旺盛时期，对各种营养素的需要量相对高于成年人，如果按照单位体重计算，其对能量和营养素的需求量远远大于成人。

（一）能量

幼儿对于能量的需要通常包括基础代谢、生长发育、体力活动及食物特殊动力作用的需要。基础代谢占总能量的60%，基础代谢率高于成年人。

2023 版《中国居民膳食营养素参考摄入量》推荐婴幼儿每日能量摄入量见表 9－5。通常按婴儿的健康状况、是否出现饥饿的症状以及婴幼儿的体重增加情况判断能量供给量是否适宜。

表 9－5 1～3 岁幼儿能量参考摄入量

年龄	能量（MJ/d）		能量（kcal/d）	
	男性	女性	男性	女性
1 岁～	3.77	3.35	900	800
2 岁～	4.60	4.18	1100	1000
3 岁～	5.23	5.02	1250	1200

（二）蛋白质

为维持机体蛋白质的合成和更新，处于生长发育重要阶段的幼儿，应有充足的蛋白质供给。膳食蛋白质供给不足时，幼儿可表现出生长发育迟缓或停滞、消化吸收障碍、肝功能障碍、抵抗力下降、消瘦、腹泻、水肿、贫血等。2023 版《中国居民膳食营养素参考摄入量》建议，幼儿蛋白质的参考摄入量见表 9－6。

表 9－6 1～3 岁幼儿蛋白质参考摄入量

年龄	蛋白质（g/d）	
	平均需要量 EAR	推荐摄入量 RNI
1 岁～	20	25
2 岁～	20	25
3 岁～	30	30

幼儿对蛋白质的需要不仅在量上相对多于成人，质量要求也比成人高。由于婴幼儿的肾脏及消化器官尚未发育完全，膳食蛋白质供应过多也会引起便秘、肠胃疾病、舌苔增厚等不利影响。在保证蛋白质供给量的同时要注意优质蛋白占总蛋白的比例不低于 30%～40%，要保证 9 种必需氨基酸的摄入充足。

（三）脂类

脂肪是婴幼儿体内所需能量和必需脂肪酸的重要来源。2023 版《中国居民膳食营养素参考摄入量》建议，幼儿脂肪的摄入量应占能量推荐摄入量的 35%。

在保证脂肪供给总量的同时要注意，亚油酸的摄入应占能量推荐摄入量的 4.0%，α－亚麻酸的摄入应占能量推荐摄入量的 0.6%，二十二碳六烯酸 DHA 的摄入量应保证为 100mg/d。

（四）碳水化合物

幼儿活动量大，对碳水化合物的需要量也大。尽管幼儿已能产生消化各种碳水化合物的酶类，但富含碳水化合物的食物占体积较大，故2岁以下幼儿不宜用过多的碳水化合物提供能量，2岁以后可逐渐增加碳水化合物的摄入量，占总能量的50%即可，同时相应地减少来自脂肪的能量。

（五）矿物质

由于生长发育的特殊需求，在幼儿时期较容易缺乏的矿物质有钙、铁、锌等，因此幼儿期尤其要注意多摄入富含钙、铁、锌的食物。2023版《中国居民膳食营养素参考摄入量》建议，幼儿矿物质的参考摄入量见表9－7。

表9－7　1～3岁幼儿矿物质参考摄入量

指标	钙（mg/d）	磷（mg/d）	钾（mg/d）	钠（mg/d）	镁（mg/d）	氯（mg/d）	铁（mg/d）	碘（μg/d）
RNI或AI	500	300	900	500－700	140	800－1100	10	90
UL	1500	—	—	—	—	—	25	—
指标	锌（mg/d）	硒（μg/d）	铜（mg/d）	氟（mg/d）	铬（μg/d）	锰（mg/d）	钼（μg/d）	
RNI或AI	4.0	25	0.3	0.6	15	男2.0 女1.5	10	
UL	9	80	2.0	0.8	—	—	200	

（六）维生素

几乎所有维生素的缺乏都会影响幼儿的生长发育，其中关系最为密切的有维生素A、维生素D等，2023版《中国居民膳食营养素参考摄入量》建议，幼儿各种维生素的参考摄入量见表9－8。

1. 维生素A　与机体的生长、骨骼的发育、生殖、视觉及抗感染有关，但维生素A过量摄入也可引起中毒，表现出呕吐、昏睡、头痛、皮疹等症状。不可盲目给幼儿补充。

2. 维生素D　幼儿是容易缺乏维生素D的人群。维生素D的膳食来源较少，主要来源是户外活动时通过紫外光照射皮肤，在皮下由7－脱氢胆固醇合成维生素D。维生素D缺乏可导致佝偻病。因此，幼儿应多晒太阳，并且可适宜补充维生素D。但如果长期过量摄入维生素D会引起中毒。

3. 其他　B族维生素中的维生素B_1、维生素B_2和烟酸能够促进婴幼儿的生长发育，而且其需要量随能量需要量的增加而增高。人工喂养的婴幼儿还应该注意维生素E和维生素C的补充，尤其是早产儿更应该注意补充维生素E。

表9－8　1～3岁幼儿维生素参考摄入量

指标	维生素A（μg RAE/d）	维生素D（μg/d）	维生素E（mg α－TE/d）	维生素K（μg/d）	维生素B_1（mg/d）	维生素B_2（mg/d）	烟酸（mg NE/d）
RNI或AI	男340 女330	10	6	30	0.6	男0.7 女0.6	男6 女5
UL	700	20	150	—	—	—	11[a]
RNI或AI	0.6	160	1.0	2.1	17	170	40
UL	20	300	—	—	—	1000	400

注：[a]烟酰胺UL值为100mg/d。

三、幼儿的合理喂养

幼儿期也是处于生长发育的快速时期，对各种营养素的需要量相对较高，同时幼儿的各项生理功能也在逐渐发育完善，但是对外界不良刺激的防御性能仍然较差。因此对于幼儿的膳食安排，不能完全与成人相同，需要给予特别的关照。

（一）继续母乳喂养

依据中国营养学会提出的《中国 7 ~ 24 月龄婴幼儿喂养指南（2022）》，1 岁后幼儿可继续母乳喂养，并可持续到 2 岁或以上。继续母乳喂养可显著减少幼儿腹泻、中耳炎、肺炎等感染性疾病；减少幼儿食物过敏、特应性皮炎等过敏性疾病；还可增进母子情感，促进幼儿神经、心理发育。尽管 12 个月后母乳中某些营养素的含量（尤其是蛋白质、铁和锌）逐渐下降，但是 1 年后母乳仍继续对幼儿的营养起着非常重要的作用。

当然若母乳不足或母亲患有疾病不能继续母乳喂养，以及鉴于母乳喂养超过 12 个月以上对幼儿和乳母健康状况的影响至今仍有一定争议，建议根据实际情况可有取舍。在世界卫生组织的早期文件中，关于母乳喂养的最低期望持续时间的措辞更具体些，指出“儿童应该用母乳喂养的时间至少一年，最好持续到两年或更长”。

（二）合理添加辅食

自婴儿 4 ~ 6 个月龄开始，在继续母乳喂养的同时要及时合理添加辅食，这一过程将持续 2 ~ 3 年以上。幼儿要依靠自己还未完全发育成熟的消化器官来取得营养，这种有限的消化能力与机体所需要相对大量的营养物质之间，存在着不同程度的矛盾，这些矛盾提示我们不应过早地让幼儿进食一般家庭膳食，而应继续循序渐进地添加辅食。

幼儿辅食的添加为从婴儿期的以乳类为主过渡到以谷类为主，奶、蛋、鱼、禽、肉及蔬菜和水果为辅的混合膳食；要求食物种类要多样，制作要细、软、碎、烂，营养浓度要高；避免使用带刺激性的食品；口味要清淡，不加调味品，尽量减少糖和盐的摄入。

（三）注意饮食卫生

幼儿的生理功能不完善，对外界不良刺激的防御性能仍然较差，因此要注意幼儿的饮食卫生和进食安全。选择安全、优质、新鲜的食材；制作过程始终保持清洁卫生，生熟分开；不吃剩饭，妥善保存和处理剩余食物；饭前洗手，进食时应有成人看护，并注意进食环境安全。

（四）合理安排餐次

幼儿的胃容量小，活泼好动，易饥饿，故幼儿的进餐次数要增加，缩短两餐间隔时间。

幼儿的餐次要较成人多，一日 4 ~ 5 次，且进餐应有规律。在配餐中，添加的食物要以小量多次方法来代替大量一次的方法，以使孩子取得平衡膳食。

（五）养成良好饮食习惯

幼儿饮食习惯的好坏，关系着幼儿的营养状况及以后的健康，幼儿期也是培养良好饮食习惯的关键时期。因此要逐渐培养幼儿定时、定点、定量的习惯，做到不挑食、不偏食、少吃零食、不过食；要充分咀嚼，专心进食。

四、婴幼儿常见营养缺乏病

（一）佝偻病

佝偻病是婴幼儿常见的一种营养缺乏病，以 3 ~ 18 个月的婴幼儿最多见，北方秋季出生的婴儿常因接受阳光少而发病率较高。佝偻病患儿体质虚弱，易感染各种疾病，如肺炎、心肌炎、腹泻等。新生婴儿自 2 周开始，可添加鱼肝油，从 1 滴开始，逐渐增加至 6 滴，亦可服用强化维生素 D 的牛奶；辅食添加时可多选用含维生素 D 丰富的食物；适当晒太阳以增加皮下产生的维生素 D，每日晒 1 小时一般可达预防效果。与此同时，增加含钙食物的摄入。

（二）缺铁性贫血

缺铁性贫血是由于体内储铁不足和食物缺铁造成的一种营养性贫血，多见于6个月至2岁婴幼儿。预防婴幼儿缺铁性贫血，首先要做好母亲的孕期保健，保证孕妇有充足的营养，以防新生婴儿体内铁储备不足；在哺乳期要适时（一般4个月后）添加辅食，特别是含铁丰富的食物如肝泥、肉末、蛋黄、豆类、血豆腐等食物，同时应增加蔬菜、水果等富含维生素C的食物以促进铁吸收。早产儿体内储备铁少，生后4个月更应及时补充。

（三）锌缺乏症

锌是人体中重要的微量元素，人的整个生命过程都离不开锌。一生中最需要锌的时期是胚胎期、新生儿和幼儿期。锌缺乏是婴幼儿的常见病。母乳不足、未按时增加辅食、锌吸收利用不良、偏食等均可造成锌缺乏。为防止婴幼儿缺锌，首先应提倡母乳喂养，人乳中的锌容易被婴儿所吸收；其次在婴幼儿饮食中，增加富含锌的各种动物性食品，如瘦肉、肝、鱼、海产品、坚果类食品等。

（四）蛋白质－能量营养不良

蛋白质－能量营养不良是目前发展中国家较严重的营养问题，主要见于5岁以下儿童。近年来，严重的水肿型蛋白质－能量营养不良在我国已很少见，但蛋白质轻度缺乏在一些地区仍然存在。

预防蛋白质－能量营养不良最主要的方式是因地制宜地供给高蛋白（特别要注意优质蛋白质的含量）、高能量食物，改善其营养状况。但应注意食物蛋白质、能量应逐渐增加，以防消化功能紊乱。同时注意各类营养素摄入量之间的平衡。

第五节　儿童及青少年的营养与膳食

一、学龄前儿童的营养与膳食

学龄前儿童一般是指3～6岁的儿童。学龄前期是人的一生中体格和智力发育的关键时期，在此期间营养和发育状况决定了人一生的体质和智力的发展水平。

（一）学龄前儿童的生理特点

与婴幼儿相比，学龄前儿童的体格发育速度相对减慢，但仍保持稳步增长。这一时期体重增长每年约2kg，身高每年增长5～7cm。学龄前儿童神经系统发育逐渐完善，1岁时脑重达900g，为成人脑重的60%；4～6岁时，脑组织进一步发育，达成人脑重的86%～90%；3岁时神经细胞的分化已基本完成，但脑细胞体积的增大和神经纤维的髓鞘化仍在继续，神经冲动的传导速度明显快于婴幼儿时期。尽管3岁时儿童乳牙已出齐。但学龄前儿童的消化器官尚未完全发育成熟，特别是咀嚼和消化能力远不如成人，易发生消化不良，尤其是对固体食物需要较长时间适应，不能过早进食家庭成人膳食。5～6岁儿童具有短暂地控制注意力的能力，时间约15分钟，但注意力分散仍然是学龄前儿童的行为表现特征之一。这一行为特征在饮食行为上的反应是不专心进餐，吃饭时边吃边玩，使进餐时间延长，食物摄入不足而致营养素缺乏。

（二）学龄前儿童的营养需要

1. 能量　学龄前儿童基础代谢率高，生长发育迅速，活动量比较大，故所需要的能量（按每千克体重计）接近或高于成人。2023版《中国居民膳食营养素参考摄入量》建议，学龄前儿童能量需要量见表9－9。

表 9－9 学龄前儿童膳食能量需要量

年龄	能量（MJ/d）		能量（kcal/d）	
	男	女	男	女
3 岁～	5.23	4.81	1250	1150
4 岁～	5.44	5.23	1300	1250
5 岁～	5.86	5.44	1400	1300

2. 蛋白质 2023 版《中国居民膳食营养素参考摄入量》建议，学龄前儿童每日膳食中蛋白质的推荐摄入量为 30g。如果每日摄入的总蛋白质在数量上达到蛋白质推荐摄入量标准，而且其中一半来源于动物性蛋白质和豆类蛋白质，则能较好地满足学龄前儿童机体的营养需要。

3. 脂类 2023 版《中国居民膳食营养素参考摄入量》建议，学龄前儿童每日膳食中脂肪提供的能量应占总能量的 20%～30%。这一数量的脂肪不仅能满足儿童所需的必需脂肪酸，还有利于脂溶性维生素的吸收。

4. 碳水化合物 学龄前儿童每日膳食中碳水化合物推荐的能量摄入量应占总能量的 50%～65%。碳水化合物中的膳食纤维可促进肠蠕动，防止幼儿便秘。但是蔗糖等纯糖摄取后被迅速吸收，易于以脂肪的形式储存，引起肥胖、龋齿和行为问题，因此，学龄前儿童不宜用过多糖和甜食。

5. 矿物质 学龄前儿童正处于生长发育阶段，骨骼增长迅速。在这一过程中需要大量的钙质。铁供给不足，可引起缺铁性贫血，并可损害神经、消化和免疫等系统的功能，影响儿童的智力发育。此外，还要注意碘、锌等矿物质的摄入。2023 版《中国居民膳食营养素参考摄入量》建议，学龄前儿童每日膳食中各种矿物质的参考摄入量见表 9－10。

表 9－10 学龄前儿童矿物质参考摄入量

指标	钙（mg/d）	磷（mg/d）	钾（mg/d）	钠（mg/d）	镁（mg/d）	氯（mg/d）	铁（mg/d）	碘（μg/d）
RNI 或 AI	600	350	1100	800	160	1200	10	90
UL	2000	—	—	—	—	—	30	200
指标	锌（mg/d）	硒（μg/d）	铜（mg/d）	氟（mg/d）	铬（μg/d）	锰（mg/d）	钼（μg/d）	
RNI 或 AI	5.5	30	0.4	0.7	20	2.0	12	
UL	13	120	3.0	1.1	—	3.5	300	

6. 维生素 2023 版《中国居民膳食营养素参考摄入量》建议，学龄前儿童每日膳食中各种维生素的参考摄入量见 9－11 表。

表 9－11 学龄前儿童维生素参考摄入量

指标	维生素 A（μg RAE/d）	维生素 D（μg/d）	维生素 E（mg α－TE/d）	维生素 K（μg/d）	维生素 B_1（mg/d）	维生素 B_2（mg/d）	烟酸（mg NE/d）
RNI 或 AI	男 390 女 380	10	7	40	0.9	男 0.9 女 0.8	男 7 女 6
UL	1000	30	200	—	—	—	15[a]
指标	维生素 B_6（mg/d）	叶酸（μg DFE/d）	维生素 B_{12}（μg/d）	泛酸（mg/d）	生物素（μg/d）	胆碱（mg/d）	维生素 C（mg/d）
RNI 或 AI	0.7	190	1.2	2.5	20	200	50
UL	25	400	—	—	—	1000	600

注：[a]烟酰胺 UL 值为 130mg/d。

（三）学龄前儿童合理膳食

1. 食物种类要多样，合理搭配 每日膳食应由适宜数量的谷类、乳类、肉类（或蛋或鱼类）、蔬菜和水果类四大类食物组成，在各类食物的数量相对恒定的前提下，同类中的各种食物可轮流选用，做到膳食多样化，从而发挥各种食物在营养上的互补作用，使其营养全面平衡。

2. 专门烹调，易于消化 学龄前儿童的食物要专门制作，蔬菜切碎，瘦肉加工成肉末，尽量减少食盐和调味品的使用，烹调成质地细软、容易消化的膳食；随着年龄的增长逐渐增加食物的种类和数量，烹调向成人膳食过渡。

3. 制定合理膳食制度 学龄前儿童胃的容量小，肝脏中糖原储存量少，又活泼好动，容易饥饿。要适当增加餐次以适应学龄前儿童的消化能力。因此，学龄前儿童以“三餐两点”制为宜。各餐营养素和能量适宜分配，早、中、晚正餐之间加适量点心。保证营养需要，又不增加胃肠道过多的负担。一日三餐的能量分配为：早餐30%、午餐35%、晚餐25%，加餐10%左右。

4. 培养良好的饮食习惯 要使儿童养成不偏食、不挑食、少零食，细嚼慢咽，不暴饮暴食，口味清淡的健康饮食习惯，以保证足够的营养摄入、正常的生长发育，预防成年后肥胖和慢性病的发生。

二、学龄儿童的营养与膳食

学龄儿童一般指的是6～12岁进入小学阶段的儿童，此期间儿童体格仍维持稳步地增长。除生殖系统外，其他器官和系统包括脑的形态发育已经逐渐接近成人水平，而独立生活能力逐步增强，可以接受成人的大部分饮食。

（一）学龄儿童的生理特点

处于学龄期的儿童生长迅速、代谢旺盛，每年体重增加2～3kg，身高每年可增高4～7cm。身高在该阶段的后期增长较快，但各系统器官的发育快慢不同，神经系统发育较早，生殖系统发育较晚，皮下脂肪年幼时较发达，肌肉组织到学龄期才发育加速。

（二）学龄儿童的营养需要

1. 能量 学龄期儿童处于生长发育阶段，基础代谢率高，活泼爱动，体力脑力活动量大，故他们需要的能量（按每千克体重计）接近或超过成人，2023版《中国居民膳食营养素参考摄入量》建议，学龄儿童能量需要量见表9－12。

表9－12 学龄儿童能量需要量

年龄	能量（MJ/d）						能量（kcal/d）					
	男			女			男			女		
	轻	中	重	轻	中	重	轻	中	重	轻	中	重
6岁～	5.86	6.69	7.53	5.44	6.07	6.90	1400	1600	1800	1300	1450	1650
7岁～	6.28	7.11	7.95	5.65	6.49	7.32	1500	1700	1900	1350	1550	1750
8岁～	6.69	7.74	8.79	6.07	7.11	7.95	1600	1850	2100	1450	1700	1900
9岁～	7.11	8.16	9.20	6.49	7.53	8.37	1700	1950	2200	1550	1800	2000
10岁～	7.53	8.58	9.62	6.90	7.95	8.79	1800	2050	2300	1650	1900	2100
11岁～	7.95	9.20	10.25	7.32	8.37	9.41	1900	2200	2459	1750	2000	2250

2. 蛋白质 由于学龄儿童学习任务繁重，思维活跃，认识新事物多，必须保证供给充足的蛋白质。2023版《中国居民膳食营养素参考摄入量》建议，学龄儿童蛋白质参考摄入量见表9－13。

表 9－13 学龄儿童蛋白质参考摄入量

年龄	蛋白质（g/d）			
	平均需要量 EAR		推荐摄入量 RNI	
	男	女	男	女
6 岁～	30	30	35	35
7 岁～	30	30	40	40
8 岁～	35	35	40	40
9 岁～	40	40	45	45
10 岁～	40	40	50	50
11 岁～	45	45	55	55

3. 脂类 学龄儿童脂肪的适宜摄入量占总能量的 20%～30%。

4. 碳水化合物 学龄儿童膳食中碳水化合物适宜摄入量占总能量的 50%～65% 为宜。

5. 矿物质 由于学龄儿童骨骼生长发育快，矿物质需要量明显增加，为使各组织器官达到正常的生长发育水平，必须保证供给充足的矿物质。2023 版《中国居民膳食营养素参考摄入量》建议，学龄儿童矿物质参考摄入量见表 9－14 及表 9－15。

表 9－14 7 岁～学龄儿童矿物质参考摄入量

指标	钙（mg/d）	磷（mg/d）	钾（mg/d）	钠（mg/d）	镁（mg/d）	氯（mg/d）	铁（mg/d）	碘（μg/d）
RNI 或 AI	800	440	1300	900	200	1400	12	90
UL	2000	—	—	—	—	—	35	250

指标	锌（mg/d）	硒（μg/d）	铜（mg/d）	氟（mg/d）	铬（μg/d）	锰（mg/d）	钼（μg/d）
RNI 或 AI	7.0	40	0.5	0.9	20	2.5	15
UL	21	150	3.0	1.5	—	5.0	400

表 9－15 9 岁～学龄儿童矿物质参考摄入量

指标	钙（mg/d）	磷（mg/d）	钾（mg/d）	钠（mg/d）	镁（mg/d）	氯（mg/d）	铁（mg/d）	碘（μg/d）
RNI 或 AI	1000	550	1600	1100	250	1700	16	190
UL	2000	—	—	—	—	—	35	250

指标	锌（mg/d）	硒（μg/d）	铜（mg/d）	氟（mg/d）	铬（μg/d）	锰（mg/d）	钼（μg/d）
RNI 或 AI	7.0	45	0.6	1.1	25	男 3.5 女 3.0	20
UL	24	200	5.0	2.0	—	6.5	500

6. 维生素 由于学龄儿童体内三大营养物质代谢反应十分活跃，用眼时间长，因此有关能量代谢、蛋白质代谢和维持正常视力、智力的维生素必须保证充足供给，尤其要重视维生素 A 和维生素 B_2 的供给。2023 版《中国居民膳食营养素参考摄入量》建议，学龄儿童维生素参考摄入量见表 9－16 及表 9－17。

表 9-16 7 岁～学龄儿童维生素参考摄入量

指标	维生素 A (μg RAE/d)	维生素 D (μg/d)	维生素 E (mg α-TE/d)	维生素 K (μg/d)	维生素 B_1 (mg/d)	维生素 B_2 (mg/d)	烟酸 (mg NE/d)
RNI 或 AI	男 430 女 390	10	9	50	男 1.0 女 0.9	男 1.0 女 0.9	男 9 女 8
UL	1300	45	300	—	—	—	19[a]
指标	维生素 B_6 (mg/d)	叶酸 (μg DFE/d)	维生素 B_{12} (μg/d)	泛酸 (mg/d)	生物素 (μg/d)	胆碱 (mg/d)	维生素 C (mg/d)
RNI 或 AI	0.8	240	1.4	3.1	25	250	60
UL	32	500	—	—	—	2000	800

注：[a]烟酰胺 UL 值为 160mg/d。

表 9-17 9 岁～学龄儿童维生素参考摄入量

指标	维生素 A (μg RAE/d)	维生素 D (μg/d)	维生素 E (mg α-TE/d)	维生素 K (μg/d)	维生素 B_1 (mg/d)	维生素 B_2 (mg/d)	烟酸 (mg NE/d)
RNI 或 AI	男 560 女 540	10	11	60	男 1.1 女 1.2	男 1.1 女 1.0	男 10 女 10
UL	1800	45	400	—	—	—	23[a]
指标	维生素 B_6 (mg/d)	叶酸 (μg DFE/d)	维生素 B_{12} (μg/d)	泛酸 (mg/d)	生物素 (μg/d)	胆碱 (mg/d)	维生素 C (mg/d)
RNI 或 AI	1.0	290	1.8	3.8	30	300	75
UL	40	650	—	—	—	2000	1100

注：[a]烟酰胺 UL 值为 200mg/d。

（三）学龄儿童合理膳食

1. 膳食多样化，力争做到平衡膳食 应摄入粗细搭配的多种食物，保证鱼、禽、蛋、肉、奶类及豆类等食物的供应。此外要注意，学龄儿童机体器官尚未完全发育成熟，咀嚼和消化功能不如成人，肠道对粗糙食物比较敏感，易发生消化不良，因此，食物要比较容易消化，数量和种类应逐渐增加。

2. 注意三餐合理的能量分配 早餐的食量应相当于全日量的1/3，由于不少学生早起胃纳不佳，食品质量不高，因此，早餐量少质差，能量不够，影响上午上课时集中精力，故应在上午 10 点增加一次课间餐，以补早点不足。

3. 培养良好的饮食习惯和卫生习惯 要定时定量进食，避免偏食、择食；不吃零食，不暴饮暴食。学龄儿童应养成饭前便后洗手的习惯，防止病从口入；进食场所必须清洁卫生，食品及餐具、饮具也应保证清洁，防止肠道感染。

4. 加强学生考试期间的营养 应加强营养素的质和量，多供给优质蛋白质和脂肪，特别是卵磷脂和维生素 A、维生素 B_1、维生素 B_2、维生素 C 等，以补充在考试期间学生高级神经系统紧张活动时的特殊消耗。

三、青少年的营养与膳食

（一）青少年的生长发育特点

青少年期一般指的是 12～18 岁，包括青春发育期和少年期，相当于初中和高中阶段。这一时期是身高和体重的第二次突增期，身高每年可增加 5～7cm，体重每年可增加 4～5kg；身体成分也发生变化，在青春期以前，男生和女生的脂肪占体重的比例是相似的，分别为 15% 和 19%，进入青春期后女生脂肪增加到 22%，男生仍为 15%，而此时男生增加的瘦体重约为女生的 2 倍。青春期生殖系统迅速发育，第二性征逐渐明显，心理发育也已成熟。此外，青少年在此期还必须承担一定的学习任务和适度体育锻炼，尤其是男孩更热衷于各项运动，活动量较高，食欲较大。因此。充足的营养是此期体格及性征迅速生长发育、增强体质、获得知识的物质基础。

（二）青少年的营养需求

1. 能量 青少年对能量的需要与生长发育速度及活动量成正比。为满足快速的生长发育和大量活动对能量的需求，一般来说，青春期的能量供给要超过相应体力活动水平的成人。2023 版《中国居民膳食营养素参考摄入量》建议，青少年能量需要量见表 9－18。

表 9－18 青少年能量需要量

年龄	能量（MJ/d）						能量（kcal/d）					
	男			女			男			女		
	轻	中	重	轻	中	重	轻	中	重	轻	中	重
12 岁～	9.62	9.83	12.13	8.16	9.20	10.25	2300	2600	2900	1950	2200	2450
15 岁～	10.88	11.92	13.81	8.79	9.83	11.09	2600	2950	3300	2100	2350	2650

2. 蛋白质 青春期是发育旺盛时期，体组织增长很快，性器官逐渐发达。蛋白质是身体各组织的基本物质，因此应摄入足够的蛋白质以满足迅速生长发育的需求。2023 版《中国居民膳食营养素参考摄入量》建议，青少年蛋白质参考摄入量见表 9－19。此外，在食物选择上还要注意优质蛋白质的摄入，动物和大豆蛋白质应占 1/2，以提供丰富的必需氨基酸。

表 9－19 青少年蛋白质参考摄入量

年龄	蛋白质（g/d）			
	平均需要量 EAR		推荐摄入量 RNI	
	男	女	男	女
12 岁～	55	50	70	60
15 岁～	60	50	75	60

3. 脂类 青少年脂肪的适宜摄入量占总能量的 20%～30%。

4. 碳水化合物 是供应机体活动的主要能量来源，尤其是对于喜好运动需要较高能量的青少年，足够的碳水化合物供应可以节省蛋白质的消耗，以使蛋白质能更好地发挥建造和修补身体组织的功能。青少年碳水化合物提供的能量百分比占总能量的 50%～65%。

5. 矿物质 为满足青少年期的快速成长和调节正常的生理功能，矿物质的供给应足够。钙是组成骨骼的重要材料，青春期钙的需要量增加。青春期女性因月经来潮每个月有固定的血液流失，因此铁的供给量应高于男性。碘是甲状腺素的成分，是维持正常新陈代谢不可缺少的物质，青春期碘的需要量增加。锌对生长发育有重要作用，青春期锌需要量增加。2023 版《中国居民膳食营养素参考摄入量》建议，青少年矿物质的参考摄入量见表 9－20 及表 9－21。

表 9－20 12 岁～青少年矿物质参考摄入量

指标	钙（mg/d）	磷（mg/d）	钾（mg/d）	钠（mg/d）	镁（mg/d）	氯（mg/d）	铁（mg/d）	碘（μg/d）
RNI 或 AI	1000	700	1800	1400	320	2200	男 16 女 18	110
UL	2000	—	—	—	—	—	40	300

指标	锌（mg/d）	硒（μg/d）	铜（mg/d）	氟（mg/d）	铬（μg/d）	锰（mg/d）	钼（μg/d）
RNI 或 AI	男 8.5 女 7.5	60	0.7	1.4	男 33 女 30	男 4.5 女 4.0	25
UL	32	300	6.0	2.4	—	9.0	700

表 9-21 15 岁~青少年矿物质参考摄入量

指标	钙 (mg/d)	磷 (mg/d)	钾 (mg/d)	钠 (mg/d)	镁 (mg/d)	氯 (mg/d)	铁 (mg/d)	碘 (μg/d)
RNI 或 AI	1000	720	2000	1600	330	2500	男 16 女 18	120
UL	2000	—	—	—	—	—	40	500
指标	**锌 (mg/d)**	**硒 (μg/d)**	**铜 (mg/d)**	**氟 (mg/d)**	**铬 (μg/d)**	**锰 (mg/d)**	**钼 (μg/d)**	
RNI 或 AI	男 11.5 女 8.0	60	0.8	1.5	男 35 女 30	男 5.0 女 4.0	25	
UL	37	350	7.0	3.5	—	10	800	

6. 维生素 为配合青春期较高的能量需求，B 族维生素的供应量应适当增加。维生素 C 能促进发育和增强机体抵抗力，防止骨质脆弱和牙齿松动，在迅速生长发育时期及体力活动增加时，机体对维生素 C 的需要量也增加。2023 版《中国居民膳食营养素参考摄入量》建议，青少年各类维生素的参考摄入量见表 9-22 及表 9-23。

表 9-22 12 岁~青少年维生素参考摄入量

指标	维生素 A (μg RAE/d)	维生素 D (μg/d)	维生素 E (mg α-TE/d)	维生素 K (μg/d)	维生素 B_1 (mg/d)	维生素 B_2 (mg/d)	烟酸 (mg NE/d)
RNI 或 AI	男 780 女 730	10	13	70	男 1.4 女 1.2	男 1.4 女 1.2	男 13 女 12
UL	2400	50	500	—	—	—	30[a]
指标	**维生素 B_6 (mg/d)**	**叶酸 (μg DFE/d)**	**维生素 B_{12} (μg/d)**	**泛酸 (mg/d)**	**生物素 (μg/d)**	**胆碱 (mg/d)**	**维生素 C (mg/d)**
RNI 或 AI	1.3	370	2.0	4.9	35	380	95
UL	50	800	—	—	—	2000	1600

注：[a]烟酰胺 UL 值为 260mg/d。

表 9-23 15 岁~青少年维生素参考摄入量

指标	维生素 A (μg RAE/d)	维生素 D (μg/d)	维生素 E (mg α-TE/d)	维生素 K (μg/d)	维生素 B_1 (mg/d)	维生素 B_2 (mg/d)	烟酸 (mg NE/d)
RNI 或 AI	男 810 女 670	10	14	75	男 1.6 女 1.3	男 1.6 女 1.2	男 15 女 12
UL	2800	50	600	—	—	—	33[a]
指标	**维生素 B_6 (mg/d)**	**叶酸 (μg DFE/d)**	**维生素 B_{12} (μg/d)**	**泛酸 (mg/d)**	**生物素 (μg/d)**	**胆碱 (mg/d)**	**维生素 C (mg/d)**
RNI 或 AI	1.4	400	2.5	5.0	40	男 450 女 380	100
UL	55	900	—	—	—	2500	1800

注：[a]烟酰胺 UL 值为 290mg/d。

(三) 青少年合理膳食

1. 养成定时规律用餐的习惯 饮食中忌不定时用餐、以零食取代正餐和暴饮暴食等情况。注意各餐的能量分配，尤其要保证早餐有足够的能量。

2. 摄取平衡膳食 注意养成良好的饮食习惯，不挑食、不偏食，保证饮食多样化。此外，青春期女性易患缺铁性贫血，应注意适当多食动物内脏、瘦肉、血豆腐及其他富含铁和蛋白质的食物。

3. 提倡课间加餐 为保证营养供给并补充上下午的能量和营养素不足，可推广课间加餐。作为加餐的食品，应统一加工，集中供给，而且应有合理的配方和良好的加工。

4. 维持适当体重 不要轻信广告和媒体宣传而任意节食与减肥，应通过体育锻炼和合理的饮食来控制体重，以避免贫血和营养不良。

第六节 老年人的营养与膳食

随着社会经济和医学保健事业的发展，人类寿命将逐渐延长，老年人口比例不断增大。老年人合理营养有助于延缓衰老进程、促进健康和预防慢性退行性疾病，提高生命质量。

一、老年人的生理特点

人体进入老年期后主要的生理变化是身体成分改变和器官功能障碍。这些变化会影响老年人的营养代谢和营养需求。

（一）老年人的新陈代谢发生改变

人体进入老年期后，新陈代谢逐渐发生改变，主要表现在机体的合成代谢降低、分解代谢增强，基础能量代谢下降。

1. 物质代谢功能改变 随着年龄的增长，老年人机体的合成代谢降低，分解代谢增高，合成与分解代谢失去平衡，容易出现负氮平衡、细胞功能下降。另外，随着年龄增高，人体胰岛素分泌能力减弱，组织对胰岛素的敏感性下降，可导致葡萄糖耐量下降。

2. 基础代谢率下降 机体的基础能量消耗随年龄的增长而降低。与中年人相比，老年人的基础代谢率（BMR）降低15%～20%。这主要与老年人肌肉占体重的比重大大降低、骨总矿物质减少、机体合成代谢降低分解代谢增高等方面有关。

（二）老年人的体成分发生改变

1. 细胞数量减少 突出表现为肌肉组织的重量减少而出现肌肉萎缩，易患肌肉衰减症。肌肉衰减症是一种与年龄相关的肌肉组织丢失，与肌力减退、功能受限、失能和心血管功能及代谢健康受损相关。

2. 体内水分含量减少 主要为细胞内液减少。女性从30岁到80岁总体水分减少17%，男性减少11%。细胞内液的减少主要与瘦组织（其中73%为水分）的减少有关。

3. 骨组织矿物质减少、骨密度降低 正常人在30～35岁时骨密度达到最高峰，随后逐渐下降，到70岁时可降低20%～30%。女性在绝经后，雌激素分泌不足，骨质减少更为明显，40～50岁骨质疏松症的发生率为15%～30%，60岁以上可达60%。

（三）老年人的器官功能发生改变

随着年龄的增高，老年人的消化功能、心肺功能、肝肾功能、免疫功能、内分泌功能、神经功能等都有不同程度的下降。

1. 消化系统功能减退 老年人消化器官功能随着衰老而逐渐减退，如由于牙齿的脱落而影响到对食物的咀嚼；由于味蕾、舌乳头和神经末梢的改变而使味觉和嗅觉功能减退；胃酸和胃蛋白酶分泌减少使矿物质、维生素和蛋白质的生物利用率下降；胃肠蠕动减慢，胃排空时间延长，容易引起食物在胃内发酵，导致胃肠胀气。胆汁分泌减少，对脂肪的消化能力下降。此外，肝脏功能下降也会影响消化和吸收功能。

2. 感官能力减退 视觉和听觉及味觉等感官反应迟钝，常常无法反映身体对食物、水的真实需求。

3. 脂类代谢能力降低 易出现血甘油三酯、总胆固醇和低密度脂蛋白胆固醇（LDL－c）升高，高密度脂蛋白胆固醇（HDL－c）下降的现象。

4. 免疫功能下降 老年人胸腺萎缩、重量减轻，T淋巴细胞数目明显减少，因此免疫功能下降，容易罹患各种疾病。

（四）老年人的体内氧化损伤加重

人体组织的氧化反应可产生自由基。自由基对细胞的损害主要表现为对细胞膜，尤其是亚细胞器如线粒体、微粒体及溶酶体膜的损害。自由基作用于膜上的多不饱和脂肪酸形成脂类过氧化产物，如丙二醛（MDA）和脂褐素。随着衰老的进程，脂褐素在细胞中大量堆积，内脏及皮肤细胞均可发生，老年人心肌和脑组织中脂褐素沉着率明显高于青年人，如沉积于脑及脊髓神经细胞则可引起神经功能障碍。自由基除损害细胞膜产生脂类过氧化物外，还可使一些酶蛋白质变性，导致酶的活性降低或丧失。

（五）因病长期服用药物影响营养素吸收

老年人既容易发生营养不良、贫血、肌肉衰减、骨质疏松症等与营养缺乏和代谢相关的疾病，又是心血管疾病、糖尿病、高血压等慢性病的高发人群。很多人多病共存，长期服用多种药物，很容易造成食欲不振，影响营养素吸收，加重营养失衡状况。

二、老年人的营养需要

（一）能量

随着老年人基础代谢能量消耗的降低、体力活动的减少，老年人对能量的需要逐渐降低。2023版《中国居民膳食营养素参考摄入量》建议，老年人能量需要量见表9－24。

表9－24 老年人膳食能量需要量

年龄	能量（MJ/d）						能量（kcal/d）					
	男			女			男			女		
	轻	中	重	轻	中	重	轻	中	重	轻	中	重
65岁~	7.95	9.62	-	6.49	7.74	-	1900	2300	-	1550	1850	-
75岁~	7.53	9.20	-	6.28	7.32	-	1800	2200	-	1500	1750	-

（二）蛋白质

老年人体内的分解代谢大于合成代谢，蛋白质的吸收利用率也较成年时降低，容易出现负氮平衡，故蛋白质摄入量不宜降低。但是由于老年人肝、肾功能降低，摄入蛋白质过多则可增加肝、肾负担。因此，膳食蛋白质应该以量足质优以维持氮平衡为原则。优质蛋白质应占1/3以上，优质蛋白的摄入应以豆类蛋白为主，控制动物蛋白摄入，否则会引起动物脂肪摄入量过多，增加疾病风险。2023版《中国居民膳食营养素参考摄入量》建议，老年人蛋白质参考摄入量见表9－25。

表9－25 老年人蛋白质参考摄入量

年龄	蛋白质（g/d）			
	平均需要量EAR		推荐摄入量RNI	
	男	女	男	女
65岁~	60	50	72	62
75岁~	60	50	72	62

（三）脂类

由于老年人胆汁分泌减少和酯酶活性降低而对脂肪的消化功能下降，因此，脂肪的摄入量不宜过多。脂肪供能占膳食总能量的20% ~30% 为宜。而且，由饱和脂肪酸、单不饱和脂肪酸、多不饱和脂肪酸提供的能量分别占膳食总能量的6% ~8%、10% 和8% ~10% 比较合适。注意控制胆固醇的摄入量，以每日不超300mg 为宜。

（四）碳水化合物

随着机体衰老，胰岛素分泌减少，组织对胰岛素的敏感性下降，糖耐量降低，老年人血糖的调节作用常常减弱，容易发生血糖增高情况。并且，过多的糖在体内还可转变为脂肪，引起肥胖、高脂血症等疾病。因此建议老年人的碳水化合物提供的能量占总能量50% ~65% 为宜。老年人应降低单糖、双糖和甜食的摄入量，增加膳食中膳食纤维的摄入。

（五）矿物质

由于胃肠功能降低、胃酸分泌减少、维生素D合成减少等原因，老年人的钙吸收率较低；同时，老年人对钙的利用和储存能力也下降，因此容易发生骨质疏松症。老年人对铁的吸收利用率下降且造血功能减退，血红蛋白含量减少，易出现缺铁性贫血。铁摄入过多，则可以通过脂类过氧化引起膜损害，对老年人的健康带来不利的影响。高钠摄入常伴有高血压出现。因为随着年龄的增长和体内代谢状态的改变，高血压在老年人群中高发。同时考虑到老年人排泄钠的能力降低，老年人钠的摄入量不宜过高。此外，硒、锌、铜、铬等微量元素每天膳食中亦需有一定的供给量以满足机体的需要。2023 版《中国居民膳食营养素参考摄入量》建议，老年人各种矿物质的参考摄入量如表9 -26。

表9 -26 老年人矿物质参考摄入量

指标	钙(mg/d)	磷(mg/d)	钾(mg/d)	钠(mg/d)	镁(mg/d)	氯(mg/d)	铁(mg/d)	碘(μg/d)
RNI或AI	800	680	2000	1400	300 ~310[a]	200	男12 女10	120
UL	2000	—	—	—	—	—	35	250
指标	锌(mg/d)	硒(μg/d)	铜(mg/d)	氟(mg/d)	铬(μg/d)	锰(mg/d)	钼(μg/d)	
RNI或AI	男12.0 女8.5	60	0.7 ~0.8[b]	1.5	男30 女25	男4.5 女4.0	25	
UL	21	150	3.0	1.5	—	5.0	400	

注：[a]65 岁 ~为310mg/d，75 岁 ~为300mg/d。[b]65 岁 ~为0.8mg/d，75 岁 ~为0.7mg/d。

（六）维生素

老年人要注意补充维生素D、维生素E、维生素C、维生素B_2、叶酸等各种维生素，以促进代谢、延缓机体功能衰退、增强抗病能力。老年人户外活动减少使皮肤合成维生素D的功能下降，加之肝、肾功能衰退导致活性维生素D生成减少，同时机体对各种维生素的利用率下降，因此易出现维生素D等缺乏症状，维生素D的补充有利于防止老年人的骨质疏松症。维生素E是一种天然的脂溶性抗氧化剂，有延缓衰老的作用。维生素B_2在膳食中最易缺乏。维生素E和维生素C对保护血管壁的完整性、改善脂类代谢和预防动脉粥样硬化方面有良好的作用。叶酸和维生素B_{12}能促进红细胞的生成，对防止贫血有利。叶酸有利于胃肠黏膜正常生长，有利于预防消化道肿瘤。叶酸、维生素B_6及维生素B_{12}能降低血中同型半胱氨酸水平，有防治动脉粥样硬化的作用。2023 版《中国居民膳食营养素参考摄入量》建议，老年人各种维生素参考摄入量如表9 -27。

表 9-27　老年人维生素参考摄入量

指标	维生素 A (μg RAE/d)	维生素 D (μg/d)	维生素 E (mg α-TE/d)	维生素 K (μg/d)	维生素 B_1 (mg/d)	维生素 B_2 (mg/d)	烟酸 (mg NE/d)
RNI 或 AI	男 710~730[a] 女 600~640[b]	15	14	80	男 1.4 女 1.2	男 1.4 女 1.2	男 15 女 12
UL	2700	50	600	—	—	—	30

指标	维生素 B_6 (mg/d)	叶酸 (μg DFE/d)	维生素 B_{12} (μg/d)	泛酸 (mg/d)	生物素 (μg/d)	胆碱 (mg/d)	维生素 C (mg/d)
RNI 或 AI	1.6	400	2.4	5.0	40	男 450 女 380	100
UL	55	900	—	—	—	2500	1800

注：[a]65 岁~为 710μg RAE/d，75 岁~为 730μg RAE/d。[b]65 岁~为 640μg RAE/d，75 岁~为 600μg RAE/d。

三、老年人合理膳食

1. 平衡膳食　积极参加体育活动，饮食饥饱适中，维持能量摄入与消耗的平衡，保持理想体重，BMI 在 18.5~23.9 为宜，可适当放宽到 26.9。

2. 多吃粗粮、大豆、新鲜蔬菜和水果等植物性食物　增加膳食纤维、β-胡萝卜素、维生素 E、维生素 C 等维生素及钙、硒、锌、锰等矿物质及多酚类、异黄酮类等植物化学物的摄入，有利于延缓衰老。

3. 注重优质蛋白摄入　适量吃奶、蛋、鱼、禽、瘦肉和海产品。

4. 控制脂肪摄入　少吃荤油、肥肉、油炸食品、动物内脏、甜点等含胆固醇、饱和脂肪酸及能量较高的食品，减缓机体衰老过程。脂肪摄入量以占总能量的 20%~30% 为宜，对于预防高脂血症、糖尿病、冠心病等心脑血管疾病的发生有重要意义。

5. 食物选择　荤素搭配、粗细搭配，烹调要讲究色香味、细软易于消化，饮食清淡少盐，足量饮水。不吸烟，少饮酒。餐次和能量在各餐中的比例可因人而异。

6. 定期参加适度的体力活动，心情愉快　运动和营养是相互关联的，有规律地锻炼身体可以改变体成分，保持健康体重，部分抵消衰老引起的身体成分变化，有利于预防心血管疾病、2 型糖尿病和骨质疏松症和肌肉衰减症。

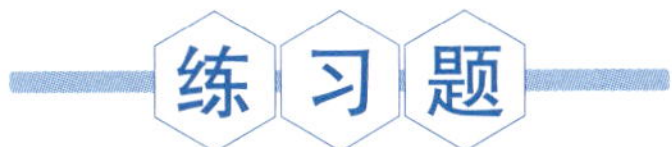

答案解析

1. 下列矿物质在孕妇膳食中强调要增加的是（　）。

A. 钙、氯、钠、钾　　B. 铁、锌、铬、锰

C. 钙、铁、锌、碘　　D. 铜、钙、钠、钾

2. 孕期妇女血浆容积随妊娠时间的增加而逐渐增加，至妊娠（　）时达高峰。

A. 第 32~34 周　　B. 第 10~20 周

C. 第 20~22 周　　D. 第 38~40 周

3. 乳母对铁的需要主要用于（　）。

A. 供给婴儿生长需要　　B. 预防婴儿缺铁性贫血

C. 恢复孕期铁丢失　　D. 胎儿铁储备

4. 依据2023版《中国居民膳食营养素参考摄入量》，乳母的维生素需要在非哺乳妇女基础上增加的包括（　）。

A. 维生素A　　B. 维生素E

C. 维生素C　　D. 以上均是

5. 下列有关母乳喂养的说法，错误的是（　）。

A. 营养丰富，是婴儿最合适的食物

B. 乳糖是母乳中最主要的碳水化合物

C. 具有提高免疫力的多种因子

D. 蛋白质含量高，含白蛋白多

6. 胎儿出生时体内储备的铁，一般可满足（　）时期内婴儿对铁的需要量。

A. 1个月　　B. 2个月

C. 4个月　　D. 7个月

7. 学龄前儿童最常采用的饮食制度是（　）。

A. 三餐制　　B. 三餐一点制

C. 三餐两点制　　D. 三餐三点制

8. 学龄儿童脂肪的适宜摄入量占总能量的（　）。

A. 20%～30%　　B. 10%～20%

C. 10%～15%　　D. 25%～30%

9. 下列关于老年人的生理特点，描述错误的是（　）。

A. 老年人的心肺功能、肝肾功能、免疫功能、神经功能等都有不同程度下降

B. 骨组织矿物质减少、骨密度降低

C. 因肌肉组织的重量减少而出现肌肉萎缩

D. 老年人的体内氧化损伤降低

10. 依据《中国居民膳食指南2022》，高龄老年人是指（　）。

A. 75岁及以上人群　　B. 80岁及以上人群

C. 65岁及以上人群　　D. 70岁及以上人群

（吕　艳）

书网融合……

本章小结

微课

题库

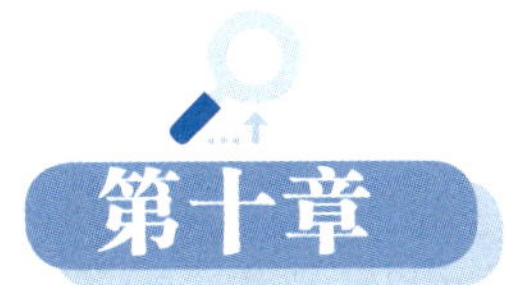

PPT

第十章 常见营养相关性疾病的营养预防

学习目标

知识目标

1. **掌握** 肥胖、高血压、糖尿病、痛风的膳食影响因素和治疗原则。
2. **熟悉** 肥胖、高血压、糖尿病、痛风的临床诊断标准和主要的临床特点。
3. **了解** 肥胖、高血压、糖尿病、痛风的健康教育。

能力目标

1. 能针对肥胖、高血压、糖尿病、痛风等常见慢性病开展健康教育及健康促进。
2. 能运用营养学知识，为肥胖、高血压、糖尿病、痛风患者配制食谱。

素质目标

通过本章的学习，培养良好的行为生活方式；具有开展健康教育工作需要的团队协作精神、开拓创新的精神和认真负责的工作态度。

营养与疾病尤其是慢性病的关系密切，人类在从食物中获得营养素的同时，也可能从食物中摄入对健康有害的物质，另外营养素摄入过多、过少或不均衡也是引起健康问题的重要原因。

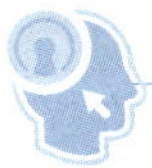

情境导入

情境 《中国居民营养与慢性病状况报告（2020年）》显示，我国18岁及以上居民高血压患病率为27.5%、糖尿病患病率为11.9%、高胆固醇血症患病率为8.2%，居民癌症发病率仍在上升。上述疾病的发生均与营养与膳食有关。营养相关慢性病已成为主要的疾病负担。

国务院发布的《"健康中国2030"规划纲要》和《国民营养计划（2017—2030年）》中，把满足人民健康需求、预防和管理营养相关性疾病作为未来营养科学发展的重点。

问题 1. 与肥胖、高血压、糖尿病、痛风发生有关的饮食因素有哪些？

2. 肥胖、高血压、糖尿病、痛风患者应如何合理膳食？

第一节 肥　胖

（一）疾病特点

1. 概述 肥胖是机体长期摄入的能量高于消耗的能量而引起的以体内脂肪细胞数目增加和（或）体积增大导致体重过度增加为主要表现的一种慢性代谢性疾病。

肥胖的常用诊断方法是人体测量法，通过测量身高、体重、腰围、臀围计算标准体重、体质指数和腰臀比。

（1）标准体重法　是WHO推荐的衡量肥胖的传统方法。公式如下：

$$标准体重（kg）=身高（cm）-105$$

$$肥胖度(\%)=\frac{实际体重(kg)-标准体重(kg)}{标准体重(kg)}\times 100\%$$

肥胖度>10%～20%为超重，≥20%为肥胖，>20%～30%为轻度肥胖，≥30%～50%为中度肥胖，≥50%为重度肥胖，≥100%为病态肥胖。

（2）体重指数（BMI）　是衡量不同性别、不同年龄的成人最常用的超重和肥胖的标准，可反映体脂增加的百分含量。但不适合肌肉过于发达的个体。公式如下：

$$BMI=\frac{体重(kg)}{身高(m^2)}$$

我国的标准是：BMI处于18.5～23.9为正常，24～27.9为超重，≥28为肥胖。

（3）腰围（WC）、臀围（HC）和腰臀比（WHR）　腰围是反映腹部脂肪分布的重要指标，臀围反映臀部脂肪分布的重要指标，腰臀比反映了人体的脂肪分布特点和肥胖特点。

WHO规定WHR男性≥0.9、女性≥0.8为上身性肥胖（或中心性肥胖）的标准。我国规定WC男性≥85cm，女性≥80cm为上身性肥胖。

知识链接

腰围和臀围的测量方法

1. 腰围的测量方法　采用最低肋骨下缘与髂嵴最高点连线的中点作为测量点，在平静呼气状态下，被测者取直立位，用软尺环绕测量部位，松紧适度，测量过程避免吸气，并应保持软尺各部分处于水平位置。

2. 臀围的测量方法　被测者自然站立，臀部放松，呼吸自然。将软尺置于臀部的最高点和股骨大粗隆水平两个测量点，水平围绕一周进行测量。

2. 临床表现　肥胖根据发生原因可分为单纯性肥胖和继发性肥胖。通常按脂肪主要分布的部位，分为上身性肥胖（以腹部或内脏肥胖为主，又称苹果性肥胖，以男性多见）和下身性肥胖（以臀部和大腿肥胖为主，又称梨形肥胖，以女性多见）。

肥胖者有气促、关节痛、浮肿、动作迟缓、体力及耐力差等症状，严重者可出现呼吸困难、缺氧、发绀。另外，肥胖与糖尿病、高血压、心血管疾病、痛风等多种慢性病有关，能使多种慢性病的发病率和死亡率增加。

3. 营养相关因素

（1）饮食结构不合理　主要表现为高能量密度的食物如肉类、蛋类和油脂类食物的过多摄入，同时，活动量的减少导致能量摄入长期高于能量消耗，这在肥胖的发病中起重要作用。如膳食模式为动物性食物为主的欧美国家肥胖的发病率就比以植物性食物为主的发展中国家高得多。

（2）不良膳食习惯和嗜好　暴饮暴食、多食、贪食、喜食甜食、进食速度过快、喜吃夜宵、晚餐过饱等均可引起肥胖。

（二）膳食指导

1. 营养防治

（1）控制总能量摄入　营养治疗是否有效的关键在于总能量摄入的控制，即要保证机体处于负能量状态。能量控制应循序渐进，不宜过多过快，每日减少的量因人而异，轻度肥胖者，每日减少能量

125kcal，每月可减肥 0.5kg；中度以上肥胖者每天减少 500kcal，一周约减少 0.5kg。但每日总能量不得低于 4.184MJ（1000kcal），以防过度饥饿等不适感。

（2）调整膳食中三大能量营养素的构成 目前公认的减肥膳食中三大能量营养的构成是：蛋白质、脂肪和碳水化合物的供能比分别是 20%～25%、20%、45%～50%，即高蛋白、低脂肪、低碳水化合物膳食，减肥效果最佳。坚持食用含高纤维吸收较慢的全谷物，为保证蛋白质质量，应尽量选用优质蛋白食物，脂肪应尽量食用含 EFA 丰富的植物油，禁用饱和脂肪酸含量高的动物油，胆固醇的供给量应控制在每日 300mg 以下。

（3）增加低糖、高膳食纤维食物的摄入 低糖、高膳食纤维食物既能增加饱腹感，又能减少总能量摄入。主要食物有蔬菜类、豆类等，有条件的个体可以食用成品的糖尿病食品作为补充。

（4）补充足够的维生素、矿物质和生物活性物质 补充 B 族维生素、钙、硒及异黄酮、皂苷等可改善代谢紊乱，利于减肥的同时保证机体健康。

（5）改变不良的膳食习惯和嗜好 细嚼慢咽、饮食规律有度，改变多食、贪食、喜食甜食、进食速度过快、喜吃夜宵、晚餐过饱等不良习惯。多素少荤，少喝咖啡和浓茶。

2. 肥胖的健康教育

（1）正确认识肥胖 肥胖是长期能量正平衡的结果，是多种慢性病的危险因素，应引起足够重视。

（2）减肥应持之以恒 树立信心，加强自我管理，家庭成员监督。增加有氧运动如慢跑、骑自行车等，使心率达到 100～120 次/分，每天坚持 30～60 分钟，保证每天有一定的运动量。

（3）谨防体重回升 在达到理想体重后，不要放松，多阶段地、逐步放宽食谱，直到恢复正常膳食。如果骤然终止减肥食谱，恢复正常膳食，会使体重快速回升。可在家购置电子秤，监测体重变化，有回升趋势时，继续坚持减肥食谱和行为。

第二节 高血压

（一）疾病特点

1. 概述 高血压为人类最常见的疾病之一，也是心脑血管疾病最主要的危险因素。可导致脑卒中、冠心病、心力衰竭及慢性肾脏病等并发症，严重影响病人的生存质量，因为发病率高、患者多，给家庭和国家造成沉重负担，因此高血压的防治任务十分艰巨。按 WHO 标准，在未使用降压药物的情况下，非同日 3 次测量血压，收缩压≥18.7kPa（140mmHg）和（或）舒张压≥12.0kPa（90mmHg）可诊断为高血压。

2. 临床表现 高血压一般分为两类：第一类为原发性高血压，此类高血压病因不明，是一种独立的疾病，占所有高血压的 90% 以上，通常所说的高血压指的是原发性高血压；另一类为继发性高血压，此类高血压病因比较明确，血压升高只是某些疾病的临床表现之一，血压暂时性或持久性地升高，约占高血压患者的 5% 左右。

高血压起病缓慢，早期多无症状，不易察觉，多于偶然体检时发现，可有头晕、头痛、目眩、失眠、乏力等症状。有时可有心前区不适，甚至心绞痛，或因过早搏动而引起心悸。症状与血压水平未必一致。

3. 营养相关因素 高血压具有比较强的遗传倾向（占 40%），遗传内因与后天环境因素（占 60%）共同作用而发病。在环境因素中，与血压相关的营养因素主要如下。

（1）高钠、低钾膳食 高钠膳食可使血压升高，而低钠摄入可降低血压，与之相反的是高钾膳食可使血压降低而低钾摄入可升高血压。高钾、低钠膳食对降压效果更明显。

（2）超重和肥胖　肥胖者高血压的发病率比正常体重者显著增高，BMI≥24kg/m^{2}者发生高血压的风险是体重正常者的3～4倍，流行病学调查显示，BMI与血压呈正相关。有学者估计平均体重减轻9.2kg，则收缩压可降低6.3mmHg，舒张压降低3.1mmHg，说明防止肥胖可以降低高血压的发病率，超重和肥胖已成为我国高血压患病率增长的重要危险因素。

（3）维生素　维生素C和B族维生素可改善心脏功能和血液循环，故多食新鲜的蔬菜和水果，有助于高血压的防治。

（4）饮酒　也是高血压的危险因素之一，我国人群高血压患病率随酒精消费量增加而升高，不管长期少量饮酒还是过量饮酒都能使血压升高，同时还会降低降压治疗的效果，而过量饮酒还可诱发脑出血或心肌梗死。

（二）膳食指导

1. 营养防治　随着我国居民生活水平的提高，传统的膳食结构和生活方式正在发生改变，表现为油脂摄入量有增加的倾向，人群中超重和肥胖发病率增加，体力活动量减少，食盐消费量未见明显下降。

营养防治原则：控制能量摄入，控制钠盐摄入，低脂、低胆固醇、高维生素饮食，限酒或禁酒。

（1）控制能量摄入　总能量与超重或肥胖密切相关，而超重或肥胖是高血压的危险因素之一，控制总能量摄入有利于维持理想体重。可根据劳动强度、性别和年龄，使每千克理想体重供给0.1～0.13MJ（25～30kcal）的能量或更低一些。

（2）控制钠盐摄入　高血压患者应采用低盐膳食，每天食盐摄入量控制在6g以下。有资料显示，轻度或中度高血压通过严格控制食盐摄入能使1/3患者恢复正常。

1）每天食盐定量化　把每天食盐的用量用量具称量出来，以供一天食盐的摄入。如果菜肴要用酱油和黄酱，应按比例减少其中食盐用量。一般20ml酱油中含有3g食盐，10g黄酱含盐1.5g。

2）少吃含钠调味品　味精、鸡精等调味品含有钠，加工中少用。馒头、发糕等通过发面做的面食中含有小苏打（碳酸氢钠），应少吃。

3）少吃腌制品　减少腌制品、酱菜、咸菜等其他过咸食品的摄入量。

4）少喝汤　喝汤要控制总量，过多易造成汤中钠盐摄入过量。

（3）低脂、低胆固醇、高维生素饮食　油脂应以植物油（椰子油除外）为主，供给量控制在40～50g/d。胆固醇是动脉粥样硬化的重要因素，能促进脂质沉积，加重高血压，故应控制在300mg以内。新鲜的蔬菜、水果含丰富的维生素C，有利于胆固醇和血脂代谢，有助于高血压的防治，其他B族维生素对于防治心血管疾病有利，应及时补充。

（4）限酒或禁酒　减少饮酒量和限制外出饮酒的次数。如饮酒，建议一天饮用酒中的酒精不超过25g，相当于啤酒750ml、葡萄酒250ml或50度的白酒50ml。

2. 高血压患者的健康教育

（1）危害的认识　应意识到高血压既是一种独立的疾病，又是其他心脑血管疾病的重要危险因素。

（2）防治的长期性　大部分高血压很难完全治愈，故防治工作要长期坚持，在服用降压药物的同时，膳食防治同样重要。

第三节　糖尿病

（一）疾病特点

1. 概述　糖尿病是由于胰岛素分泌减少和（或）作用缺陷引起的碳水化合物、脂肪、蛋白质等代谢紊乱，以长期高血糖为特征的代谢性疾病。

糖尿病是常见病、多发病，发病率及患病率呈逐年上升趋势。《中国居民营养与慢性病状况报告（2020 年）》显示，我国 18 岁及以上居民糖尿病患病率达 11.9%。糖尿病具有病程长、并发症多、健康危害严重和医疗支出费用高等特点。糖尿病可导致眼、神经、肾脏和心血管等组织和器官损害而出现一系列的并发症，严重危害人体健康。

2. 临床表现 WHO 将糖尿病分为 1 型糖尿病、2 型糖尿病、妊娠糖尿病和其他类型糖尿病，我国糖尿病患者中 90% ~95% 为 2 型糖尿病。

糖尿病诊断：空腹血糖（FPG）≥7.0mmol/L 或口服葡萄糖耐量试验（OGTT）2 小时血糖或任意时间血糖≥11.1mmol/L。

典型症状为“三多一少”，即多尿、多饮、多食和体重下降。全身症状有腰痛、四肢酸痛、手足蚁感、麻木、视力减弱及高脂血症；妇女有外阴瘙痒、性欲减退、月经失调、闭经；男性阳痿；儿童遗尿等。糖尿病患者常伴有心脑血管、肾脏、神经系统和视网膜病变等并发症，是糖尿病患者死亡的重要原因。

3. 营养相关因素

（1）高碳水化合物、高脂肪膳食　长期高碳水化合物和（或）高脂肪膳食使血糖长期维持在较高水平，影响胰岛 B 细胞的结构和功能，导致胰岛素分泌相对或绝对不足，增加发生糖尿病的危险。

（2）低膳食纤维膳食　低膳食纤维膳食使碳水化合物吸收快、餐后血糖峰值更高，是发生 2 型糖尿病的危险因素之一。

（3）其他　膳食中缺乏铬、硒、B 族维生素、维生素 C、维生素 E 及维生素 PP 等均可诱发或加重糖尿病。

（二）膳食指导

膳食营养治疗是糖尿病综合治疗中一项最基本的措施。其目的是通过膳食调控，减轻胰岛 B 细胞负荷，纠正已发生的代谢紊乱，使体重及营养达到理想状况，改善机体健康水平，延缓或阻止并发症的发生。

1. 营养防治

（1）合理控制每日总能量，达到或维持理想体重　肥胖尤其是上身性肥胖是糖尿病的危险因素之一，肥胖者对胰岛素的敏感性降低；消瘦者对疾病的抵抗力降低，影响健康。故应控制每日总能量，将体重维持在理想范围内。每日总能量摄入量应结合患者的体型、体力活动、生理状况、病情等进行计算，见表 10－1。

表 10－1　糖尿病患者每日能量摄入量（kcal/kg）

体型	卧床	轻体力劳动	中体力劳动	重体力劳动
消瘦	20 ~ 25	35	40	45 ~ 50
标准	15 ~ 20	30	35	40
肥胖	15	20 ~ 25	30	35

（2）蛋白质、脂肪和碳水化合物的供能比适当

1）蛋白质　糖尿病患者糖异生作用增强，机体长期处于负氮平衡，因而蛋白质供给量应相对提高，占总能量的 15% ~20%，其中 1/3 来自优质蛋白质。如肝肾功能正常，儿童、孕妇、乳母或有营养不良者可高于总能量的 20%。如合并肾病变，应视肾功能酌情供给。

2）脂肪　摄入量占总能量的 25% ~30%，并要求饱和脂肪酸（S）、单不饱和脂肪酸（M）、多不饱和脂肪酸（P）之间的比例为 1∶1∶1，因为动物性食物的摄入同时会伴有饱和脂肪酸的摄入，所以

食用油脂应选用不饱和脂肪酸丰富的植物性油脂为主，如花生油、玉米油、豆油和橄榄油等。胆固醇每日摄入量应低于300mg。

3）碳水化合物　供给量应占总能量的50%～60%，且以多糖食物为主，限制简单糖的摄入。多选用低血糖指数（glycemic index，GI）的食物。

GI是衡量食物摄入量后引起血糖反映的一项有生理意义的指标，指用含有50g糖类的食物与等量葡萄糖相比，在一定时间（2小时）内体内血糖应答水平的百分比值。该指数通过对比各种食品升高血糖水平的速度来评定食品等级。一般GI<55为低GI食物；GI 55～75为中等GI食物；>75为高GI食物。食物的GI值受食品的成熟度、食品的酸性、烹调时间和个体消化速度的影响。常见食物GI值见表10－2。

表10－2　常见食物GI值

食品种类	GI	食品种类	GI	食品种类	GI
二合面窝头	65	黄豆（浸泡、煮）	18	樱桃	22
荞麦面馒头	67	花生	14	鲜桃	28
油条	74.9	豆腐干	23.7	香蕉	52
馒头（富强粉）	88.1	酸奶（加糖）	48	杏干	31
面条（小麦粉）	81.6	牛奶	27.6	梨	36
荞麦面条	59.3	藕粉	33	苹果	36
大米饭	83.2	蔗糖	65	葡萄	43
小米粥	62	蜂蜜	73	猕猴桃	52
玉米面粥	50.9	巧克力	49	菠萝	66
油炸土豆片	60.3	南瓜	75	西瓜	72
苏打饼干	72	胡萝卜	71	四季豆	27

（3）提高膳食纤维的摄入　食物纤维有降低血糖和改善糖耐量的作用，膳食纤维含量高的食物，可延缓食物在胃肠道的吸收，缓解餐后血糖升高。各种粗粮及粗细粮搭配的食物均具有降低血糖的作用，如荞麦面、莜麦面、二合面（玉米面和黄豆面）、三合面（玉米面、黄豆面和白面）的血糖指数均低于白米、白面。

（4）合理的饮食结构和餐次分配　糖尿病饮食能量餐次分配比例非常重要，每日不得少于三餐，可根据患者的病情、用药情况、体力活动情况及饮食习惯等合理分配餐次，一日三餐分别占总能量的1/5、2/5、2/5，或者1/3、1/3、1/3；尽量定时、定量。易出现低血糖患者适时加餐2～3次，分别为上午10点、下午3点或睡前，做到加餐不加量。

（5）限酒　酒虽然为高能量食物，但不能维持血糖水平，并可使糖负荷后的胰岛素分泌增加，使接受降血糖药治疗的患者容易出现低血糖。同时酒精对肝脏、心脑血管等刺激较大，长期饮酒可增加或提前发生并发症。

（6）维生素和矿物质　糖尿病患者因代谢旺盛导致维生素和矿物质的消耗和丢失增加，应补充B族维生素。同时为纠正代谢紊乱和防治并发症，应摄入足够的维生素C、维生素E和维生素A。控制钠盐摄入，低钠膳食有利于控制糖尿病的发展和降低血压、预防心脑血管并发症，故要限制钠的摄入量，要求<2.4g/d（相当于6g食盐），适当增加锌、铬、硒、镁、钙、钾等，以利于胰岛素的合成和分泌，改善糖耐量。

2. 糖尿病的健康教育

（1）糖尿病的认识和自我管理教育　首先应知道糖尿病是终生疾病，无法完全治愈，但是只要血糖控制得好，同样可以延长寿命。糖尿病的自我管理教育包括提高糖尿病患者的知识水平和自我管理能力，提高临床疗效，达到最佳的生活质量。

（2）改变生活方式　包括改变饮食习惯、维持理想体重、禁烟禁酒、增加体力活动的频率和强度，以减少糖尿病并发症的发生风险。

（3）预防低血糖　药物过量、用药时间与进食时间间隔过长、食量不足、酗酒、空腹或剧烈运动均可导致低血糖。因此定时定量用药、定时定量就餐、不空腹运动、外出随身携带点心和糖尿病卡，睡前可用低 GI 食物加餐。

第四节　痛　风

（一）疾病特点

1. 概述　痛风是嘌呤代谢紊乱或尿酸排泄障碍导致血尿酸增高的一种多基因遗传性疾病。多见于 40 岁以后，男性明显高于女性，性别比约 20∶1，常有家族遗传史，发病与膳食结构及生活方式有关。痛风的发生直接取决于患者尿酸的浓度。血中尿酸平衡取决于嘌呤的吸收与生成、分解与排泄。体内尿酸 20% 源于富含嘌呤的食物摄取，80% 来自体内嘌呤合成。嘌呤的最终代谢产物是尿酸，正常人约 1/3 尿酸在肠道经细菌降解，2/3 经肾排出。痛风大多数是由于肾小管对尿酸盐清除率下降，导致尿酸的排泄减少而引起的。

2. 临床表现　根据病因可分为原发性和继发性两大类，原发性主要与遗传有关，继发性主要由高嘌呤饮食、药物、肾病及血液病等引起。两者临床症状基本相同，通常分为 4 期，即无症状期、急性期、间歇期和慢性期。

临床特点为反复发作的急性关节炎及某些慢性表现，如痛风结石、关节强直或畸形、肾实质损害、尿路结石及高尿酸血症等，高尿酸血症是痛风的重要特征，痛风的发生前往往有漫长的高尿酸血症史。

3. 营养相关因素

（1）高蛋白、高嘌呤膳食　高蛋白膳食导致嘌呤摄入增加，而食物中的嘌呤绝大部分生成尿酸，使血液中尿酸含量上升，诱发痛风发作。

（2）过度饮酒　乙醇代谢产生的乳酸可抑制尿酸的排泄。另外，含乙醇饮料中含有嘌呤，其嘌呤含量依次为：陈年黄酒 > 啤酒 > 普通黄酒 > 白酒。

（3）高能量饮食　高能量饮食导致的超重和肥胖是高尿酸血症的危险因素。

（4）矿物质和维生素　膳食中缺乏 B 族维生素、维生素 C、维生素 E 和钙、铁、锌时可诱发痛风发作。但 B 族维生素和铁摄入过多时也可诱发痛风。

（5）水　饮水不足。

（6）其他　激烈运动、缺氧、受凉、体重减轻过快、间断性饥饿减体重等可诱发加重痛风。

（二）膳食指导

虽然高尿酸血症主要是由内源性嘌呤代谢紊乱所致，但高嘌呤饮食可诱发痛风发作，所以积极控制外源性嘌呤的摄入、减少尿酸的来源，可减少或控制急性痛风发作。

1. 营养防治

（1）限制高嘌呤食物摄入　高尿酸血症和痛风发作患者应严格限制膳食嘌呤的摄入量。正常人每天的嘌呤摄入量为 600～1000mg，急性期嘌呤量应严格限制在 150mg/d 以内，缓解期可自由摄取嘌呤含量低的食物，对嘌呤中等量的食物可有限制地选用。常用食物嘌呤含量见表 10－3。

表 10-3 常用食物嘌呤含量

单位：mg/100g

含量	食物
<50	谷薯类 大米、小米、糯米、大麦、小麦、荞麦、白薯、马铃薯、芋头、麦片、通心粉、面包、挂面
	蔬菜类 白菜、卷心菜、芹菜、空心菜、韭菜、苦瓜、冬瓜、南瓜、青椒、萝卜、洋葱、莴苣、葱、蒜、黄瓜、茼蒿、芥菜、茄子、豆芽、西葫芦、青菜叶、番茄、荸荠
	水果类 橙、橘、苹果、梨、桃、西瓜、哈密瓜、香蕉、果酱、果干
	蛋乳类 鸡蛋、鸭蛋、皮蛋、牛奶、奶粉、乳酪、酸奶、炼乳
	坚果 瓜子、杏仁、栗子、莲子、花生、核桃仁、花生酱
	其他 猪血、猪皮、海参、海蜇皮、红枣、葡萄干、木耳、蜂蜜、海藻、枸杞、茶、咖啡、巧克力、可可、油脂
50~149	豆类 绿豆、红豆、花豆、豌豆、菜豆、豆腐干、豆腐、青豆、黑豆
	谷类 谷胚糠 米糠、麦麸、麦胚、粗粮
	肉类 猪肉、牛肉、小牛肉、羊肉、鸡肉、兔肉、鸭、鹅、鸽、火鸡、火腿、牛舌
	蔬菜类 鲜蘑、芦笋、四季豆、鲜豌豆、海带、菠菜
	水产类 鳝鱼、鳗鱼、鲤鱼、草鱼、鳕鱼、鲑鱼、黑鲳鱼、大比目鱼、虾、龙虾、乌贼、螃蟹
150~1000	内脏类 猪肝、牛肝、牛肾、猪小肠、脑、胰脏
	水产类 带鱼、白鲇鱼、沙丁鱼、凤尾鱼、鲢鱼、小鱼干、牡蛎、蛤蜊
	肉汁类 浓肉汁、浓鸡汤、鱼汤、火锅汤、酵母粉

（2）限制总能量，防治超重或肥胖　超重或肥胖是痛风的危险因素之一。总能量一般每天按 20~25kcal/kg 理想体重，肥胖者减少能量摄入应循序渐进，以防痛风急性发作。

（3）低脂肪、低蛋白饮食　高脂膳食能减少尿酸排泄，导致血中尿酸增高，还能加重高脂血症；高蛋白膳食使尿酸生成增多，所以高脂膳食和（或）高蛋白膳食均可能诱发痛风发作。一般脂肪的摄入量限制在 40~50g/d 以内，蛋白质每天 50~70g。

（4）禁酒　乙醇容易使体内乳酸堆积，对尿酸排出有抑制作用，易诱发痛风。

（5）增加蔬菜水果摄入　蔬菜水果含丰富的维生素、无机盐和膳食纤维，可促进尿酸排出。

（6）足量饮水　液体摄入量充足可增加尿酸溶解，有利于尿酸排出，每日应饮水 2000~3000ml，为防止夜尿浓缩，夜间也应补充水分。饮料以白开水、淡茶水、矿泉水、鲜果汁、菜汁、豆浆为宜。

（7）其他　肉类采用蒸、煮、炖等方式烹调，去汤后食用，减少嘌呤摄入。禁用辣椒、咖喱、芥末等刺激性食物和调料。

2. 健康教育

（1）树立信心　痛风的主要原因虽然为遗传因素，但是饮食因素对于预防痛风的急性发作、减轻发作时的痛苦有非常重要的作用。

（2）学会辨别常见食物的嘌呤含量的级别　痛风的营养防治重点在于选用低嘌呤含量的食材，合理地选用中等嘌呤含量的食材，避免高嘌呤含量的食材。

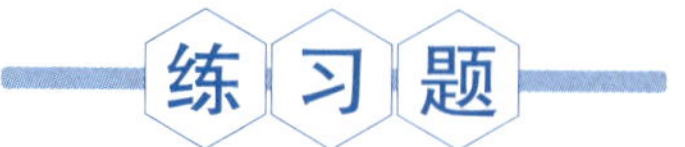

答案解析

1. 下列关于安排高血压患者饮食的说法，错误的是（　）。

A. 限制食盐，适当补钾　　B. 限制热量

C. 限制钙的摄入　　D. 限酒

E. 限制精制糖的摄入

2. 糖尿病患者膳食控制的总原则是（　）。
   A. 食物多样化，合理安排进餐时间　B. 合理控制热能摄入
   C. 控制碳水化合物的摄入　D. 控制脂肪和胆固醇的摄入
   E. 选用优质蛋白质
3. 判断机体肥胖最常用、最简便的指标是（　）。
   A. 理想体重　B. BMI　C. 皮褶厚度
   D. 体脂含量　E. 瘦体重
4. 治疗营养性肥胖的首选疗法是（　）。
   A. 控制饮食　B. 手术疗法
   C. 控制饮食 + 运动疗法　D. 药物治疗
   E. 运动疗法
5. 需要特别注意避免沙丁鱼、凤尾鱼、牡蛎等食物摄入的患者是（　）。
   A. 糖尿病患者　B. 痛风患者　C. 高血压患者
   D. 癌症患者　E. 动脉粥样硬化患者
6. 某患者有痛风史 8 年，现正处于间歇期，其日常饮食中优质蛋白可优先选择（　）。
   A. 带鱼　B. 猪肝　C. 虾
   D. 鸡肉　E. 鸡蛋
7. 一成年男性，身体 172cm，体重 83.5kg，体检时发现空腹血糖水平为 10.6mmol/L，此时他应特别注意控制摄入的食物是（　）。
   A. 低 GI 食物　B. 高 GI 食物　C. 粗粮
   D. 水果　E. 薯类
8. 患者，女，56 岁。身高 160cm，体重 68kg，高血压病史 16 年，时有头晕、头痛等不适，一直服用“利血平”等降压药，化验检查血清胆固醇升高。其营养治疗原则是（　）。
   A. 低盐、低蛋白，控制体重
   B. 低脂、低盐，控制体重
   C. 低脂、限糖类，减轻体重
   D. 低盐、低胆固醇，控制体重
   E. 低脂、适量糖类，减轻体重

（陈　强　张　谦）

书网融合……

本章小结

题库

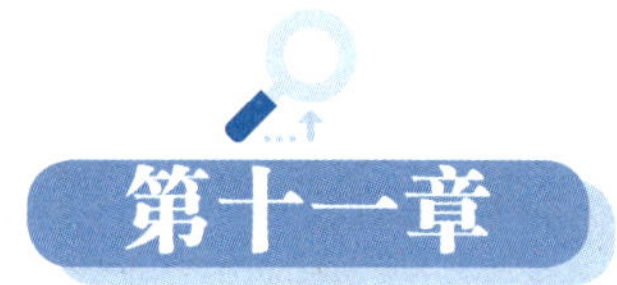

PPT

营养调查与评价

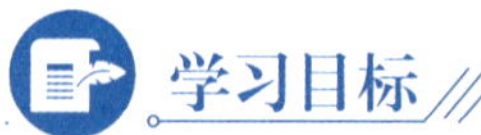

知识目标

1. **掌握** 营养评价的组成及膳食调查常用方法。
2. **熟悉** 体格检查和实验室检查方法。
3. **了解** 人体营养状况评价方法。

能力目标

能运用膳食调查方法开展人群膳食调查，积极开展营养相关问题的预防。

素质目标

通过本章的学习，深刻认识与理解营养调查的重要性，具备在医疗卫生服务实践中自觉主动地开展营养调查服务的责任担当。

营养调查是全面了解人群膳食结构和营养状况的重要手段。国民营养与健康状况是反映一个国家或地区经济与社会发展、卫生保健水平和人口素质的重要指标。良好的营养和健康状况既是社会经济发展的基础，也是社会经济发展的重要目标。世界上许多国家，尤其是发达国家均定期开展国民营养与健康状况调查，及时公布调查结果，并据此制定和评价相应的社会发展政策，以改善国民营养和健康状况，促进社会经济的协调发展。我国于 1959 年、1982 年、1992 年、2002 年、2010—2013 年和 2015—2017 年共开展六次全国性的营养调查、监测，2002 年又开展了以全国营养调查与肥胖、高血压和糖尿病等慢病调查结合在一起的我国首次“中国居民营养与健康状况调查”。

情境导入

情境 2022 年 3 月 18 日，国家卫生健康委员会疾病预防控制局在北京召开“2022 年中国居民营养与健康监测启动会”，组织开展我国第七次全国性居民营养与健康状况监测。这次监测包括个人健康状况问卷、膳食调查、体格测量和生化检测四个部分，覆盖全国 31 个省区市 200 个监测点，覆盖全生命周期人群包括 0～5 岁儿童、6～17 岁儿童青少年、18 岁及以上成人、孕妇、乳母等。

思考 1. 常用的膳食调查方法有哪些？

2. 常用的体格测量指标有哪些？

第一节 营养调查

营养调查通过对人们膳食组成变化以及营养状况的全面了解，为研究不同时期人们的膳食结构和营养状况的变化提供基础资料，也为我国的食物生产、加工及引导人们合理营养和消费提供了依据。

一、概述

（一）营养调查的目的

营养调查的目的主要如下。

（1）了解不同地区、不同年龄组人群的膳食结构和营养状况。

（2）了解与食物不足和过度消费有关的营养问题。

（3）发现与膳食营养素有关的营养问题，为进一步监测或进行原因探索提供依据。

（4）评价居民膳食结构和营养状况的现状，并预测今后的发展趋势。

（5）为某些与营养有关的综合性或专题性的研究课题提供基础资料。

（6）为制定相关政策和社会发展规划提供信息。

（二）营养调查的内容

营养调查通常包括膳食调查、体格测量、营养缺乏的临床检查和营养状况的实验室检测四个方面。根据这四方面调查结果进行综合评价，发现营养问题，对人群营养条件、存在问题和改进措施进行研究分析，能够为我国卫生和农业相关政策提供有价值的参考。

膳食调查是调查被调查对象一段时间内通过膳食所摄取的能量及各种营养素的数量和质量，了解其膳食摄入状况以及膳食结构、饮食习惯，用来评价正常营养需要被满足的程度。人体体格测量可以较好地反映机体较长时期的营养状况。根据症状和体征进行临床检查也可以了解调查对象的营养状况。实验室检查则是借助生理、生化检测手段来判断机体是否存在营养不足或营养过剩的主要方法。

营养调查通常是以某一范围内全体居民为对象，并根据地址、职业、性别、年龄、经济水平、就餐方式等按比例抽样，最好一年四季各一次，以反映季节特点，每次不少于 4 天，节假日不应包括在内。

二、膳食调查方法

现在常用的膳食调查方法大致可分成两类：一类是记录现在摄入量的方法，包括称重法、记账法和化学分析法；另一类是回顾过去摄入量的方法，包括询问法和食物频数法。

（一）称重法

称重法主要是对消耗食物量进行称重或估计，了解调查对象食物消耗的方法。此法可用于团体、家庭几个人的膳食调查。通常每次调查不超过 1 周，最好在不同季节分次调查。该法准确性较高，能获得可靠的食物摄入量，但费用高、需要的人力多，对调查人员技术要求高，费时麻烦。

1. 调查步骤

（1）准确记录每餐各种食物及调味品的名称。

（2）准确称量食物的生重、熟重、剩余量、零食。从市场买回的食物称市品；去掉不可食部分后所剩余的食物称食部；食物烹调后的食品重量称熟重；吃剩饭菜的重量称剩余量。

（3）计算生熟比，公式如下：

生熟比 = 生食物重量/熟食物重量

（4）将食物按品种分类，求得平均每人每日的食物消耗量。

（5）查食物成分表计算平均每人每日的营养素摄入量。

2. 称重法使用时的注意事项

（1）准确称重和记录熟食的实际摄入量　进行称重记录时，调查者要在调查对象每餐食用前准确称量和记录各种食物，吃完后还要将剩余或废弃部分称重并加以扣除，得出每种食物的实际摄入量。

（2）零食也要称重并记录 三餐之外的水果、糖果和花生、瓜子等零食也要称重并记录。

（3）膳食调查的时间 时间不宜太长，但也不能太短，太长消耗人力和物力，太短又不能反映真实水平，一般定为 4～7 天。

（4）在不同季节分次调查 不同地区不同季节的人群膳食营养状况往往有明显差异，为了使调查结果具有良好的代表性和真实性，最好在不同季节分次调查。

（二）记账法

由调查对象或研究者称重记录一定时期内的食物消耗总量，根据同一时期的进餐人数，计算每人每日食物平均摄入量。适用于集体单位和家庭的调查，记账时间可以从数周到 1 年，通常 2～4 周。该法所用费用低人力少，能获得大样本，但无法了解食物在个体间的分布情形。具体步骤如下。

（1）在调查前一天（晚上）要称库存食物（包括厨房的食物），将所剩各种生、熟食物填入“结存数量”栏内进行记账。

（2）从调查之日起至调查最后一日止，将每日新购入的各种食物逐日记账。

（3）在调查最后一天晚饭后，将所剩各种生、熟食物称重后填入“剩余数量”栏内。

（4）计算公式如下：

结存数量 + 新购数量 − 剩余数量 = 调查期间消耗数量

消耗数量/人日数 = 每人每日消耗量（平均值）

（三）化学分析法

此法是在实验室中测定受试者进食的食物所含成分，准确地获得各种营养素摄入量。样品的收集常采用双份饭菜法，一份供食用，另一份作为分析样品。要求收集的样品在数量和质量上要与实际食用的食物一致。化学分析法费用高，仅适于较小规模的调查，如营养代谢实验。

（四）询问法

根据调查对象提供的既往膳食组成情况，对其膳食状况进行评价，包括膳食回顾法和膳食史法。膳食回顾法有 24 小时膳食回顾法，要求每个调查对象回顾和描述 24 小时内所摄入的所有食物的种类和数量。膳食回顾也可以记录数日食物消耗量。膳食史法用来评估每个个体每日总的食物摄入量与在不同时期通常的膳食模式。该法广泛用于流行病学的调查和研究，特别是许多慢性疾病可通过询问法获得包括季节变化在内的长期膳食的数据。

调查时注意事项及要求如下。

（1）调查人员必须明确调查目的，语言表达能力强，具有熟练的技能及诚恳的态度。

（2）调查时应佩带或携带有效证件，遵守预约时间并尊重调查对象的习俗。

（3）选用 24 小时回顾调查法应连续进行 3 天。

（4）对年龄太小的儿童或年龄太大的老人不适合做“24 小时回顾法”调查。

（5）引导调查对象准确描述进餐情况，力求不遗漏、不多报或少报。

（五）食物频数法

近年来，食物频数法已被应用于研究既往膳食习惯和某些慢性疾病关系。一般认为，持续一定时间的平时摄入量，对评价营养状况与慢性疾病的关系比近来特定日或周的膳食更恰当。食物频数法是指在一定时期内，受试者食用某一种食物多少次。这一特定时间可短至几天、几周至超过 1 年。在实际使用中，可分为定性、定量和半定量的食物频数法。此法的优点是能够迅速获得平时食物摄入量，反映长期的营养素摄取方式，不影响受试者的进餐习惯，容易合作；缺点是回顾的期间不准确，估计的营养素摄入量过高。

三、膳食调查的结果评价

通过膳食调查，可以确定平均每人每日各种食物摄入量；确定平均每人每日营养素摄入量，并对能量的来源和蛋白质、脂类的食物作出评价；与DRIs比较评价，用来计划和评价健康个体和群体的膳食；进行膳食模式分析，评价调查对象的营养是否符合理想的膳食模式。

1. 膳食结构的评价 膳食结构是指膳食中各类食物的数量及其在膳食中的比例。膳食结构的评价一般可以参考平衡膳食宝塔的模式进行评价。

膳食结构的评价要特别注意以下几点。

（1）种类要求 膳食食物是否多样化。

（2）数量要求 差距描述：平衡膳食宝塔是理想化的模式，与个人现实有差距。

（3）适用条件 平衡膳食宝塔是长期模式，不适宜用于个人短期的评价。

2. 能量和营养素摄入量的评价 应用“中国居民膳食营养素参考摄入量（DRIs）”对个体和群体的能量和营养素摄入量进行评价。

3. 能量来源分布评价 一般包括食物来源和营养素来源分布评价。

（1）食物来源 我国推荐的2000年膳食目标要求总能量60%来自于谷类，动物性食物比为14%。

（2）营养素来源 ①蛋白质供能比：11%～15%，婴幼儿为12%～15%，成人为11%～14%。②脂肪供能比：25%～30%。③碳水化合物供能比：55%～65%。

4. 蛋白质的来源分布评价 对膳食蛋白质的评价不仅要考虑其数量，还要对其质量进行分析评价。一般认为，合理膳食应在蛋白质数量足够（成人70g）的基础上，优质蛋白质（动物性蛋白及豆类蛋白）应占总蛋白质的1/3以上。

5. 能量餐次分配的评价 一般认为三餐能量分配的适宜比例为：早餐30%、午餐40%、晚餐30%。

第二节 体格测量

根据调查对象的年龄、性别选用恰当的人体测量指标，可以较好地反映出被调查对象的营养状况。

一、体格检查的内容

常用人体体形来衡量人体的营养状况，主要测量项目包括身高、体重、上臂围、腰围和皮褶厚度。

（一）身高

身高是反映儿童、青少年发育水平的重要指标。若实测身高为同年龄组标准身高的80%以下为矮小、80%～93%为稍低、93%～105%为正常、高于105%为超高。

（二）体重

体重也是一项反映人体营养状况的直观指标，通常用以下几种方法进行评价。

1. 标准体重或理想体重 一般用来衡量成人实测体重是否在适宜范围内。

$$标准体重 = (身高 - 100) \times 0.9$$

在标准体重的±10%以内为正常，±(10%～20%)为瘦弱或过重，±20%以上为极瘦或肥胖。标准体重的概念虽然容易被接受，但其“真值”却难以估计，所以其准确性优势会受到质疑，作为判断标准已经很少使用。

2. 体重指数（body mass index，BMI） 是目前评价人体营养状况最常用的方法之一。

$$体重指数 = 体重(kg) / [身高(m)]^2。$$

除世界各国广泛采用的WHO成人标准外，还有针对亚太地区人群的亚洲成人标准，以及我国国内发布的标准。

（1）WHO成人标准 见表11－1。

表11－1 WHO成人BMI评定标准

等级	BMI值	等级	BMI值
营养不良	<18.5	正常	18.5～24.9
肥胖前状态	25.0～29.9	一级肥胖	30.0～34.9
二级肥胖	35.0～39.9	三级肥胖	≥40.0

（2）国内标准 针对亚洲人群的体质特点，中国肥胖问题工作组提出了18岁以上中国成人BMI标准，见表11－2。

表11－2 我国成人BMI判定标准

等级	BMI值	等级	BMI值
重度蛋白质－能量营养不良	<16.0	正常	18.5～23.9
中度蛋白质－能量营养不良	16.0～16.9	超重	≥24.0
轻度蛋白质－能量营养不良	17.0～18.4	肥胖	≥28.0

18岁以下青少年BMI的参考值如下。①11～13岁：BMI<15.0时存在蛋白质－能量营养不良，<13.0为重度营养不良。②14～17岁：BMI<16.5时存在蛋白质－能量营养不良，<14.5为重度营养不良。

（三）上臂围

上臂围一般测量左上臂肩峰至鹰嘴连线中点的臂围长。我国1～5岁儿童的上臂围<12.5cm为营养不良，12.5～13.5cm为中等，>13.5cm为营养良好。

我国男性上臂围平均为27.5cm。测量值>标准值90%为营养正常，80%～90%为轻度营养不良，60%～80%为中度营养不良，<60%为严重营养不良。我国北方地区成人上臂围正常值见表11－3。国外资料显示，美国男性为29.3cm，女性为28.5cm；日本男性为27.4cm，女性为25.8cm；日本数据与我国较为接近。

表11－3 我国北方地区成人上臂围（cm，$\bar{x}$）正常值

年龄（岁）	例数		$\bar{x}\pm s$（cm）		变异系数	
	男	女	男	女	男	女
18～25	1902	1330	25.9±2.09	24.5±2.08	0.08	0.08
26～45	1676	1079	27.1±2.51	25.6±2.63	0.09	0.10
46～	674	694	26.4±3.05	25.6±3.32	0.12	0.13

上臂围本身可反映营养状况，它与体重密切相关。上臂围包括皮下脂肪在内，也可反映能量摄取情况。另外，还可根据上臂围计算上臂肌围和上臂肌面积。这些指标可反映肌蛋白消耗程度，是快速而简便的评价指标。

（四）腰围

腰围是反映脂肪总量和脂肪分布的综合指标，也是临床上估计患者腹部脂肪是否过多的最简单和实用的指标，不仅可用于对肥胖的最初评价，在治疗过程中也是良好参考指标。男性腰围最好不要大于85cm，女性不大于80cm。

（五）皮褶厚度

皮褶厚度是通过测量皮下脂肪厚度来估计体脂含量的方法，是衡量个体营养状况和肥胖程度较好的指标。以皮褶计压力10g/cm^{2}为准，测量点常选用上臂肱三头肌、肩胛骨下角部和脐旁。实际测量时常采用三者之和，并根据相应的年龄、性别标准来判断。皮褶厚度一般不作为单独评价肥胖的标准，通常与身高标准体重相结合来判定。判定方法是：凡肥胖度≥20%，两处的皮褶厚度≥80百分位数，或其中一处皮褶厚度≥95百分位数者为肥胖；凡肥胖度＜10%，无论两处的皮褶厚度如何，均为体重正常者。

此外，体格测量还可以测量腰围、臀围等指标。

二、注意事项

（一）身高测量的注意事项

测3岁以下儿童身高时，要使用卧式量板（或量床）。读数至小数点后1位（0.1cm）。

3岁以上可采用站立位测量，测定时患者赤足，足底与地板平行，足跟靠紧，足尖外展60°，足跟、骶骨部及两肩间区与立柱相接触，躯干自然挺直，头部正直，耳屏上缘与眼眶下缘呈水平位。上臂自然下垂。测试人员站在受试者右侧，将水平压板轻轻沿立柱下滑，轻压于受试者头顶。测试人员读数时双眼应与压板平面等高进行读数，以厘米（cm）为单位，精确到小数点后1位（0.1cm）。

（二）体重测量的注意事项

影响体重的因素较多，如季节、疾病、进食，1天之内体重也会随进食，大、小便和出汗等有变化。所以要求体重测量时被测者清晨空腹，排空大小便，穿单衣裤立于体重计中心，读数，以kg为单位。

（三）上臂围测量的注意事项

测量时左臂自然下垂，用软皮尺先测出上臂中点位置，然后测上臂中点周长。

（四）腰围测量的注意事项

测量腰围时应使用无伸缩性材料制成的软尺，刻度需读至0.1厘米（cm）。被测者自然站立，平视前方，保持自然呼吸状态。取肋下缘最底部和髂前上嵴最高点的连线中点，以此中点将软尺水平围绕腰一周所测的数据。

（五）皮褶厚度测量的注意事项

1. 肱三头肌的部位皮褶厚度测定 在左上臂背侧中点，即肩峰至尺骨鹰嘴处的中点上约2cm处。测量者立于被测者后方，使被测者上肢自然下垂，测定者以左手拇指将皮肤连同皮下组织捏起，然后从拇指下测量1cm左右处皮褶厚度，应注意皮褶厚度计与上臂垂直。如患者为卧床，则将右前臂舒适地横置在胸部。成年男性＞10.4mm，女性＞17.5mm为肥胖。

2. 肩胛下角的部位皮褶厚度测定 刚好在肩胛下角的下端，皮褶方向与脊柱成40°角。正常人厚度为12.5mm，若＞14mm为肥胖。

3. 腹部的部位皮褶厚度测定 腹部从脐旁 5cm 处，沿身体横轴方向捏起皮褶测量，成年男性 > 15mm，女性 > 20mm 为肥胖。

第三节 实验室检查

严重营养不良较易诊断。但较轻的或亚临床的营养不良，只靠膳食调查或体检是很难做出诊断的，必须进行有关的实验室检查，才能得出正确的结论。人体营养水平鉴定是借助生化、生理实验手段，发现人体临床营养不足症、营养贮备水平低下或过营养状况，以便及早掌握营养失调征兆和变化动态及时采取必要的预防措施。有时为研究某些有关因素对人体营养状态影响，也对营养水平进行研究测定。

（一）常用的实验室检测项目

（1）血清总蛋白、血清白蛋白、血清球蛋白、血氨基酸的含量。

（2）血中甘油三酯、胆固醇、脂蛋白含量。

（3）血清钙、血清磷、血浆 1,25（OH）$_2$ − D_3、全血血红蛋白浓度、血清运铁蛋白饱和度、血清铁蛋白。

（4）血浆锌、发锌、血清视黄醇、血清胡萝卜素。

（二）常用的人体营养水平诊断参数指标

我国常用的人体营养水平诊断参考指标及数值见表 11 − 4。因这些数值常受民族、体质、环境因素等多因素影响，因而是相对的。

表 11 − 4 人体营养水平生化检验参考指标及临界值

营养素	临界值
蛋白质	1. 血清总蛋白 > 60g/L 2. 血清蛋白 > 36g/L 3. 血清球蛋白 > 13g/L 4. 白/球（A/G）1.5 ~ 2.5 : 1
血脂	1. 总脂 4500 ~ 7000mg/L 2. 三酰甘油 0.22 ~ 1.2mmol/L（200 ~ 1100mg/L） HDL − C 0.78 ~ 2.2mmol/L（300 ~ 850mg/L） LDL − C 1.56 ~ 5.72mmol/L（600 ~ 2200mg/L） 3. α − 脂蛋白 30% ~ 40% 4. β − 脂蛋白 60% ~ 70% 5. 胆固醇总量（成人）2.9 ~ 6.0mmol/L（1000 ~ 2300mg/L），其中胆固醇酯 70% ~ 75% 6. 游离脂肪酸 0.2 ~ 0.6mmol/L
钙、磷、维生素 D	1. 血清钙 90 ~ 110mg/L（其中游离钙 45 ~ 55mg/L） 2. 血清无机磷，儿童 40 ~ 60mg/L，成人 30 ~ 50mg/L 3. 血清 Ca × P > 30 ~ 40 4. 血清碱性磷酸酶活性：成人 1.5 ~ 4.0，儿童 5 ~ 15 普氏单位 5. 血浆 25 − OH − D_3 10 ~ 30μg/L；1,25（OH）$_2D_3$ 30 ~ 60ng/L
铁	1. 全血血红蛋白浓度（g/L）：成人男 > 130，成人女 > 120，儿童 > 120，6 岁以下小儿及孕妇 > 110 2. 血清运铁蛋白饱和度：成人 > 16%；儿童 > 7% ~ 10% 3. 血清铁蛋白 > 10 ~ 12mg/L 4. 血液红细胞压积（HCT 或 PCV）：男 40% ~ 50%，女 37% ~ 48% 5. 红细胞游离卟啉 < 70mg/LRBC 6. 血清铁 500 ~ 1840μg/L 7. 平均红细胞体积（MCV）80 ~ 90μm^3 8. 平均红细胞血红蛋白量（MCH）26 ~ 32μg 9. 平均红细胞血红蛋白浓度（MCHC）(34 ± 2)%

续表

营养素	临界值
锌	1. 发锌 125～250μg/g（各地暂用：临界缺乏＜110μg/g，绝对缺乏＜70μg/g） 2. 血浆锌 800～1100μg/L 3. 红细胞锌 12～14mg/L 4. 血清碱性磷酸酶活性　成人 1.5～4.0，儿童 5～15 普氏单位
维生素 A	1. 血清视黄醇　儿童＞300μg/L，成人＞400μg/L 2. 血清胡萝卜素　＞800μg/L
维生素 B_1	1. 负荷试验：空腹口服维生素 $B_1$5mg 后，4 小时尿中排出量（μg/h） 缺乏：＜100；不足：100～199；正常：200～399；充裕：≥400。 2. 红细胞转羟乙醛酶活力 TPP 效应＜16%
维生素 B_2	1. 负荷试验：空腹口服维生素 B_2 5mg 后，4 小时尿中排出量（μg/h） 缺乏：＜400；不足：400～799；正常：800～1299；充裕：≥1300。 2. 红细胞内 GSHPx 活力系数≤1.2
维生素 C	负荷试验：空腹口服维生素 C 500mg 后，4 小时尿总维生素 C 排出量（mg/h） 不足：＜5；正常：5～13；充裕：＞13。
维生素 PP	24 小时尿＞1.5mg　4 小时 5mg 负荷尿＞2.5mg　任意 1 次尿＞1.6mg/g 肌酐
叶酸	3～16μg/L 血浆；130～628μg/L 红细胞
免疫学指标	1. 总淋巴细胞计数：（2.5～3.0）$\times 10^9$/L 2. 淋巴细胞百分比：20%～40% 3. 迟发性皮肤过敏反应：直径＞5mm

第四节　营养调查的综合评价

膳食调查、体格检查、生化检查与营养缺乏病的发生、发展过程密切相关，应根据各部分营养调查结果进行全面的综合评价。

（1）膳食调查中某些营养素供给不足实验室检查也缺乏，可是缺乏症状检查未能证实，评定为某种营养素供给不足。如立即改善膳食可以起到早期预防的作用。

（2）膳食调查中某种营养素供给量不足，实验室检查及缺乏症状检查均无所见。评定为某种营养素供给不足。这可能是最近发生的现象，及时纠正也可早期预防。

（3）膳食调查中某种营养素供给充裕，但实验室检查及缺乏症状检查均说明某种营养素缺乏。可能是营养缺乏已久，但在调查时改善了或是食物烹调方法不当或食物储藏使营养素损失。

（4）膳食调查某种营养素充裕，实验室检查说明缺乏，但无缺乏症状。不能评定为膳食中某种营养素供给不足，可能是烹调方法不合理的结果，也可能是最近机体需要量或消耗量增加了。针对原因增加营养素的供应即可预防缺乏症的发生。

（5）膳食调查中某种营养素供给充裕，实验室检查不缺乏，但有缺乏症状。不能评定为某种营养素不足，很可能是某种营养缺乏的恢复期。

知识链接

营养监测

营养监测是公共营养工作的主要组成部分。它与营养调查的不同之处如下。

（1）以生活在社会中的人群，特别是需要重点保护的人群为对象，进行社会因素分析，并探讨可能采取的社会性措施。

（2）将营养状况信息向营养政策上反馈。分析营养状况与影响因素的关系后，直接研究制订或修订营养有关政策和具体宏观措施，而不是仅将营养状况信息传给其他方面。

（3）以一个国家或一个地区作为研究对象，全面分析掌握全局和常年的动态。营养监测工作首先必须全面掌握常年动态变化，有余力时再进行眼结膜变化、血清维生素 A 含量、血红蛋白等各项检查和测定，作为补充项目。

（4）应比传统营养调查增加一个重要方面，即与营养有关的社会经济与农业畜牧业等方面的分析指标。

（5）具体方法上不强调每一数据均必须亲自测定，而提倡尽量搜集利用现成资料，如新生儿体重等。

答案解析

1. 为了解某大型机关工作人员全年膳食情况，较为合适的膳食调查方法是（ ）。
   A. 记账法　B. 询问法　C. 称重法
   D. 化学分析法　E. 食物频率法
2. 膳食宝塔中每日摄取量最少的是（ ）。
   A. 食用油　B. 肉类　C. 食盐
   D. 蛋类　E. 豆类
3. 能够反映长期膳食行为、可用于研究慢性病与膳食模式关系的膳食调查方法是（ ）。
   A. 称重法　B. 记账法　C. 膳食回顾法
   D. 食物频数法　E. 化学分析法
4. 需计算生熟比的膳食调查方法是（ ）。
   A. 询问法　B. 记账法　C. 称重法
   D. 食物频率法　E. 化学分析法
5. 营养调查的项目不包括（ ）。
   A. 膳食调查　B. 体格检查　C. 实验室检查
   D. 平衡试验　E. 个人健康状况
6. 采用回顾询问法进行膳食调查时，回顾的时段应该是（ ）。
   A. 最近 12 小时　B. 最近 24 小时　C. 最近 36 小时
   D. 最近 48 小时　E. 最近 8 小时
7. 刘某身高 1.80m，体重 81kg，其 BMI 为（ ）。
   A. 20　B. 22　C. 25
   D. 30　E. 50

8. 我国开展的四次全国营养调查中，均采用（　）进行膳食摄入量调查。

A. 24 小时回顾法　　B. 膳食史法　　C. 称重法

D. 称重记账法　　E. 食物频率法

9. 关于食物中生物活性成分（如类胡萝卜素、类黄酮、植物雌激素等）含量的数据，一般采用的膳食调查方法是（　）。

A. 称重法　　B. 记账法　　C. 膳食回顾法

D. 食物频数法　　E. 化学分析法

（王　丹）

书网融合……

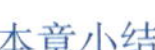

本章小结

微课

题库

实训一　食物成分表的使用及膳食结构评价

【实训目的】

1. 了解食物成分表的用途，熟悉食物成分表的内容。
2. 掌握食物成分表的查阅方法，能够熟练运用食物成分表进行营养成分计算。
3. 能够运用食物成分表和营养素推荐摄入量表进行膳食结构评价。

【实训材料】

24 小时回顾性膳食调查结果、中国居民平衡膳食宝塔、食物成分表。

【实训内容及步骤】

（一）食物成分表的使用

1. 查询食物编码　我国食物成分表采用“食物类和亚类”的双级分类方法，将所有食物分为若干个食物类，对于一个食物类中的食物，根据其属性的不同，又分成不同的亚类。采取 6 位数字编码的方法，前 2 位数字是食物的类别编码，第 3 位数字是食物的亚类编码，最后 3 位数字是食物在亚类中的排列序号。

2. 查询食物营养成分　中国食物成分表中所有营养素的含量均以 100g 可食部分食物来表示。按照人们通常的加工、烹调方法和饮食习惯，去掉其中不可食用部分后，剩余的即为食物的可食部分。

例 1－1　查询以下食物的蛋白质和脂肪的含量，填写实训表 1－1。

实训表 1－1

食物名称	食物编码	食部（%）	蛋白质（g）	脂肪（g）
小麦粉（标准粉）				
猪肝				
豌豆				

3. 运用食物成分表进行营养成分计算

食物中某营养素含量＝食物量（g）×可食部分比例×每 100g 食物中营养素含量%

例 1－2　计算 500g 大白菜中胡萝卜素的含量。

（1）通过食物的类及亚类找到大白菜。

（2）查找大白菜的食部为 89%。

（3）查找大白菜每 100g 可食部中胡萝卜素的含量为 80%。

（4）计算：500g 大白菜中胡萝卜素的含量＝食物重量×EP%×A%＝500×89%×80μg%＝356μg

（二）膳食结构评价

根据中国居民平衡膳食宝塔进行膳食结构评价。

膳食结构评价方法：将食谱中的各类食物按谷类、蔬菜、水果、畜禽肉、鱼虾类、蛋类、奶类奶制品、豆类豆制品、油脂类分为 9 大类，统计各类食物的摄入总量，然后与中国居民平衡膳食宝塔提出的理想膳食模式进行比较，来衡量膳食结构的组成是否合理。

1. 将食物按中国居民平衡膳食宝塔的食物分类方式进行归类　注意以下几点。

（1）豆类及其制品摄入量的计算　不能简单地将各种豆类及制品数量相加，因为宝塔中豆类的量指的是黄豆的量。要按照每百克各种豆类及制品中蛋白质的含量与每百克大豆中蛋白质的含量的比作为系数，折算成大豆的量。公式如下：

豆制品相当于大豆的量 = 豆制品摄入量 × 豆制品蛋白质含量 ÷ 大豆中蛋白质含量

（2）奶类摄入量的计算　不能简单地将各类奶制品数量相加，因为宝塔中奶类的量指的是鲜奶的量。要按照每百克各种奶类中蛋白质的含量与每百克鲜奶中蛋白质的含量的比作为系数，折算成鲜奶的量。公式如下：

奶制品相当于鲜奶的量 = 奶制品摄入量 × 奶制品蛋白质含量 ÷ 鲜奶的蛋白质含量

2. 统计各类食物的摄入量　把食物调查表中的各类食物的摄入量归类计算并填写实训表 1－2，再根据用膳对象的能量水平及中国居民平衡膳食宝塔查出推荐摄入量，填入表中。

实训表 1－2

食物类别	谷类	蔬菜	水果	畜禽肉	鱼虾类	蛋类	豆类及豆制品	奶类及奶制品	油脂类
摄入量									
宝塔推荐量									

3. 与膳食宝塔比较评价膳食结构　将食物摄入量与中国居民平衡膳食宝塔建议的摄入量进行比较。需要注意的是中国居民平衡膳食宝塔中建议的每人每日各类食物适宜摄入量适用于一般健康成人，应用时要根据个人年龄、性别、劳动强度选择适宜的食物参考摄入量。

根据以上结果进行分析，做出评价。一方面评价食物的种类是否齐全，是否做到了食物种类的多样化；另一方面评价各类食物的摄入量是否充足，给出合理建议。

【实训任务】

用 24 小时回顾性膳食调查方法收集自己一日食谱，对自己的膳食结构进行评价并提出合理化建议。

（沈倩倩）

实训二　膳食调查（称重法与记账法）

膳食调查是调查被调查对象一段时间内从膳食中摄取的能量和各种营养素的数量和质量，了解其膳食摄入状况以及膳食结构、饮食习惯，用来评价其营养需要被满足的程度。被调查对象可以是某群体或者某个体。调查结果可作为被调查对象营养改善、营养咨询、营养指导的依据。

【实训目的】

掌握不同膳食调查方法的概念、使用范围和优缺点；称重法和记账法的原理、特点及方法；膳食调查结果的计算方法。

【实训材料】

食物称量器具（电子秤或台秤）、食物盛装器具、食谱、食物原料、纸、笔等。

【实训内容及步骤】

膳食调查通常采用的方法有称重法、记账法等。这些方法可单独进行，也可联合进行。可根据不同的目的、人群、要求、用途来确定适当的调查方法。

（一）称重法

称重法是对某一个群体或个人一日各餐食物食用量进行称重，计算每人每日的营养素摄入量。它是一种常用的膳食调查方法，可以了解调查对象每人每日对各种主副食的摄入量，进而通过食物成分表计算摄取的能量和各种营养素的种类和数量。称重法准确性高，可作为膳食调查的“金标准”，用以衡量其他方法的准确性，是个体和家庭或团体膳食调查的较理想方法。但是称重法花费人力和时间较多，不适合大规模的营养调查。

1. 操作步骤

（1）入户　携带食物称量器具、笔、称重记录表等到调查户，说明调查的目的和意义，并征得户主的同意和合作。

（2）记录各种食物的质量　照早、中、晚三餐的时间顺序，准确称取调查户每餐各种食物烹调前毛重和废弃部分的质量，并准确记录。

（3）记录调味品的名称　记录每餐各种食物的烹调方法、调味品的名称和使用量。

（4）称取摄入食品的质量　准确称取每餐各种食物烹调后的熟重以及吃剩饭菜的质量。

（5）核对各种数据　与调查户核对每餐的吃饭人数、食物名称和种类，以及各种食品的数量，并请调查户签名。

（6）计算生熟质量比值和每日实际消耗食物量　根据烹调前、后食物的质量变化，计算生熟比。

$$\text{生熟比}=\text{生食物质量}/\text{熟食物质量}$$

$$\text{实际消耗食物生重}=\text{实际消耗食物熟重}\times\text{生熟比}$$

（7）统计每餐就餐人数　如果进餐人员在性别、年龄、劳动强度上差别不大，可不做个人进餐记录，只准确记录进餐人数，由食品总消耗量求出相当于每人每日各种食品的平均摄取量。如果年龄、劳动强度相差很大，则应该将各类别的总人数分别进行登记，用混合系数（又称折合系数）的方法算出相应的“标准人”每人每日营养素摄取量。

（8）计算每人每日平均摄入的生食物质量　将调查期间所消耗的食物按品种分类、综合，求得每人每日的实际消耗食物量。

$$\text{平均摄入量}=\text{各种食物实际消耗量（生重）}\div\text{总就餐人数}$$

将调查和计算结果填入实训表 2－1。

实训表 2－1　食物消耗量登记表

日期	餐次	食物名称	生重（kg）	熟重（kg）	生熟比	熟食剩余量（kg）	实际消耗量		就餐人数
							生重（kg）	熟重（kg）	

2. 注意事项

（1）在开展膳食调查前，需要对各地方常见食物的科学名称和地方俗称进行了解，统一名称，避免发生误解而导致数据结果错误。建议以科学名称进行记录和计算。

（2）调查期间所有的主副食（包括零食）均要详细记录具体的食物品牌，必须注明等级，最好注明产地。

（3）在称重法中，剩余量应包括厨房里剩余的食物及所有用膳者进食后所剩余的食物。

（4）调味品及食用油不必每餐前后均称量，只要早餐前称一次即可，晚餐结束后再称一次，两者之差为全日食用量。

（5）实际调查时，还要注意三餐外摄入的水果、糖果和点心、花生、瓜子等零食的称重记录。

（二）记账法

记账法是根据账目的记录得到被调查对象的膳食情况来进行营养评价的一种膳食调查方法，是最早、最常用的膳食调查方法，常和称重法一起使用。

记账法多用于建有伙食账目的集体食堂等单位，根据该单位每日购买食物的发票和账目、就餐人数的记录，得到在一定期限内各种食物消耗的总量和就餐者的人日数，从而计算出平均每人每日的食物消耗量，再按照食物成分表计算这些食物所供给的能量和营养素数量。

记账法操作较简单，费用低，所需人力少，适用于大样本膳食调查。在记录精确和每餐用餐人数统计确实的情况下，能够得到较准确的结果。与其他方法相比较，不但可以调查长时期的膳食，而且适合于进行全年不同季节的调查。

记账法的缺点是调查结果只能得到全家或集体中人均的膳食摄入量，难以分析个体膳食摄入情况，不适宜进行个人的膳食调查。

1. 操作步骤

（1）计算调查期间消费的食品总量　记录调查开始前储存的所有食物，然后详细记录每日购入的各种食物和每日各种食物的废弃量。在调查周期结束后称量剩余的食物（包括库存、厨房及冰箱内的食物），然后计算出调查期间消费的食品总量。将调查和计算结果填入实训表 2－2。

每种食物实际消耗量＝结存量＋购进总量－剩余数量－废弃数量

实训表 2－2　食物消耗量记录表

单位：g

食物名称	大米	玉米	猪肉	虾	鱼类	白菜	……
结存数量							
购入食物量							
XX 月 XX 日							
XX 月 XX 日							
剩余数量							
废弃数量							
实际总消耗量							
备注							

为了保证记录的准确性，调查中应对食物的品牌及主要配料详细记录；记录液体、半固体及碎块状食物的容积，可用标准量杯和匙、盘、碗定量；糖或包装饮料可用食品标签上的质量或容积；对各种糕点可记录食物的质量。

（2）记录进餐人数，计算人日数　人日数是代表被调查者用餐的天数，一个人吃早、中、晚三餐为 1 人日。调查期间总人日数等于调查期间各天人日数总和。

个人人日数＝早餐餐次总数×早餐餐次比＋中餐餐次总数×中餐餐次比＋晚餐餐次总数×晚餐餐次比

每日总人日数＝每日个人人日数之和

调查期间总人日数＝调查期间每天总人日数之和

早、中、晚餐次比一般为 20%、40%、40%，也可以是 30%、40%、30%。

如果被调查单位用餐人员在年龄、劳动强度等方面参差不齐，则应按照实训表 2－3 进行登记，然后折算标准人系数，计算不同就餐人员的标准人日，汇总后为调查期间总标准人日数计入实训表 2－3。

1）标准人及标准人系数的定义　以体重 60kg 从事轻体力劳动的成年男子为标准人，以其能量供给量 10.03MJ（2400kcal）为 1，其他各类人员按其能量推荐量与 10.03MJ 之比得出各类人的折合系数，即标准人系数。

2）标准人日数的计算

标准人日数 = 标准人系数 × 人日数

每日总标准人日数 = 每日每个人标准人日数之和

调查期间总标准人日数 = 调查期间每天总标准人日数之和

3）混合系数的计算

混合系数 = 总标准人日数 ÷ 总人日数

（3）每人每日各种食物的摄入量

每人每日各种食物的摄入量 = 每种食物实际消耗量 ÷ 调查期间总人日数

（4）标准人每日各种食物的摄入量

标准人每日每种食物的摄入量 = 每种食物实际消耗量 ÷ 调查期间总标准人日数 = 平均每人每日各种食物摄入量 ÷ 混合系数

（5）核对记录结果　核对编号、项目，检查无误后，填写记录人和核对人。

（6）编号与归档　按照序号整理调查表，用档案袋装好，写好题目号、单位、日期、保存人等，封存待用。

实训表 2-3　调查期间总人日数登记表

项目		男			女			平均每日总人日数
		早	中	晚	早	中	晚	
成人								
PAL	轻							
	中							
60～	重							
PAL	轻							
	中							
	重							

注：PAL 为体力活动水平。

2. 注意事项

（1）如果食物消耗量随季节变化较大，应在不同季节内开展多次短期调查，其结果比较可靠。

（2）如果被调查单位人员的劳动强度、性别、年龄等组成不同，不能以人数的平均值作为每人每日营养素摄入水平，必须用混合系数的折算方法算出相应“标准人”的每人每日营养素摄入量，再做比较与评价。

（3）在调查过程中，自制的食品也要分别登记原料、产品及其食用数量。

（常　亮）

实训三　膳食调查结果的计算与评价

膳食调查和评价是通过各种不同方法对膳食摄入量进行评估，从而了解在一定时期内人群膳食摄入状况以及人们的膳食结构、饮食习惯，借此来评定营养需要得到满足的程度。

膳食调查是营养调查中的一个基本组成部分，它本身又是相对独立的内容。膳食调查是国家政府机构制定政策、学术界从事科研工作、企业研发新产品的数据基础；营养教育部门针对居民的膳食问题进行膳食指导也需要膳食调查方面的数据。

【实训目的】

学会膳食调查和营养素计算方法；对调查结果作出初步评价，为进一步改进膳食营养提供资料。

【实训材料】

食物成分表、中国居民膳食营养素参考摄入量、膳食调查及营养素计算表格、计算器。

【实训内容及步骤】

（一）膳食调查

例3-1 某校食堂有就餐学生360人，年龄16~18岁，男性。用记账法查得8月10日至14日5天内共消耗大米600kg，标准粉300kg，青菜300kg，大豆210kg，猪肉69kg，鸡蛋16kg，土豆300kg，白菜456kg，茄子300kg，盐30kg，酱油1kg，豆油12.5kg。试计算每人每日各营养素摄取量，并给予评价。

1. 操作步骤

（1）计算每人每日各种营养素及能量摄入量并与推荐的供给量标准比较 计算数据填入实训表3-1，并与RNI进行比较。

1）计算每人每日平均消耗的食物的重量。

2）计算出可食部分的重量。

3）按“食物成分表”计算出各类食物所提供的营养素及热能的量。

4）与营养素推荐摄入量进行比较，作出评价。

例3-2 500g标准粉含多少蛋白质？多少脂肪？

由食物成分表查得，标准粉的可食部分是100%，故可食部分重量是500g，查得100g标准粉含蛋白质9.9g，故500g标准粉中蛋白质含量如下：X＝（9.9×500）÷100＝49.5（g）

500g标准粉含脂肪如下：X＝（1.8×500）÷100＝9.0（g）

用同样的方法可以计算出500g标准粉中碳水化物、维生素、矿物质等各种营养素的含量。

实训表3-1 营养素摄入量计算表

食物名称	重量（g）	蛋白质（g）	脂肪（g）	碳水化合物（g）	热能（kcal）	钙（mg）	铁（mg）	维生素A（mg）	维生素 B_1（mg）	维生素 B_2（mg）	维生素PP（mg）	维生素C（mg）
合计												
占RNI（%）												

（2）计算一日所摄入的三大产热营养素占一天总热能的百分比 填入实训表3-2。

实训表3-2 热能来源比

营养素	摄入量（g）	热能（kcal）	百分比（%）
蛋白质			
脂肪			
碳水化合物			
合 计			

（3）计算蛋白质来源百分比　填入实训表3－3。

实训表3－3　蛋白质来源比

食物类别	重量（g）	百分比（%）
动物性食物		
豆类及其制品		
其他植物性食物		
合　计		

2. 注意事项

（1）膳食调查至少连续5～7天，调查对象必须具有代表性。

（2）调查前要与被调查单位的领导、伙食管理部门取得联系。说明此次调查的目的，以取得领导层支持，同时亦须与炊事员及伙食管理员说明调查目的、方法、步骤，以取得他们的协助，使调查能够顺利进行并取得满意结果。

（3）准确记录每日每餐所食各种食品重量及用膳人数（包括性别、年龄）。

（二）评价

1. 热量摄入量　为供给量标准的90%以上为正常，低于80%为不足。

2. 其他营养素　摄入量占供给量标准的80%以上，可保证大多数人不致发生缺乏；长期低于这个水平可能使一部分在体内储存降低，有的甚至出现缺乏病症状；低于60%则可认为严重不足。

3. 三大营养素供热比例　①蛋白质：占总热能的10%～15%；②脂肪：占总热能的20%～30%；③碳水化物：占总热能的50%～65%为宜。

4. 三餐热能分配比例　成人最好按照早餐30%、午餐40%、晚餐30%的比例。按劳动性质和劳动制度可有所增减。

5. 蛋白质来源分配　在蛋白质摄入量满足的情况下，动物性和大豆类蛋白质占蛋白质总摄入量的30%以上，可认为蛋白质的质量良好，如低于10%则认为质量不良。

6. 其他　根据调查结果和存在问题提出改进意见。

【实训任务】

要求对自己学校食堂进行5天的记账法膳食调查，计算各种营养素的摄入量，并与每日膳食营养素的供给量进行比较，同时计算热能和蛋白质的来源分布，最后作出评价。

（常　亮）

实训四　普通成人的食谱编制

【实训目的】

1. 掌握食谱编制原则及要求，以达到平衡膳食、合理营养，促进健康的目的。
2. 熟悉食谱编制方法。

【实训内容】

（一）食谱编制的原则

1. 满足每日膳食营养素及热能的供给量　要根据用膳者的年龄、生理特点、劳动强度，选用计算各种食物用量，使1周内平均每日热能及营养素摄入量能达到膳食供给量标准，以满足人体的需要。

2. 各营养素之间比例适当 除了全面达到热能和各种营养素的需要量外，还要考虑产热营养素的供热比例，各营养素之间的合适比例，充分利用不同食物中营养素之间的互补作用，使其发挥最佳协同作用。

3. 食物多样 “中国居民平衡膳食宝塔”将食物分成谷类、蔬菜水果类、禽畜肉、鱼虾、蛋类、奶、豆类以及油脂类，共五层。每天应从每一层食物中选用1~3种适量食物，组成平衡膳食；对同一类食物可更换品种和烹调方法，如以粮换粮，以豆抵豆，以蔬菜换蔬菜，尽量做到主食有米有面有杂粮，副食有荤有素有汤，注意菜肴的色、香、味、形。

4. 食品安全无害 食物要新鲜卫生，符合国家卫生标准；注意防止食物再污染。

5. 科学加工烹调 应选择合理加工烹调方法，尽量减少营养素的损失。

6. 及时更换调整食谱 每1~2周可更换一次食谱。食谱执行一段时间后应对其效果进行评价，不断调整食谱。

此外，在编制食谱时，还要考虑到用膳者的饮食习惯、经济能力及当地食物品种、生产情况。

（二）食谱编制的方法和步骤

1. 确定每日供能量 根据用膳者的年龄、性别、体重及劳动强度，对照膳食营养素推荐摄入量标准确定能量。如一位20岁，体重60kg左右，从事轻体力劳动的男性，每日需要的总热能为2400kcal。

2. 按照食物热能来源分配的原则计算主食量 三大产热营养素合理的热能分配比例为蛋白质占10%~15%，脂肪占20%~30%，碳水化物占50%~65%，假定每日需热能2400kcal，则需：

$$蛋白质：2400 \times 13\% \div 4 = 72g$$

$$脂肪：2400 \times 22\% \div 9 = 59g$$

$$碳水化物：2400 \times 65\% \div 4 = 390g$$

一般100g主食可提供350kcal（1460kJ）热能，故主食重量的换算方式为：

$$390 \times 4 \times 100/350 = 446g$$

3. 计算每日副食数量 副食种类很多，主要是肉类、鱼类、蛋类、豆制品和奶类。按消费水平及地区供应情况初步决定每人每日可以供应的副食数量，并计算其中营养素含量，然后加以调整。动物性食物和豆类所提供的优质蛋白质应达到一日蛋白总量的1/3以上为理想，其余由粮食供给。根据平衡膳食的要求，设计食谱时，必须调配足够的蔬菜和水果，以保证各种维生素和无机盐的摄取，通常每人每日进食蔬菜量应为500g，其中最好有一半是绿叶菜类。由于各种蔬菜各有其不同的营养特点，故以少量多品种的方式进行配制。

4. 将食物合理地分配到全天各餐次中 按合理膳食要求，一般情况下，早餐应占全天热能的30%，午餐占40%，晚餐占30%。

例4-1 以18岁女大学生为例，为其编制一日食谱。

1. 确定总热能 根据“膳食营养素推荐摄入量标准”找出18岁女大学生热能供给量为2100kcal，蛋白质为65g。

2. 计算碳水化物、脂肪供给量 蛋白质为65g，供热比为 $65 \times 4/2100 = 12\%$；脂肪供热比为25%；碳水化物供热比为63%。

$$脂肪：2100 \times 23\% \div 9 = 54g$$

$$碳水化物：2100 \times 63\% \div 4 = 330g$$

3. 计算主食量 $330 \times 4 \times 100/350 = 377g$

4. 参照食物交换份表计算副食的用量 谷类每交换份数（25g）提供20g碳水化物、2g蛋白质、0.5g脂肪，377g主食可提供30g蛋白质、8g脂肪，则剩余的35g蛋白质、46g脂肪可通过副食提供。参照实训表4-1食物交换份表计算出所需副食的用量。

实训表4-1 各类食物的等值交换表

谷薯类：每交换份提供蛋白质2g，碳水化合物20g，脂肪0.5g，能量377kJ（90kcal）

食品	重量（g/份）	食品	重量（g/份）
大米、小米、糯米、薏米、高粱面、面粉、米粉、玉米面、混合面、燕麦面、莜麦面、荞麦面、苦荞面、各种挂面、龙须面、通心粉、绿豆、豇豆、芸豆、干豌豆、干粉条、干莲子	25	油条、油饼、苏打饼干	25
		烧饼、烙饼、馒头、咸面包、窝头、生面条、魔芋生面条	35
		马铃薯	100
		湿粉皮	150
		鲜玉米	200

蔬菜类：每交换份提供蛋白质2g，碳水化合物17g，能量377kJ（90kcal）

食品	重量（g/份）	食品	重量（g/份）
大白菜、圆白菜、菠菜、油菜、韭菜、茴香、圆蒿、芹菜、莴笋、油菜苔、西葫芦、西红柿、冬瓜、苦瓜、黄瓜、茄子、丝瓜、苋菜、绿豆芽、鲜蘑、水浸海带	500	白萝卜、青椒、茭白、冬笋	400
		倭瓜、南瓜、菜花	350
		鲜豇豆、扁豆、洋葱、蒜苗	250
		胡萝卜	200
		山药、荸荠、藕	150
		百合、芋头	100
		毛豆、鲜豌豆	70

肉蛋类：每交换份提供蛋白质9g，脂肪6g，能量377kJ（90kcal）

食品	重量（g/份）	食品	重量（g/份）
瘦猪肉、牛肉、羊肉、鱼、虾、家禽（食部）	15	北豆腐	100
		豆腐干	50
肥瘦猪肉、牛肉、羊肉（食部）	25	油豆腐	50
瘦香肠	20	南豆腐	130
鸡蛋、鸭蛋、松花蛋、鹌鹑蛋	60（含壳重）	豆浆	300

奶类：每交换份提供蛋白质5g，脂肪5g，碳水化合物6g，能量377kJ（90kcal）

食品	重量（g/份）	食品	重量（g/份）
奶粉	20	牛奶、羊奶	160
脱脂奶粉、奶酪	25	无糖酸奶	130

水果类：每交换份提供蛋白质1g，碳水化合物21g，能量377kJ（90kcal）

食品	重量（g/份）	食品	重量（g/份）
柿、香蕉、鲜荔枝、橘子、橙子、柚子、猕猴桃、李子、杏、葡萄、梨、桃、苹果	150~200（带皮）	草莓	300
		西瓜	500

油脂类：每交换份提供脂肪10g，能量377kJ（90kcal）

食品	重量（g/份）	食品	重量（g/份）
花生油、香油、玉米油、菜籽油、豆油、红花油	10（1汤匙）	核桃、花生米、杏仁、葵花籽	25（含壳重）
猪油、牛油、羊油、黄油	10（1汤匙）	西瓜籽	40（含壳重）

5. 合理分配 将食物合理地分配到一日三餐中，早、中、餐所提供热能比例为3∶4∶3。

6. 评价 各种食物的用量基本确定后，即可算出全部食物所能供给的营养素。然后与“膳食营养素推荐摄入量标准”相比较，每日营养素摄入量要求至少达到推荐摄入量标准的80% ~90%，否则需要增减或更换食物的种类和数量，直至符合能量和营养素摄入要求。

实训表4-2 女大学生粗配食谱

餐别	菜单	材料及用量	
早餐	牛奶	鲜牛奶	250ml
	馒头	精白面	100g
	煮鸡蛋	鸡蛋	50g
中餐	米饭	大米	100g
	红烧牛肉	牛肉	50g
	麻婆豆腐	豆腐	100g
	素炒菠菜	菠菜	150g
	青菜猪肝汤	猪肝	50g
		青菜	100g
	水果	香蕉	75g
晚餐	三鲜烩面	干面条	100g
		肉片	25g
		小黄瓜	100g
		番茄	100g
	清炒土豆丝	土豆	75g
	水果	苹果	100g

【实训任务】

用食物成分计算法对实习表4-2的食谱进行计算，并根据计算结果对食谱进行调整。

（沈倩倩）

实训五 糖尿病患者的食谱编制

【实训目的】

1. 了解食谱编制的原则。
2. 学会并掌握食谱编制的步骤与方法，能编制一日食谱。
3. 能对食谱进行评价，提出改进建议。

【实训内容】

（一）用食品交换份法制定食谱

1. 食谱编制原则

（1）营养治疗目标 通过平衡膳食，配合药物治疗和体育锻炼，将血糖控制在理想范围，使血脂、血压保持在理想范围；并保证患者充沛的体力；有效防治各种糖尿病急、慢性并发症的发生；通过合理的营养改善整体的健康状况。

（2）膳食原则 ①制定合理的、个体化的能量供给标准。以个人饮食习惯为基础，结合病情、年龄、身高、实际体重、活动强度等情况确定总能量，以达到目标体重。②调整三大营养素供能比例，限制脂肪、给予适量碳水化合物、优质蛋白质。在合理控制总能量的前提下，碳水化合物供热比占50%～60%为宜，以复合多糖类食物为主，应尽量选择GI较低的食物和适量的粗粮、杂粮，适当增加膳食纤维摄入量；脂肪供热比≤30%，按低脂低胆固醇膳食标准配制；蛋白质供热比15%～20%，以优质蛋白为主。③平衡膳食，选择多样化富含多种营养素的食物，保证丰富的维生素、矿物质供给；多饮水，限制饮酒；坚持定时定量定餐。

2. 食谱编制步骤

（1）判断体型。

（2）计算每日所需的总能量。

（3）查表确定全天各类食物的交份分数。

（4）将各类食物的交换份数安排到各餐次。

（5）根据患者饮食习惯和嗜好，选择并交换食物，制定一日食谱。

（6）对食品进行评价与调整。

例5－1 患者，女，56岁，身高156cm，体重65kg，退休，2型糖尿病患者。空腹血糖7.8mmol/L，餐后2小时血糖8.6mmol/L，肝肾功能未见异常。以食品交换份法为该患者编制一日食谱。

1. 判断体型

（1）标准体重法

$$标准体重（kg）=身高（cm）-105$$

$$标准体重指数=（实际体重-标准体重）/标准体重\times 100\%$$

评价标准：±10%为正常，≥10%为超重，≥20%为肥胖。

（2）体重指数（BMI）法

$$BMI=体重（kg）/身高（m）^2$$

评价标准：18.5～23.9为正常，24～27.9为超重，≥28为肥胖。

本例患者：标准体重＝156－105＝51kg；标准体重指数＝（65－51）/51×100%＝27.5%；BMI＝体重（kg）/身高（m）^{2} ＝26.7

结论：本例患者属超重。

2. 计算每日所需总能量 根据体型和体力活动程度，参考实训表5－1，确定每千克标准体重所需能量，然后计算出每日所需总能量。

$$每日所需总能量=标准体重（kg）\times 能量供给标准（kcal/kg）$$

实训表5－1 成年糖尿病患者每日能量供给量（kcal/kg）

体型	卧床	轻体力劳动	中体力劳动	重体力劳动
消瘦	20～25	35	40	45～50
正常	15～20	30	35	40
肥胖	15	20～15	30	35

本例患者已退休，从事日常家务，属轻体力活动；体型为超重。根据实训表5－1，每千克标准体重所需能量为20～25kcal。

每日所需总能量＝51×20～25kcal＝1020～1275kcal；

根据患者年龄，给予1200kcal。

3. 查表 确定全天各类食物的交换份数（实训表5－2）。

实训表5－2 不同能量饮食中各类食物的交换份数

能量（kcal）	交换总份数	谷薯类	蔬菜类	水果类	肉蛋类	乳类	油脂类
1000	12	6	1	—	2	2	1
1200	14.5	7	1	—	3	2	1.5
1400	16.5	9	1	—	3	2	1.5
1600	18.5	9	1	1	4	2	1.5
1800	21	11	1	1	4	2	2
2000	23.5	13	1	1	4.5	2	2
2200	25.5	15	1	1	4.5	2	2
2400	28	17	1	1	5	2	2

本例患者：每日所需总能量为1200kcal，全天食物交换总份数为14.5，其中谷类7份、蔬菜类1份、肉蛋类3份、乳类2份、油脂类1.5份。

4. 将各类食物的交换份数安排到各餐次 一般将食物按1/5、2/5、2/5能量比或1/3、1/3、1/3能量比分配到早、中、晚三餐。本例患者各餐交换份数，见实训表5－3。

实训表5－3 各餐食物交换份数

食物类别	各餐交换总份数	早餐份数	中餐份数	晚餐份数
谷薯类	7	2	3	2
蔬菜类	1	0	0.5	0.5
水果类	—	—	—	—
肉蛋类	3	0	2	1
乳类	2	2	0	0
油脂类	1.5	0	1	0.5
合计	14.5	4	6.5	4

5. 根据患者饮食习惯和嗜好，选择并交换食物，制定一日食谱 根据食物的来源和性质将食物分成几大类，制定出各类食物等值交换表（实训表5－4）。

每一食物交换份的能量相近（多为377kJ，即90kcal）。同类食物所含蛋白质、脂肪、碳水化合物相近，可以互换。

实训表5－4 常见食物等值交换表（每份能量90kcal）

食物类别	食物名称	交换量（g）	食物名称	交换量（g）	营养素含量
谷薯类（富含碳水化合物、膳食纤维）	大米、小米、糯米、高粱米、面粉、玉米面、各种挂面	25	烧饼、烙饼、馒头、窝头、面包、生面条	35	蛋白质2g、碳水化合物20g
	土豆	100	鲜玉米	200	
蔬菜类（富含矿物质、维生素、膳食纤维）	大白菜、油菜、圆白菜、韭菜、菠菜、茼蒿、莴笋、西红柿等	500	白萝卜、茭白、冬笋	400	蛋白质5g、碳水化合物17g
			丝瓜、南瓜、青椒	350	
			洋葱、蒜苗	250	
水果类（富含矿物质、维生素、膳食纤维）	李子、葡萄、香蕉、苹果、桃、橙子、橘子等	200	西瓜	500	蛋白质1g、碳水化合物21g
			草莓	300	

续表

食物类别	食物名称	交换量（g）	食物名称	交换量（g）	营养素含量
肉蛋类（富含蛋白质、脂肪）	鱼虾类	80	鸡蛋、鸭蛋、皮蛋、	60	蛋白质9g、脂肪6g
			肥瘦猪肉	25	
	瘦猪肉、牛肉、羊肉、鸡肉、鸭肉、鹅肉	50	火腿、香肠	20	
乳类（富含蛋白质、脂肪）	牛奶、羊奶	160	酸奶	130	蛋白质5g、脂肪5g、碳水化合物6g
	奶粉	20	乳酪	25	
大豆类（富含蛋白质）	南豆腐	150	北豆腐	100	蛋白质9g、脂肪4g、碳水化合物4g
	豆腐干、丝	50	腐竹	20	
油脂类（富含脂肪）	菜籽油、豆油、花生油、棉籽油、芝麻油、	10	牛油、羊油、猪油（未炼）	10	脂肪10g

根据上表，为本例患者粗配食谱如下。

早餐：两面馒头（小麦面30g、玉米面20g）；无糖酸奶250ml。

中餐：米饭（大米50g，高粱米25g）；素炒小白菜（小白菜250g、油10g）；清蒸鱼（鱼150g）。

晚餐：云吞（面50g，瘦肉25g、白菜100g，油5g）；油菜拌豆腐干（油菜150g，豆腐干25g）。

6. 对食品进行评价与调整

（二）用营养成分计算法评价食谱

根据食谱的制订原则，食谱的评价应该包括以下几个方面。

（1）食谱中所含五大类食物是否齐全，是否做到了食物种类多样化？

（2）各类食物的量是否充足？

（3）全天能量和营养素摄入是否适宜？

（4）三餐能量摄入分配是否合理，早餐是否保证了能量和蛋白质的供应？

（5）优质蛋白质占总蛋白质的比例是否恰当？

（6）三种产能营养素（蛋白质、脂肪、碳水化合物）的供能比例是否适宜？

例5-2

（1）计算一日营养素摄入量。参照食物成分表，分别计算该食谱早、中、晚三餐主要营养素摄入量（实训表5-5）。

实训表5-5 一日营养素摄入量

餐次	食物名称	重量（g）	蛋白质（g）	脂肪（g）	碳水化合物（g）	热能（kcal）
早餐						
中餐						
晚餐						
合计						

（2）计算能量来源分配比例及三餐能量分配比例（实训表5-6，实训表5-7）。

实训表 5-6 能量来源分配计算表

营养素	摄入量（g）	能量（kcal）	供能百分比（%）
蛋白质			
脂肪			
碳水化合物			
合计			

实训表 5-7 三餐能量分配计算表

餐别	能量	百分比（%）
早餐		
午餐		
晚餐		
合计		

（3）根据评价结果调整食谱。

（4）根据患者饮食习惯和嗜好，选择并交换食物。

【实训任务】

患者，男，52岁，身高166cm，体重75kg，汽车驾驶员。近1个多月常觉疲倦、烦渴多饮。临床检查：血压136/80mmHg，无糖尿病并发症表现。实验室检查：空腹血糖7.4mmol/L，餐后血糖11.5mmol/L，血脂正常。请以食品交换份法为其制定一日食谱。

（沈倩倩）

实训六 人体营养状况的测量与评价

【实训目的】

1. 了解成人体格测量的指标和意义。
2. 掌握生长发育调查常用指标的测定方法及其注意事项。
3. 学会常用器械的使用和校准方法。

【实训材料】

身高测量仪、体重秤、卷尺、皮褶厚度计、肺活量计、握力计、血压计。

【实训内容】

（一）人体测量

1. 身高 是指立位时颅顶点至地面的垂直高度，它是生长发育最有代表性的指标。

（1）测量仪器

1）身高坐高计 一个立柱垂直固定于方木底台上，沿立往左侧有cm和mm刻度；立柱上装有可移动的滑测板；板与底台平行，与立校垂直；40cm高处装有可翻开测坐高用的活动坐板。

2）人体侧高计 内带mm刻度的主尺、底座、顶端固定尺座、套在主尺上的活动尺座及直尺组成。

3）卧式身长计 用于测量3岁前婴幼儿身长。应注意的是，卧位身长通常比同一个体所测得的立位身高多2～3mm；使用前应用水平仪检查身长计是否放置平稳；用直角尺检查滑测板与立枝（或活动尺）是否垂直；用标准钢卷尺校正刻度尺，误差不得超过±0.2%。

（2）测量方法 受试者脱去鞋帽，仅穿内衣裤，立正姿势站在底板上，两手自然下垂，足跟靠拢，足尖分开约45°。足跟、臀部、肩部三点紧靠立柱，躯干自然挺直，头部保持眼耳水平位，两眼平视前方。测试者立于右侧，轻轻移动滑测板向下，直到与头顶点接触，读数记录结果。测量误差不得超过0.5cm。

2. 坐高 是指坐位时头顶点至椅面的垂立距离，可说明下肢与躯干的比例关系。

（1）测量器材 身高坐高计。

（2）测量方法 受试者脱帽，坐板上，躯干部、两肩紧靠立柱，躯干自然挺直，头部与测身高时姿势相同，两腿并拢，大、小腿呈直角；测量者移动滑测板轻压头顶点后读数，测量误差不得超过±0.5cm。

3. 体重 是指人体总的质量，综合反映筋骨、肌肉、皮下脂肪及内脏质量，在一定程度上反映营养状况。

（1）测量器械 杠杆式体重秤（不能用弹簧秤）。水平放置，使用前调节零点；用标准砝码校正体重计的准确度（50kg）和灵敏度（体重0.1kg）。

（2）测量方法 受试者排空大小便，穿短内裤（女孩可带胸罩或穿小背心），赤足轻轻踏上秤台，直立于正中或坐于座板上，手不乱动或接触其他物体。调整至杠杆平衡，记下读数至最小刻度，测量误差不得超过0.1kg。

4. 胸围 是表示胸腔容积、胸背肌发育和呼吸器官发育程度的指标。

（1）测量器材 带毫米（mm）刻度的胸围尺，使用前先用钢尺校正，误差不得超过0.2%。

（2）测量方法 受试者裸上体安静站立，两臂下垂，均匀平静呼吸。测量者面对被测者，将带尺上缘经背侧两肩角下缘绕至胸前两乳头的中心点上缘测量。对乳房已开始发育成熟的少女，以胸前锁骨中线第4肋骨为测量点。在被试者呼气末而吸气尚未开始前读数记录，为平静状态下胸围。再让受试者作最大深吸气终末测其最大吸气胸围，稍停再让其作最大深呼气，终末测其最大呼气胸围。两者之差为呼吸差。胸围测试误差不得超过1cm。

5. 皮褶厚度 是人体脂肪测定定量的客观指标之一，常用其来推算全身体脂含量、判断营养状况、评价体成分。

（1）测量器材 皮褶厚度计。使用前调整零点，校正压力，将仪器臂钳的两个接触点间的压力调至1g/mm^{2}范围内。

（2）测量方法 测量者右手持皮褶厚度计，张开两臂，用左手拇、示指将测试皮肤和皮下组织捏紧提起，将皮褶计在距离手指捏起部位附近处钳入约1cm，放开活动把柄，读指针数值并记录。测试误差不得超过±5%。常用的测试部位如下：①肱三头肌部，位于肩峰点与桡骨点连线中点、肱三头肌的肌腹上；②肩胛下角部，位于肩胛下角下端约1cm处，皮褶方向与脊柱成45°；③腹部，锁骨中线与肚脐水平线交叉处水平位；④大腿部，腹股沟小点与骸骨顶连线中点和下放长轴平行的皮摆。

6. 围度 ①上臂围；②小腿围，受试者直立位，使身体重量平均落于两腿间测量。

（三）功能发育的测量

1. 肺活量 指一次尽力保吸气后能呼出的最大气量，可反映肺的容量及呼吸肌的力量。

（1）测量器材 常用回转式肺活量计。用前检查有无漏气、漏水，然后盛满与室温相近的清洁水至标志线。使用前进行校正，误差应在±50ml内。

（2）测量方法 受试者直立位，先做一两次扩胸动作，然后尽力深吸气，吸满后憋住气，再向肺活量计的口嘴内以中等速度尽力深呼气，直到不能再呼气为读数。每人测 3 次，选其中最大值记录，即为肺活量。

（3）注意事项　为使测量结果准确可靠，测量时应做到以下几点：①测试前向受试者扼要说明测试方法及要领，对第一个受试者可先做示范；②注意受试者吸气、呼气是否充分，呼气时是否有漏气或第三次吸气，允许弯腰呼气，但呼气开始后不得再吸气；③测试前检查回转筒。

2. 握力　用于反映上臂肌肉的力量。

（1）测量器材　有指针式蹬形握力计和椭圆形钢图握力计两种。前者更常用，它可通过调节内外蹬距，适应受检者手的大小。

（2）测量方法　测前先调整握力计的握距，将握力计指针拨至零点。测量时令受试者取直立位，手持握力计，双脚分开半步，手臂自然下垂，握力计距离身侧 10cm 左右，勿与身体和衣物相触，也不可使手臂靠腰部或其他物件。全力握紧把柄至不能再用力为止，记录读数，单位为千克（kg）或牛顿（N）。左右手都测，各重复 3 次，记录其中最大值。

3. 血压

（1）测量器材　最常用水银柱血压计。自动血压计虽使用方便，但精确度较低易出现系统误差，除非 3 岁以下小儿用听诊法测定困难时才考虑应用。

（2）测量方法　参见教材《临床技能实训指导》（上册）中血压测量。

4. 脉率　脉搏是在体外触得的动脉搏动，脉率是单位时间内测得的脉搏次数（次/分）。脉率是反映心血管功能的重要指标，可因年龄、性别、健康状况和锻炼水平的不同而在个体间有很大差异。

测定时先令受试者休息 15 分钟，然后将右前臂平放于桌面，掌心向上。检测人用示、中、环指的指端置于受试者腕部的桡动脉上，施以适当压力即可感到动脉的搏动。连续测量 3 个 10 秒的脉搏数，直到其中两次相同而与另一次仅 1 次之差时，可认为是安静状态。测量 60 秒的脉搏数，记录为脉率。测脉搏所用秒表的误差不得超过 0.2 秒/分。脉率易受体力活动和情绪影响而波动，故测量前 2 小时内不得从事剧烈活动，测量前 1 分钟内应静坐休息。

【结果与评价】

1. 设计生长发育检查结果表，并填写检测记录。
2. 检测结果评价。

（王　丹）

实训七　营养标签的解读与制作

营养标签是食品标签的一部分，指向消费者提供食品营养成分信息和特性的说明，包括营养成分表、营养声称和营养成分功能声称，其中营养成分标示是最基本的信息。

营养标签标示的任何营养信息应真实、客观；食品营养成分含量应以具体数值标示；营养标签可直接标在向消费者交货的最小销售单元食品标签上。

【实训目的】

1. 了解食品标签和营养标签的基本格式和内容。
2. 掌握通过食品营养标签了解食品营养特性的方法；营养相关知识和应用。

【实训材料】

营养标签、《中国居民膳食营养素参考摄入量》、计算器、食物营养成分表、营养成分检测方法分析标准、NRV 或《中国居民膳食营养素参考摄入量》表（DRI）。

【实训内容】

（一）食品营养标签的解读

1. 工作准备

（1）营养标签的准备　选择 2 ~ 3 种不同类型食品的营养标签，可选择几类不同加工食品（焙烤食品、乳制品等）的营养标签。

（2）必要评价资料的准备　1 套中国食品标签营养素参考值（NRV）或《中国居民膳食营养素参考摄入量》表（DRI）和食物营养成分表。中国食品标签规定的 32 种营养素参考值（实训表 7 – 1）。

实训表 7 – 1　中国食品标签营养素参考值（NRV）

能量和营养素	NRV/d	能量和营养素	NRV/d
能量	8400kJ 或 2000kcal	泛酸	5mg
蛋白质	(60g)	生物素	30μg
脂肪	＜ (60)[①]	胆碱	450mg
饱和脂肪酸	＜20g		
胆固醇	＜300mg	矿物质	
总碳水化合物	300g	钙	800mg
膳食纤维	(25g)[①]	磷	700mg
维生素		钾	2000mg
维生素 A	800μg RE	钠	2000mg
维生素 D	5μg	镁	300mg
维生素 E	14mgα – TE	铁	15mg
维生素 K	80μg	锌	15mg
维生素 B_1	1. 4mg	碘	150μg
维生素 B_2	1. 4mg	硒	50μg
维生素 B_6	1. 4mg	铜	1. 5mg
维生素 B_{12}	2. 4μg	氟	1mg
维生素 C	100mg	铬	50μg
烟酸	14mg	锰	3mg
叶酸	400μg	钼	40μg

注：[①]蛋白质、脂肪、碳水化合物供能分别占总能量的 13%、27% 与 60%。

（3）工具准备　如计算器、任务工单和营养标签解读记录表等。

2. 操作步骤

（1）整体观察　观察食品标签的整体信息，是否有食物营养成分含量表、比较声称、属性声称和营养功能声称等，填写记录表。

（2）查找食品标签的净含量　在食品标签上查找净含量/质量、小包装的质量和食用方法及推荐量。最后要确定食品是每 100g（ml）标示的营养成分含量。

（3）对营养成分的含量及相关内容进行分析

1）计算总能量（蛋白质、脂肪和碳水化合物）

$$蛋白质提供 E3 = 蛋白质（g）\times 4（kcal/g）$$

$$脂肪提供 E2 = 脂肪（g）\times 9（kcal/g）$$

$$碳水化合物提供 E1 = 碳水化合物的含量（g）\times 4（kcal/g）$$

$$\Sigma E = E1 + E2 + E3$$

2）计算三大营养素的供能比例

$$蛋白质供能比例 = E3/\Sigma E \times 100\%$$

$$脂肪供能比例 = E2/\Sigma E \times 100\%$$

$$碳水化合物供能比例 = E1/\Sigma E \times 100\%$$

（4）营养标签评价　见实训表7－2。

实训表7－2　营养标签评价表

项目	了解重点	判断依据
标示项目	主要营养素是否齐全	GB 13432—2013
能量供给	三大供能比例是否合理	NRV 或 DRI
脂肪	脂肪含量、供能比例、胆固醇含量是否过高	
微量营养素	微量营养素占日需要量的百分数	
钠	含量是否过高	GB 7718—2011 或其他
格式	是否规范	

3. 注意事项

（1）必须要明确食物营养素含量的表达单位是每100g（ml），还是每包（粒、份）。

（2）有些营养素并不是NRV越高越好，如脂肪、胆固醇和钠摄入过度会影响健康。

（二）营养标签的制作

1. 操作步骤

（1）了解产品分析计划和相关标注　查询产品的相关标准，确定产品应属于哪个类型。

（2）确定检测项目　质量检测项目根据产品卫生标准分析。

（3）营养成分的分析　食品营养标签的数据可通过计算或检测的方法（依据GB/T 5009）获得。

（4）整理检验数据

（5）营养成分数据修约　营养成分数据的修约规则根据GB/T 8170—2008《数值修约规定》执行，数值修约间隔是修约保留位数的方式，如蛋白质的修约间隔为0.1，营养成分表中的蛋白质保留一位有效数字。当营养素检测数值小于等于“0”界限值时，应标识为“0”。如脂肪的“0”界限值为“≤0.5g/100g”，当检测出产品的脂肪含量为0.5g/100g或0.4g/100g，则营养成分表中脂肪的含量应为0。

（6）与国家产品质量标准比较　把数据与产品的质量标准、国家相关标准比较，核对产品的营养成分过高或过低，查找原因。

（7）确定营养成分表标示值　数据均值与标准核对后可作适当的调整，原则是：不违背国家标准，不高于检测数据可信上限或低于可信下限。实训表7－3为营养成分含量的允许误差范围。

实训表 7-3 营养成分含量的允许误差范围

食品营养成分	标示值允许误差范围
食品的蛋白质、多不饱和及单不饱和脂肪（酸）、碳水化合物、淀粉、总的、可溶性或不溶性膳食纤维及其单体、维生素（不包括维生素 D，和维生素 A）、矿物质（不包括钠）	≥80% 标示值
食品中的能量以及脂肪、饱和脂肪（酸）、反式脂肪（酸）、胆固醇、钠，糖	≤120% 标示值
强化食品中的营养素（除维生素 D 和维生素 A 之外）	≥标示值
食品中的维生素 D 和维生素 A	80% ~180% 标示值

（8）营养素参考数值的计算　计算营养成分占 NRV 的百分数，计算公式如下：

$$X/NRV \times 100\% = Y$$

式中，X 代表每 100g 或 100ml 食品中某营养素的含量；NRV 代表该营养素的营养素参考值；Y 代表计算结果。

（9）营养声称选择　根据以上营养素含量的多少和声称要求条件，挑选声称内容。

（10）营养标签的核定和归档　最终根据营养参考数值判断和营养声称判断，绘制营养标签，并把所有的检验单、计算值和报告归档。营养成分推荐表格格式见实训表 7-4。

实训表 7-4 营养成分推荐表

项目	每 100g	NRV/%	项目	每 100g	NRV/%
能量	千焦（kJ）或千卡（kcal）		维生素 B_2	毫克（mg）	
蛋白质	克（g）		维生素 B_6	毫克（mg）	
脂肪	克（g）		维生素 B_{12}	微克（μg）	
碳水化合物	克（g）		泛酸	毫克（mg）	
钠	（mg）		叶酸	微克叶酸当量（μg DFE）	
钙	（mg）		磷	毫克（mg）	
维生素 A	微克视黄醇当量（μg RE）		钾	毫克（mg）	
维生素 D	微克（μg）		镁	毫克（mg）	
维生素 E	毫克总 α 当量（mgα-TE）		锌	毫克（mg）	

注：营养声称如：低脂肪××。营养成分功能声称如：每日膳食中脂肪提供的能量比例不宜超过总能量的 30%。

2. 注意事项　营养成分表包括营养成分名称、含量数值和占营养素参考值（NRV）的百分比；营养成分标示内容必须标示于包装的醒目位置，当标示的营养成分较多时，应选择适当方法使得能量和核心营养素醒目（如字体加黑、横线隔开等）；营养标签的字体和颜色要求清晰，但营养声称的字体不得大于产品的一般名称和商标，营养声称、营养成分功能声称可以在标签的任意位置；如有外包装（或大包装），可以只在向消费者交货的外包装（或大包装）上标示营养标签，但内包装物（或容器）上必须标明每份净含量。

（王　丹）

实训八　运动方案设计及指导

生命在于运动，坚持体育运动不仅可以增进健康，还可以预防疾病。但是运动方式不当也可产生不良效果。因此制定一个适合自己的运动方案才能有益健康。

运动方案即运动处方，是指导人们有目的、有计划和科学地锻炼的一种方法。运动处方是指针对个人的身体状况，采用处方的形式规定健身者锻炼内容和运动量的方法。运动处方的内容应包括运动种类、运动强度、运动时间、运动频率、运动进度及注意事项等。

【实训目的】

1. 了解身体活动及相关的理论，能对身体活动进行指导。
2. 掌握运动处方的设计步骤，能为普通人制订运动处方。

【实训材料】

各种量表、笔等。

【实训内容】

（一）工作准备

1. 一般情况调查表。
2. 身体活动水平和运动情况调查表。
3. 《中国居民膳食能量摄入量》表。

（二）操作步骤

1. 一般情况调查 了解来访者的工作性质及身体状态，填写实训表 8－1。

实训表 8－1 一般情况调查表

姓名：	性别：□男 □女	年龄（岁）：	职 业：
身高（cm）：	体重（kg）：	BMI：	
工作情况：			
工作性质：□体力为主			
工作姿态：□坐位为主	□脑力为主	□脑体结合	
工作时间：□40 小时以下∕周	□立体为主	□经常走动或外出 □50 小时以上∕周	
□8 小时以下∕日	□40～50 小时∕周□8～10 小时∕日	□10 小时以上∕日	
工作节奏：□紧张	□轻松	□ 一般	
出差情况：□经常	□偶尔	□否	

2. 运动习惯调查 了解目前的运动状况和运动水平，特别是习惯，对指导有用。

例如，在过去的一段时间内（如一周或一个月或半年）平均每周有几天进行了运动，具体运动情况如何？将调查内容填入实训表 8－2 相应的“□”内。

实训表 8－2 运动习惯调查表

运动方式	运动时间∕（分钟∕日）				运动频率∕（天∕周）		
	0	<30	≥30	≥60	<3	3～5	>5
1. 散步（慢走）	□	□	□	□	□	□	□
2. 快走	□	□	□	□	□	□	□
3. 跑步	□	□	□	□	□	□	□
4. 上下楼梯	□	□	□	□	□	□	□
5. 骑自行车	□	□	□	□	□	□	□
6. 游泳	□	□	□	□	□	□	□
7. 爬山	□	□	□	□	□	□	□
8. 跳绳	□	□	□	□	□	□	□
跳舞	□	□	□	□	□	□	□
9. 健美（身）操	□	□	□	□	□	□	□
10. 乒乓球	□	□	□	□	□	□	□

续表

运动方式	运动时间/（分钟/日）				运动频率/（天/周）		
	0	<30	≥30	≥60	<3	3～5	>5
11. 羽毛球	□	□	□	□	□	□	□
12. 网球	□	□	□	□	□	□	□
13. 篮球	□	□	□	□	□	□	□
14. 足球	□	□	□	□	□	□	□
15. 排球	□	□	□	□	□	□	□
16. 高尔夫球	□	□	□	□	□	□	□
17. 保龄球	□	□	□	□	□	□	□
18. 划船	□	□	□	□	□	□	□
19. 太极拳	□	□	□	□	□	□	□
20. 太极剑	□	□	□	□	□	□	□
21. 家务劳动	□	□	□	□	□	□	□
22. 其他（请注明）	□	□	□	□	□	□	□
23. 最喜欢的运动项目____	□	□	□	□	□	□	□

3. 估计能量需要和运动水平 根据一般情况、工作性质和目前运动水平，参考推荐的日膳食能量摄入量标准，确定每日膳食能量需要量。

（1）判断体型 根据BMI判断体重是否正常（18.5≤BMI≤23.9）、超重（24≤BMI≤27.9）或肥胖（BMI≥28）。如果是超重和肥胖，应按能量负平衡原则和减肥运动处方原则设计。

注：能量负平衡的原则即加大运动量，使支出大于摄入。

（2）计算平均每天运动时间 所有运动项目（不包括家务劳动）每周运动时间加起来除以7，得出平均每天运动时间。

每项运动每周运动时间＝每项运动的运动时间×运动频率

根据平均每天运动时间判断目前运动水平：少于30分钟为低；30～60分钟为适中；多于60分钟为高。

（3）确定每日膳食能量需要量 根据工作性质和运动水平，参考推荐的日膳食能量摄入量标准，确定每日膳食能量需要量。

如40岁男性，脑力工作为主，运动水平较低，其日膳食能量摄入量应为2400kcal；如是女性，则为2100kcal。

4. 确定运动能量消耗量 按上述确定的每日膳食能量摄入量的10%～20%计算。如每日膳食能量需要量为2400kcal，那么运动消耗量应为240～480kcal。

注：运动处方应因人而异，因地制宜，关键要根据人体的承受能力采用循序渐进的方法，而不要盲目冒进。

5. 制定运动处方

（1）确定运动目标 运动目标即上一步确定的每天运动能量消耗量。

（2）选择运动方式 原则是自己喜欢又能终生坚持下去的运动。以有氧耐力运动为主，力量运动为辅。

（3）确定运动强度 一般为中小强度，根据目前的运动水平，从小到大，逐渐增加。

（4）确定运动时间 一般为每天30～60分钟，根据自己的具体情况，可以分2～3次完成，也可以一次完成。

（5）确定运动频率 一般为每周 3～7 天，最好每天都适量运动。

例 8－1 40 岁，男性，体重 70kg，工作繁忙，无暇运动。运动目标为每天运动能量消耗 240kcal，建议运动处方如下。

①充分利用上下班和工作间歇时间，增加日常身体活动（目的是培养活跃的生活方式）。

②快走（每分钟 100m），30 分/日，可以分 2～3 次完成，6 日/周。

③周末休闲运动 1 次，游泳 70 分钟。

平均每天运动消耗量＝[30 分/日×70kg×0.067kcal/(kg·min)×6 日/周＋70 分钟/日×70kg×0.17kcal/(kg·min)×1 日/周]/7＝239.6kcal

6. 运动指导 根据运动目标，以及目前的运动水平，遵循循序渐进的原则，逐渐增加运动量至推荐量，一般以每周 10%～20% 的速度递增。

例如，上述例子的运动目标为平均每天能量消耗 240kcal，每周运动消耗总量为 1680kcal。建议运动方案见实训表 8－3。

实训表 8－3 建议运动方案

运动项目	第 1 周	第 2 周	第 3 周	第 4 周	第 5 周	第 6 周
快走	20 分/日×3 日	20 分/日×4 日	20 分/日×5 日	20 分/日×6 日	25 分/日×6 日	30 分/日×6 日
游泳	20 分/日×1 日	30 分/日×1 日	40 分/日×1 日	50 分/日×1 日	60 分/日×1 日	70 分/日×1 日

注：结合能量消耗，可计算出 20 分钟的消耗量。

（三）注意事项

（1）重视运动前的准备活动和运动后的恢复活动。

（2）缺乏日常锻炼的人，运动时应从小到大，循序渐进，逐渐增加运动量。

（3）对于患有可能影响运动能力疾病的人，应在医生指导下进行运动，或通过运动实验对身体的各项能力进行评价后，确定适宜的身体活动量。

（4）注意穿着合适的衣服和鞋袜，预防运动损伤，避免过量运动。

（5）运动调节能量平衡，必须同时对饮食进行调整。

如有以下症状之一者，立即停止运动：①不正常的心跳，如不规则心跳和过快的心跳、心悸、扑动、快脉搏突然变慢；②运动中或运动后即刻出现胸部、上臂或咽喉部疼痛或沉重感觉；③特别眩晕或轻度头痛，意识紊乱、出冷汗、晕厥；④严重气短；⑤身体任何一部分突然疼痛或麻木；⑥上腹部疼痛或有胃灼热。

（6）运动处方和运动方案的制订一定要根据个人情况个体化。

【实训任务】

为你自己或父母制订一份运动处方。

（常 亮）

参考文献

[1] 中国营养学会．中国居民膳食营养素参考摄入量（2023版）[M]．北京：人民卫生出版社，2023.
[2] 孙长颢．营养与食品卫生学[M].8版．北京：人民卫生出版社，2017.
[3] 中国营养学会．中国居民膳食指南（2022）[M]．北京：人民卫生出版社，2022.
[4] 杨月欣．中国食物成分表[M].6版．北京：北京大学医学出版社，2019.
[5] 张立实，吕晓华．基础营养学[M]．北京：科学出版社，2018.
[6] 曾果．公共营养学[M]．北京：科学出版社，2018.
[7] 何雄．食品营养与健康[M]．北京：人民卫生出版社，2022.
[8] 浮吟梅．食品营养与健康[M]．北京：中国轻工业出版社，2018.
[9] 杨月欣，葛可佑．中国营养科学全书[M]．北京：人民卫生出版社，2020.
[10] 程小华．烹饪营养与配餐[M]．北京：北京大学出版社，2023.
[11] 杨玉红，孙秀青．食品营养与健康[M].2版．武汉：武汉理工大学出版社，2019.
[12] 刘明清．预防医学[M].6版．北京：人民卫生出版社，2019.
[13] 人力资源社会保障部教材办公室．公共营养师[M]．北京：中国劳动社会保障出版社，2022.
[14] 张爱珍．医学营养学[M].4版．北京：人民卫生出版社，2021.